HEES/SINOWATZ
HISTOLOGIE

D1669880

HISTOLOGIE

LEHRBUCH FÜR
MEDIZINISCH-TECHNISCHE ASSISTENTEN

VON
HERBERT HEES
UND
FRED SINOWATZ

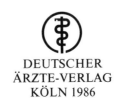

DEUTSCHER
ÄRZTE-VERLAG
KÖLN 1986

Dr. med. Dr. phil. Herbert Hees
Institut für Anatomie
der Universität Regensburg
Universitätsstraße 31
D-8400 Regensburg

Prof. Dr. med. vet. Fred Sinowatz
Institut für Tieranatomie
der Universität München
Veterinärstraße 13
D-8000 München 22

Mit 112 Abbildungen (in 182 Einzeldarstellungen),
3 Tabellen und 7 Schemata

ISBN 3-7691-7029-6

Die Wiedergabe von Gebrauchsnamen, Handelsnamen, Warenbezeichnungen usw. in diesem Werk
berechtigt auch ohne besondere Kennzeichnung nicht zu der Annahme,
daß solche Namen im Sinne der Warenzeichen- oder Markenschutz-Gesetzgebung
als frei zu betrachten wären und daher
von jedermann benutzt werden dürfen.

Das Werk ist urheberrechtlich geschützt. Jede Verwertung in anderen
als den gesetzlich zugelassenen Fällen bedarf deshalb der vorherigen
schriftlichen Genehmigung des Verlages.

Copyright © by
Deutscher Ärzte-Verlag GmbH, Köln-Lövenich 1986

Gesamtherstellung:
Deutscher Ärzte-Verlag GmbH
Köln-Lövenich

Inhaltsübersicht*

* Eine ausführlichere Inhaltsübersicht findet sich zu Beginn eines jeden Kapitels.

Vorwort

Zahlreiche Histologielehrbücher stehen zur Auswahl. Nahezu alle sind aber für Medizinstudenten geschrieben. Wir haben uns bemüht, ein Buch zu schaffen, das für die Ausbildung von medizinischem Hilfspersonal (vor allem für MTA) geeignet ist. Histologie erscheint in den Lehrplänen aller MTA-Schulen als Hauptfach.

Natürlich enthält das Buch Informationen, die über das prüfungsrelevante Wissensminimum hinausgehen. Die Auswahl des Lehrstoffes im einzelnen bleibt deswegen dem Lehrer überlassen, welcher seinen Unterrichtsplan gestaltet. Als Rahmen hierzu kann der „Lehrinhaltskatalog für die Ausbildung Technischer Assistenten in der Medizin" dienen, der im Anhang zu diesem Buch auszugsweise abgedruckt ist.

Wir danken allen, die zur Fertigstellung dieses Buches beigetragen haben: Die Zeichnungen wurden durch Herrn G. Manuschewsky, Frau B. Ruppel und Frl. U. Roth angefertigt. Frau I. Rothbächer und Frl. M. Zwack haben die Korrekturen gelesen. Herr Dr. M. Scheubeck hat uns durch redaktionelle Mitarbeit sehr geholfen.

Die Autoren bitten alle Leser, seien es nun Lehrende oder Lernende, die der Meinung sind, an diesem Buch sollte etwas geändert werden, um entsprechende Mitteilungen. Schon an dieser Stelle sei allen gedankt, die durch konstruktive Kritik zur späteren Verbesserung des Buches beitragen werden.

Zum Schluß ein Wort der Anerkennung an den Verlag. Herr C. P. Maurenbrecher vom Deutschen Ärzte-Verlag hat unser Buchprojekt mit viel Verständnis und Geduld betreut.

Regensburg und   Herbert Hees,
München   Fred Sinowatz
April 1986

1
Einführung:
Histologische Technik und Mikroskopie

Übersicht:

1.1
Histologische Technik

Es gibt beim Menschen nur wenige Zellen und Gewebe, die ohne weiteres im lebenden Zustand untersucht werden können. In der Regel setzt die mikroskopische Untersuchung eine längere Vorbehandlung der entnommenen Zell- und Gewebsproben voraus. Im Prinzip läuft sie in folgenden wesentlichen Schritten ab:
— Fixierung
— Einbetten
— Schneiden
— Färben der Schnitte
— Einschließen der histologischen Präparate.

1.1.1
Fixierung

Durch Fixierung (Haltbarmachung) des Gewebes sollen die autolytischen Vorgänge aufgehalten werden und die Zellstruktur in einem möglichst natürlichen Zustand (Äquivalentbild) erhalten werden. Dies gelingt auch mit den besten Fixierungsmitteln nur zum Teil. Bei der üblichen histologischen Routinetechnik erfolgt die Fixierung durch Einbringen einer kleinen Gewebsprobe in wäßriges Formol (4—10%) oder in eines der gebräuchlichen Fixierungsgemische wie z. B. Bouin-Lösung. *(Immersionsfixierung)*. Die Fixierung kann aber auch durch Durchspülen des zu fixierenden Organs mit einer Fixierungslösung erfolgen *(Perfusionsfixierung)*. Durch die Eiweißfällung beim

Fixierungsvorgang erhält das Gewebe eine festelastische Konsistenz, die auch für das spätere Schneiden mit dem Mikrotom wichtig ist. Bei den üblichen Routineverfahren wird das Fixierungsmittel nach geeigneter Einwirkungsdauer mittels fließender Wässerung ausgewaschen.

1.1.2
Einbettung
Zur Vorbereitung für die Einbettung wird die Gewebsprobe über eine Alkoholreihe von zunehmender Konzentration geführt und dabei schrittweise entwässert. Nach Behandlung mit geeigneten Zwischenflüssigkeiten (Intermedien), wie z. B. Methylbenzoat oder Benzol, durch die der Alkohol dem Gewebe wieder entzogen wird, kann das Präparat mit Paraffin (oder einem anderen geeigneten Einbettungsmittel, wie etwa Zelloidin) durchtränkt und eingebettet werden. Dieser Vorgang dauert bei einer mittelgroßen Probe etwa einen Tag. Bei anderen Verfahren, wie z. B. der Zelloidineinbettung (die für bestimmte Organe wie das Auge besonders geeignet ist), kann der Einbettungsvorgang einen Zeitraum von mehreren Wochen in Anspruch nehmen. Für die elektronenmikroskopische Untersuchung werden sehr kleine Gewebsstücke in Kunstharze (Epon, Araldit etc.) eingebettet.

1.1.3
Schneiden des Präparatblockes
Das Schneiden der eingebetteten Präparate erfolgt mit einem speziellen Instrument, dem *Mikrotom*. Damit werden z. B. aus in Paraffin eingebettetem Material 5—10 μm dicke Schnitte hergestellt und auf Glasobjektträger aufgezogen.

Nicht eingebettete Präparate können nach schockartigem Einfrieren (z. B. in flüssigem Stickstoff) mit einem Gefriermikrotom oder mittels eines Kryostats geschnitten werden. Gefrierschnitte werden für bestimmte histochemische Verfahren (z. B. histochemische Lipid- oder Enzymnachweise) und als Schnellschnittmethode zur raschen Diagnose bei Operationen verwendet.

Für elektronenmikroskopische Untersuchungen werden Ultradünnschnitte mit einem speziellen Mikrotom *(Ultramikrotom)* angefertigt. Ihre Dicke liegt im Bereich von 20—50 nm.

1.1.4
Färben der Schnitte
Für lichtmikroskopische Untersuchungen folgen dem Schneiden der Präparate die Entfernung des Einbettungsmittels und das Färben der Schnitte.

Die Zahl der verschiedenen Färbeverfahren für Zellen und Gewebe ist außerordentlich groß. Am häufigsten wird für routinemäßige Untersuchungen die *Hämatoxylin-Eosin*-Färbung verwendet. Durch den basischen Farbstoff Hämatoxylin werden die Zellkerne blau, durch den sauren Farbstoff Eosin das Zytoplasma der Zellen in einem roten Farbton angefärbt.

Daneben ist es möglich, durch spezifische Farbstoffe und Techniken selektiv bestimmte Zellen und Gewebsstrukturen anzufärben.

1.1.5
Einschluß der histologischen Präparate
An die Färbung schließt sich eine *Entwässerung der Schnitte* über eine aufsteigende Alkoholreihe an. Nach Einbringen in Xylol werden die Präparate mit einem durchsichtigen *Einschlußmedium* (Kanadabalsam, DePeX, Eukitt) und einem dünnen *Deckglas* bedeckt und dadurch für längere Zeit haltbar gemacht. Bei Gefrierschnitten werden mit Wasser mischbare Medien wie Glycerin-Gelatine verwendet.

1.1.6
Histochemie
Eine wesentliche Erweiterung der klassischen Histologie stellen histochemische und zytochemische Techniken dar. Sie haben den chemischen Nachweis von Substanzen in Zellen und Gewebe unter weitgehender Schonung der mikroanatomischen Verhältnisse zum Ziel. Mit histochemischen Methoden können Eiweißkörper, Kohlenhydrate, Fette, Nukleinsäuren, Enzyme u. a. ortsgetreu im Gewebe nachgewiesen werden und häufig auch mit verschiedenen Verfahren wie z. B. mit einem Mikrophotometer quantitativ erfaßt werden. Aus der Vielzahl der verschiedenen Methoden sollen nur einige wenige Beispiele angegeben werden:

— Nachweis von Kohlenhydraten mit der PAS-Reaktion (Perjodsäure-Schiff-Reaktion)

— Nachweis der DNA mit der Feulgen-
  Reaktion
— Nachweis von Fetten mit Sudan-
  schwarz oder Scharlachrot
— Nachweis von Enzymen mit Fällungsre-
  aktionen, Azokupplungsreaktionen,
  Synthesereaktionen und Substratfilmre-
  aktionen

1.1.7
Immunzytochemie

Immunzytochemische Methoden werden
zur Zeit im großen Umfang sowohl auf
lichtmikroskopischer als auch auf elektro-
nenmikroskopischer Ebene angewendet.
Sie dienen der Lokalisation von bestimmten antigenen Substanzen (wie z. B. Proteinen oder Polysacchariden) im Gewebe.
Dazu wird zunächst ein gereinigtes Extrakt
des Antigens einem Tier (häufig einem Kaninchen oder Schaf) injiziert. Dieses reagiert auf das eingebrachte Antigen mit seinem Immunsystem und bildet spezifische,
gegen dieses Antigen gerichtete Antikörper
aus. Aus dem Serum des Tieres werden
dann die Antikörper isoliert und gereinigt.
Diese Antikörper werden dann zur Darstellung des Antigens im Gewebe herangezogen. Da Antikörper als große Proteinmoleküle im Mikroskop nicht unmittelbar sichtbar sind, müssen sie vor ihrer Anwendung
noch an eine Markierungssubstanz gekoppelt werden. Für lichtmikroskopische Untersuchungen verwendet man dazu häufig
Fluoreszenzfarbstoffe (z. B. Fluoresceiniso-
thiocyanat = FITC). Für die elektronenmikroskopische Zytochemie werden als elek-
tronendichte „Marker" Ferritin, kolloidales
Gold oder auch Enzyme wie Peroxidase
herangezogen. Die Lösung mit den markierten Antikörpern wird dann auf histologische Schnitte aufgebracht. Sie binden sich
an ihr spezifisches Antigen, dessen Lokalisation dadurch im Mikroskop beobachtet
werden kann (direkte Methode).

Wesentlich häufiger als diese direkte
Markierung des Antikörpers werden heute
„indirekte Methoden" herangezogen. Dadurch kann die Empfindlichkeit des im-
munzytochemischen Nachweises wesentlich erhöht werden. Dazu werden die
Schnitte zunächst mit einem spezifischen,
nicht markierten Antikörper (Antikörper 1)
gegen das gesuchte Antigen überschichtet,
der sich fest an dieses Antigen bindet. Nach
Abspülen der Schnitte, wodurch die über-
schüssigen Antikörper 1 entfernt werden,
wird eine zweite Lösung aufgebracht, die
markierte Antiköper 2 enthält. Die Antikörper 2 sind gegen die Antikörper 1 gerichtet, sind also Anti-Antikörper und stammen aus dem Serum einer anderen Tierart.
Durch das aufeinanderfolgende Auftragen
von zwei verschiedenen Antikörpern kann
häufig eine deutliche Verstärkung der Reaktion erreicht werden.

1.2
Lichtmikroskopie

1.2.1
Auflösungsvermögen

Die Untersuchung histologischer und zyto-
logischer Präparate erfolgt mit einem *Mikroskop*. Licht- und Elektronenmikroskope
erlauben mittels optischer bzw. elektroma-
gnetischer Vergrößerung das Sichtbarmachen kleiner Objektdetails, deren Größe
weit unter dem normalen Auflösungsvermögen des menschlichen Auges liegt. Entscheidend für die mikroskopische Beobach-
tung ist das *Auflösungsvermögen* des verwendeten Geräts.

Das *Auflösungsvermögen* ist definiert
durch den Abstand von zwei Struktur-
einzelheiten, die gerade noch getrennt gesehen
bzw. abgebildet werden können. Je kleiner
dieser Abstand ist, desto besser ist das Auflösungsvermögen.

Das Auflösungsvermögen des unbe-
waffneten menschlichen Auges liegt bei
$70-80 \,\mu m$. Im normalen Lichtmikroskop
erreicht man ein Auflösungsvermögen von
etwa $0,5 \,\mu m$ und mit besonderen lichtmikroskopischen Spezialausrüstungen wie der
Ölimmersion bis zu $0,25 \,\mu m$. Das Elektronenmikroskop erlaubt gegenüber dem
Lichtmikroskop noch eine etwa 1 000fache
Erhöhung des Auflösungsvermögens
($0,3$ nm)

Bei allen Mikroskopen lassen sich ein
Beleuchtungssystem und ein *Abbildungssy-
stem* unterscheiden.

1.2.2
Beleuchtungssystem

Beim Lichtmikroskop wird als Lichtquelle
sichtbares oder nicht sichtbares Licht (UV-

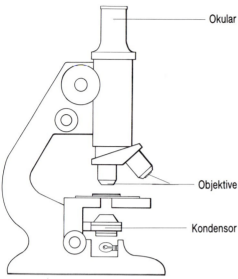
Okular

Objektive

Kondensor

Abbildung 1:
Schematische Darstellung eines Lichtmikroskops

Licht) verwendet. Durch ein System von Linsen *(Kondensor)* wird dieses Licht gebündelt und in der Ebene des zu untersuchenden Objektes konzentriert. Die zu betrachtende Objektfläche soll gleichmäßig und optimal ausgeleuchtet erscheinen.

1.2.3
Abbildungssystem (Abb. 1)
Die Vergrößerung und Abbildung des Untersuchungsobjektes erfolgt durch ein hintereinandergeschaltetes Linsensystem *(Objektiv, Okular)*. Die Gesamtvergrößerung eines Lichtmikroskopes ergibt sich aus dem Produkt von Okular- und Objektivvergrößerung *(Gesamtvergrößerung = Objektivvergrößerung x Okularvergrößerung)*. Zwischen den Linsensystemen sind *Blenden* eingeschaltet, die durch Ausschalten der Randstrahlen eine Verbesserung der Abbildung bewirken.

1.3
Weitere lichtmikroskopische Verfahren

1.3.1
Phasenkontrastmikroskopie
Sie ermöglicht die Untersuchung ungefärbter Zellen und Gewebe. Die an sich unsichtbaren Phasendifferenzen der Lichtwellen,

die bei Durchtritt des Lichts durch die Zellen entstehen, werden durch das Phasenkontrastmikroskop in Helligkeitsunterschiede umgewandelt. Besondere Bedeutung kommt dem Phasenkontrastmikroskop bei der Untersuchung lebender Zellen in Zellkulturen zu.

1.3.2
Dunkelfeldmikroskopie
Im Dunkelfeld werden alle Strahlen bis auf die schräg einfallenden Randstrahlen durch den Dunkelfeldkondensor ausgeblendet. Durch Reflexion dieser Randstrahlen können kleine korpuskuläre Strukturen (5—30 nm) durch ihr Aufleuchten gegenüber einem dunkel bleibenden Hintergrund sichtbar gemacht werden.

1.3.3
Interferenzmikroskopie
Mit dem Interferenzmikroskop können die Phasenunterschiede, die beim Durchstrahlen eines Präparates entstehen, gemessen werden. Damit kann die Dichte von Substanzen bzw. die Dicke von Zellen und Zellbestandteilen bestimmt werden.

1.3.4
Polarisationsmikroskopie
Durch Verwendung von polarisiertem Licht (= Licht, das nur in einer Ebene des Raumes schwingt) können Zellstrukturen (z. B. Muskelfilamente) und Mineralien auf ihre Doppelbrechung hin untersucht werden.

1.3.5
Fluoreszenzmikroskopie
Statt sichtbaren Lichts kann auch das kurzwellige UV-Licht für mikroskopische Untersuchungen herangezogen werden. Dazu sind jedoch spezielle Linsen aus Quarz (die im Unterschied zu normalem Glas das UV-Licht nur wenig absorbieren) notwendig. Durch die geringe Wellenlänge ist eine Verbesserung des Auflösungsvermögens erreichbar. Biologische Objekte weisen manchmal eine Eigenfluoreszenz auf, oder sie können durch Fluoreszenzfarbstoffe besonders angefärbt werden. Diese Farbstoffe können auch bei bestimmten Methoden an Antikörper (Immunfluoreszenz) gekoppelt werden, die sich dann an bestimmte Zellen oder Zellstrukturen spezifisch binden und

damit selektiv zur Darstellung gebracht
werden.

1.4
Elektronenmikroskopie

1.4.1
Transmissionselektronenmikroskopie

In der Elektronenmikroskopie werden
Elektronenstrahlen, die von einer Glüh-
kathode emittiert werden und deren Wellenlänge sehr viel kleiner als das der Lichtwellen ist, für die Abbildung herangezogen.
Als Linsen dienen elektromagnetische Felder, die den von der Kathode erzeugten,
sich im Hochvakuum ausbreitenden Elek-
tronenstrahl beugen. Mit der Elektronenmikroskopie kann eine Auflösung von
0,2 – 0,3 nm und eine Vergrößerung von
100 000fach und mehr erzielt werden. Das
vergrößerte Bild des zu untersuchenden
Objekts wird auf einem Leuchtschirm beobachtet.

Die Auflösung des Elektronenmikro-
skops ist damit etwa 1 000mal größer als die
eines Lichtmikroskops. Die Schnitte für die
Durchstrahlung mit Elektronen müssen extrem dünn sein *(Ultradünnschnitte*, die mit
einem Ultramikrotom hergestellt werden).
Da normale Färbungen bei Ultradünn-
schnitten natürlich nicht möglich sind, wird
zum Sichtbarmachen der Strukturen eine
Kontrastierung mit Schwermetallsalzlösun-
gen (z. B. Bleicitrat, Uranylacetat) durchgeführt. Durch die Elektronenmikroskopie
wurde erst die Deutung der morphologischen Einzelheiten der Zellstruktur möglich.

1.4.2
Rasterelektronenmikroskopie

Mittels der Rasterelektronenmikroskopie
kann vom zu untersuchenden Objekt eine
dreidimensionale Abbildung erzeugt werden. Die Proben werden dazu schonend ge-
friergetrocknet und mit Metallen (z. B.
Gold) bedampft. Ein feingebündelter Elek-
tronenstrahl des Rasterelektronenmikro-
skops tastet das Präparat oberflächlich ra-
sterartig ab. Die dabei entstehenden Signale werden elektronisch verstärkt und auf einem Bildschirm zu einem Bild zusammengesetzt.

A
ZYTOLOGIE
UND
ALLGEMEINE HISTOLOGIE

2
Die Zelle

Übersicht:

2.1
Allgemeiner Aufbau der Zelle

Die Zelle ist die kleinste noch selbstständig lebensfähige Einheit eines menschlichen, tierischen oder pflanzlichen Organismus. Als vollständig selbständiger Organismus tritt sie bei den Einzellern (Protozoen) auf. *Zellen* und die von ihnen gebildeten *Zwischenzellsubstanzen (Interzellularsubstanz)* bauen die *Gewebe und Organe* von den Mehrzellern (Metazoa) auf.

Im Körper des Menschen kommen viele verschiedene Zellarten vor, die sich entsprechend ihren Aufgaben im Organismus in Größe, Gestalt und Funktion unterscheiden. Trotz ihrer oft weitreichenden Spezialisierung zeigen alle Zellen in ihrem grundsätzlichen Bauplan und in ihren subzellulären Bestandteilen (Zellorganellen) viele charakteristische Gemeinsamkeiten.

Eine typische *Zelle* besteht (von wenigen Ausnahmen, wie z. B. den roten Blutkörperchen, die keinen Zellkern mehr besitzen) aus einem *Zellkern (Nucleus)* und dem *Zelleib (Zytoplasma).* Kern und Zytoplasma stehen in der Regel in einem bestimmten Größenverhältnis zueinander, das als *Kern-Plasma-Relation* bezeichnet wird. Sie ist abhängig vom Zelltyp, Funktionszustand und vom Alter der Zelle. Bei pathologischen Prozessen, wie z. B. bei bösartigen Tumoren, kann die normale Kern-Plasma-Relation stark gestört sein.

Das Zytoplasma enthält zahlreiche *Zellorganellen,* deren Struktur und Aufbau allerdings erst mit dem Elektronenmikroskop genauer untersucht werden können. Durch ihre *Zellmembran (Plasmalemm)* wird die Zelle von ihrer Umgebung abgegrenzt (Abb. 2).

Während Zellen in einem flüssigen Medium infolge der Oberflächenspannung mehr oder weniger rund erscheinen (z. B. die weißen Blutkörperchen), weisen sie im Zellverband durch ihre gegenseitige Beeinflussung sehr unterschiedliche Gestalt auf. Ihre Form steht häufig in enger Beziehung zu ihrer Funktion.

Auch hinsichtlich der *Zellgröße* bestehen zwischen den Zellen des menschlichen Körpers erhebliche Unterschiede. Zu den kleinsten Zellen gehören die kleinen Lymphozyten (Durchmesser circa 6 µm), während verschiedene Nervenzellen im Gehirn und Rückenmark eine Größe von 150 µm und mehr erreichen können. Die größte Zelle des menschlichen Organismus ist die Eizelle, die einen Durchmesser von 0,25 mm aufweist und daher schon mit freiem Auge beobachtet werden kann. Die Größe der meisten Körperzellen liegen zwischen 10 und 100 µm. Die Zellgröße ist abhängig vom jeweiligen Zelltyp, sie zeigt aber keine Beziehung zur Körpergröße.

Auch die *Lebensdauer* der Zellen variiert stark. Die kernlosen Erythrozyten leben etwa 120 Tage. Nervenzellen, die bald nach der Geburt ihre Teilungstätigkeit einstellen, können so alt wie der Gesamtorganismus werden.

2.2
Zellkern (Nucleus)

2.2.1
Allgemeines

Von wenigen Ausnahmen abgesehen (Erythrozyten, verhornte Zellen des Plattenepithels) besitzen alle Zellen des menschlichen Körpers zumindest einen Zellkern (Abb. 2 – 1). Mehrkernige Zellen kommen bei vielen Zelltypen (z. B. Leberzellen) häufig vor. Andere Zellen, wie die Osteoklasten im Knochengewebe, sind regelmäßig vielkernig. Mehrkernigkeit bedingt eine *Oberflächenvergrößerung* und damit die Möglichkeit eines besonders intensiven Stoffaustausches zwischen Kernmaterial und Zytoplasma.

Der Zellkern enthält mit den *Chromosomen* die Träger der Erbanlagen. Er bildet weiter das übergeordnete *Steuerungszentrum* für den Zellstoffwechsel.

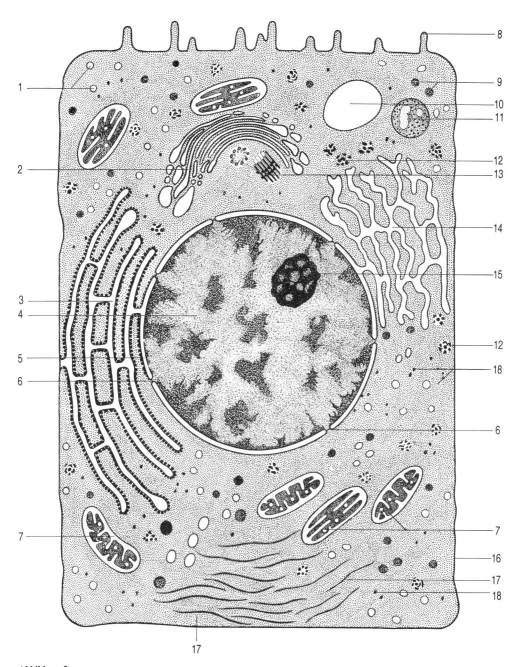

Abbildung 2:
Halbschematische Darstellung der Ultrastruktur einer Zelle.
1 Vesiculae; 2 Golgi-Apparat; 3 mit Ribosomen besetztes rauhes endoplasmatisches Retikulum; 4 Zellkern; 5 Kern-
hülle mit perinukleärem Raum; 6 Kernpore; 7 Mitochondrium; 8 Mikrovilli; 9 sekretorische Granula; 10 Vakuole;
11 Lysosom; 12 Glykogen; 13 Diplosom; 14 glattes endoplasmatisches Retikulum; 15 Nucleolus; 16 Zellmembran;
17 Mikrofilamente; 18 freie Ribosomen

Abhängig vom *Zellzyklus* können zwei Zustandsformen des Zellkerns unterschieden werden, der *Teilungskern* und der *Arbeitskern* (Interphasenkern). Als Teilungskern wird der Kern einer in Teilung befindlichen Zelle bezeichnet, bei dem die Chromosomen als fädige Strukturen sichtbar werden. Im Arbeitskern, der Kernstruktur, die zwischen zwei Zellteilungen zu sehen ist, sind dagegen die Chromosomen entspiralisiert und daher nicht als individuelle Gebilde zu erkennen.

Die *Größe* eines Zellkerns bleibt auch in der Zeit zwischen den Zellteilungen nicht immer gleich. Bei erhöhter Zellaktivität kommt es zur Vergrößerung des Kerns *(funktionelle Kernschwellung)*.

Die Kerngröße zeigt in der Regel ein bestimmtes Verhältnis zur Zellgröße (bestimmte *Kern-Plasma-Relation*). Eine Kernvergrößerung, bei der die Zellkerne einer bestimmten Zellart in einem definierten Größenverhältnis zueinander stehen, läßt sich auf eine Vermehrung des Chromosomensatzes zurückführen und wird als *Polyploidie* bezeichnet. Sie kann gleichfalls auf erhöhte funktionelle Ansprüche zurückgeführt werden.

Die *Kernform* paßt sich innerhalb bestimmter Grenzen der Zellform an. So sind z. B. in isoprismatischen Epithelzellen die Kerne rund, in hochprismatischen längsoval und in glatten Muskelzellen spindelförmig. Bei anderen, wie den neutrophilen Granulozyten des Blutes, hängt die Kernform stark vom Reifezustand der Zelle ab (stabkernige Granulozyten als unreife Jugendform, segmentkernige als reife Form).

Der *Arbeitskern* ist, wie schon erwähnt, jene Kernstruktur, die zwischen zwei aufeinander folgenden Teilungen in der Zelle zu sehen ist. In dieser Phase ist der Zellkern besonders aktiv: Durch Bildung von Ribonukleinsäuren wird die Proteinsynthese und damit der Stoffwechsel im Zytoplasma gesteuert, die Desoxyribonukleinsäuren der Chromosomen werden verdoppelt und alle Vorbereitungen für die nächste Zellteilung getroffen.

Am Arbeitskern lassen sich folgende Bestandteile unterscheiden:
— Kernmembran (Karyotheka)
— Kernraum (Karyoplasma)
— Kernkörperchen (Nucleolus).

2.2.2
Kernmembran

Die *Kernmembran (Karyotheka)* grenzt den Kerninhalt gegen den übrigen Zellinhalt ab. Sie besteht aus einem inneren glatten und einem äußeren, mit Ribosomen besetzten Blatt. Dazwischen liegt der circa 10—35 nm breite *perinukleäre Raum,* der mit dem Hohlraumsystem des rauhen Endoplasmatischen Reticulums in kontinuierlicher Verbindung steht. An umschriebenen Bereichen, an denen inneres und äußeres Blatt der Kernmembran ineinander übergehen, wird die Kernmembran von den *Kernporen* (Durchmesser: 40—80 nm) unterbrochen. Die Kernporen scheinen durch ein dünnes „Diaphragma" unvollständig verschlossen zu sein. Sie sind Stellen, an denen ein besonders intensiver Stoffaustausch zwischen Kern und Zytoplasma stattfindet. Ihre Zahl ist daher den funktionellen Erfordernissen angepaßt. Pro Kern können 800—10000 Kernporen vorkommen und mehr als 25% der Kernoberfläche ausmachen.

2.2.3
Kernraum (Karyoplasma)

Der Kernraum besteht im wesentlichen aus *Karyolymphe* und Chromatin. Die Karyolymphe enthält Enzyme, Nukleotide und Metabolite des Kohlehydratabbaus. Chromatin baut sich aus *DNA* und damit eng verbundenen *Proteinen* (Histone und Nichthiston-Proteine) auf.

Schon lichtmikroskopisch fallen am Zellkern neben dem Kernkörperchen stark gefärbte, dichte Chromatinstrukturen auf, zwischen denen nur schwach angefärbte Kernbezirke liegen. Die kompakten, farbdichten Bereiche werden als *Heterochromatin* bezeichnet. Sie erscheinen im Elektronenmikroskop elektronendicht und liegen bevorzugt an der inneren Kernmembran und um das Kernkörperchen. Beim Heterochromatin handelt es sich um Chromatinabschnitte, die auch im Arbeitskern kondensiert sind und daher genetisch inaktiv bleiben.

In den Kernen der menschlichen Körperzellen bleibt beim weiblichen Geschlecht immer eines der beiden X-Chromosomen heterochromatisch. Dieses wird als Geschlechtschromatin (Sexchromatin) bezeichnet, legt sich in der Regel der inne-

Abbildung 3:
Geschlechtschromatin
(Sex- oder Heterochroma-
tin).
a) Barr-Körperchen an
der Wand des Zellkerns;
b) „Drumstick" am Zellkern eines Granulozyten.

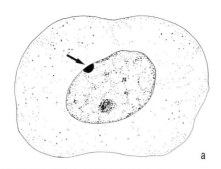
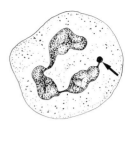

a

b

ren Kernmembran an und wird als *„Barr-Körperchen"* (Abb. 3a) bezeichnet. Bei segmentkernigen neutrophilen Granulozyten findet sich das heterochromatische X-Chromosom als trommelschlegelartiger Anhang (drum-stick) (Abb. 3b) am segmentierten Kern.

In der Praxis erfolgt die Diagnose des chromosomalen Geschlechts aus den Zellen von Mundschleimhautabstrichen und aus Zellen der Haarwurzelscheiden. Dabei wird von ca. 100—300 gut erhaltenen Epithelzellen der Prozentsatz der Barr-Körperchen ermittelt. Bei weiblichen Individuen kommen bei ca. 20—60% der Zellkerne derartige Barr-Körperchen vor, bei männlichen sind keine zu beobachten.

Das lockere, feinverteilte Kernmaterial, das zwischen den Heterochromatinbezirken liegt, wird als *Euchromatin* bezeichnet. In diesen Bereichen sind die Chromosmen nicht kondensiert und daher genetisch aktiv.

2.2.4
Kernkörperchen (Nucleolus)
Der Zellkern enthält als charakteristische Strukturen ein oder auch mehrere Kernkörperchen (Abb. 2, S. 19). Sie fallen schon im Lichtmikroskop als stark basophile, dichte Gebilde auf. Sie werden an einem speziellen Chromosomenabschnitt gebildet, der als *Nucleolus-Organisator* bezeichnet wird und der die genetische Information für die Bildung des Nucleolus am Ende der Zellteilung trägt. Morphologisch stellt sich der Nucleolus-Organisator als eine sekundäre Einschnürung an wenigstens einem Chromosom eines Chromosomensatzes dar.

Im Elektronenmikroskop wird erkennbar, daß das Kernkörperchen von keiner eigenen Membran vom übrigen Kerninhalt abgegrenzt wird. Ultrastrukturell baut sich der Nucleolus auf aus:
— Filamenten, mit einem Durchmesser von circa 5 nm (Pars fibrosa)
— etwa 15 nm großen Partikeln (Pars granulosa)
— amorphem Material, das ausschließlich aus Proteinen besteht.

Im Bereich der Kernkörperchen werden *Ribonukleinsäuren* (ribosomale RNA, Messenger-RNA) gebildet und vorübergehend gespeichert. Die Ribonukleinsäuren werden dann über die Kernporen in das Zytoplasma abgegeben und steuern dort die Proteinsynthese.

Das Chromatin des Zellkerns, die Kernkörperchen und das rauhe Endoplasmatische Reticulum stellen eine funktionelle Einheit dar, die der Bildung von Proteinen dient.

2.3
Zytoplasma

Das Zytoplasma (Abb. 2) wird durch die Zellmembran nach außen hin abgegrenzt und besteht aus:
— *Grundplasma* (Hyaloplasma)
— *Zellorganellen* (Mitochondrien, Endoplasmatisches Reticulum, Golgi-Apparat, Lysosomen, Peroxisomen, Ribosomen, Zentriolen)
— *Metaplasma* (z. B. Mikrofilamente, Mikrotubuli)
— *Paraplasma* (verschiedene leblose Einschlüsse, wie Pigmente, Glykogen, Lipidtropfen).

2.3.1
Grundplasma (Hyaloplasma)

Das Grundplasma ist die mehr oder weniger homogen erscheinende Matrix des Zytoplasmas, in der alle Zellorganellen und zytoplasmatischen Einschlüsse eingebettet sind. Hauptbestandteil des Hyaloplasmas ist Wasser mit den darin gelösten Proteinen (z. B. den Enzymen der Glykolyse wie die Lactatdehydrogenase), Mineralsalzen und Spurenelementen.

2.3.2
Zellorganellen

Zellorganellen sind spezifisch gebaute, im Zytoplasma gelegene Zellstrukturen, die wichtige Funktionen im Stoffwechsel der Zelle erfüllen.

Folgende *membranbegrenzte* Zellorganellen können im Zytoplasma beobachtet werden (vgl. Abb. 2, S. 19):
— Mitochondrien
— Endoplasmatisches Reticulum
— Golgi-Apparat
— Lysosomen
— Peroxisomen.
Nicht membranbegrenzte Zellorganellen sind:
— Ribosomen
— Zentriolen

— Metaplasmatische Strukturen wie Mikrotubuli und Mikrofilamente.

2.3.2.1 Mitochondrien. Mitochondrien (Abb. 2 und 4) kommen mit Ausnahme der Erythrozyten in allen Zellen vor. Ihre Zahl ist je nach Art der Zelle sehr unterschiedlich. Häufig besteht eine enge Beziehung zwischen dem Mitochondriengehalt und dem Energiebedarf einer Zelle. So wird z. B. in Herzmuskelzellen fast ein Viertel des gesamten Zellvolumens von Mitochondrien eingenommen.

Die Mitochondrien sind schon lichtmikroskopisch als stäbchenförmige, längliche Gebilde im Phasenkontrastmikroskop zu erkennen. Mit *Janusgrün B* können sie für die normale lichtmikroskopische Untersuchung dargestellt werden.

Die Mitochondrien sind durchschnittlich 2—6 µm lang und circa 0,2 µm dick. Sie besitzen eine *doppelte Membran:* Durch ihre *Außenmembran* werden sie gegen das umgebende Zytoplasma abgegrenzt. Die *Innenmembran* entwickelt verschiedene spezielle Bildungen zur Oberflächenvergrößerung. Als Differenzierung der mitochondrialen Innenmembran finden sich am häufigsten Leisten *(Cristae mitochondriales)* (Abb. 4a), bei bestimmten Zelltypen kom-

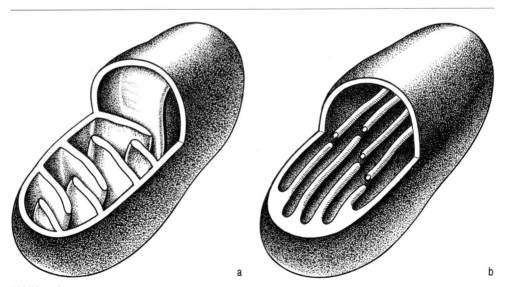

Abbildung 4:
Mitochondrienformen.
a) Mitochondrium vom Cristatyp; **b)** Mitochondrium vom Tubulustyp

men aber als Innenstruktur der Mitochondrien auch Schläuche (Tubuli) (Abb. 4b), Säckchen (Sacculi) oder Prismen vor. So finden sich z. B. Mitochondrien vom *Tubulus-Typ* vor allem in Steroidhormon produzierenden Zellen, wie etwa in den Testosteron bildenden Leydig-Zwischenzellen des Hodens.

Die Mitochondrien sind die *Energieproduzenten* der Zelle *(„Kraftwerke der Zelle")* und nehmen daher im Zellstoffwechsel eine besonders wichtige Stellung ein. Der von der inneren Mitochondrienmembran umschlossene Raum (innere Mitochondrienmatrix) enthält Enzyme des Zitronensäurezyklus, des Fettabbaus und der Proteinsynthese. In der mitochondrialen Innenmembran sind Enzyme der Atmungskette und der oxidativen Phosphorylierung als geordnete Multienzymkomplexe lokalisiert. Mit dieser Enzymausstattung können Zucker, Fette und Aminosäuren durch Sauerstoff oxidiert werden. Die gewonnene Energie wird in Form von ATP gespeichert. Die Mitochondrien weisen weiter eine eigene, vom Kern unabhängige DNA und RNA auf und besitzen daher innerhalb der Zelle eine gewisse Autonomie.

2.3.2.2 Das **Endoplasmatische Reticulum (ER)** (Abb. 2, S.19, und 5) ist ein dreidimensionales, membranbegrenztes Hohlraumsystem im Zytoplasma. Es besteht aus miteinander in Verbindung stehenden flachen Zisternen und röhrenförmigen Kanälchen. zwei Formen von ER können unterschieden werden: Das *rauhe ER* (granuläres ER), das an der Außenseite seiner Membranen kleine, kugelförmige Partikel, die Ribosomen, angelagert hat, und das *glatte ER*.

Beide Formen können in derselben Zelle vorkommen und miteinander kontinuierlich in Verbindung stehen.

Rauhes Endoplasmatisches Reticulum (rER). Die Membranen des rER sind an der dem Grundplasma zugewandten Seite dicht mit Ribosomen besetzt, an welchen Proteine synthetisiert und in das Innere des rER abgegeben werden. Diese Proteine werden dann entweder über kleine Transportvesikel oder über kontinuierliche röhrenförmige Verbindungen zum Golgi-Apparat weitertransportiert. Das rER dient vor allem der Bildung von *Exportproteinen*, das sind solche, die aus der Zelle ausgeschleust werden und extrazellulär bestimmte Aufgaben übernehmen.

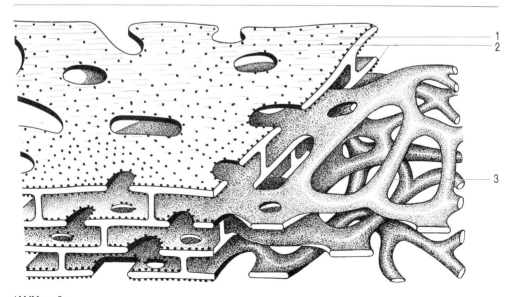

Abbildung 5:
Endoplasmatisches Reticulum.
1 Rauhes endoplasmatisches Reticulum; 2 Ribosomen; 3 glattes endoplasmatisches Reticulum

Lichtmikroskopisch erscheint das rER aufgrund seines hohen Gehalts an RNA basophil. Größere Ansammlungen von rER in der Zelle werden auch als „Ergastoplasma" bezeichnet.

Glattes Endoplasmatisches Reticulum (glattes ER). Glattes ER ist frei von Ribosomen und findet sich in den Zellen in Form unterschiedlich weiter Membranschläuche, die untereinander und auch mit denen des rauhen Endoplasmatischen Reticulums in kontinuierlicher Verbindung stehen. Besonders reichlich ist glattes ER in Zellen entwickelt, die in größerer Menge komplexe Lipide und Steroidhormone produzieren. Weiter wird vom glatten ER aus Glucose die osmotisch wenig aktive Speicherform Gykogen gebildet. In quergestreiften Muskelfasern dient glattes ER (hier auch als sarkoplasmatisches Reticulum bezeichnet) als Speicher für Calciumionen.

2.3.2.3 Golgi-Apparat. Der Golgi-Apparat (Abb. 2 und 6) setzt sich im allgemeinen aus mehreren, häufig miteinander in Verbindung stehenden, Golgi-Feldern *(Diktyosomen)* zusammen. Jedes Golgi-Feld besteht aus einem Stapel (ca. 3 bis 7) glattwandiger *Zisternen* und damit assoziierten kleinen Bläschen *(Vesikel und Vakuolen)*. Die Zisternen sind an ihren Enden etwas erweitert und verlaufen leicht gebogen, so daß an einem Diktyosom eine konkave und eine konvexe Seite unterschieden werden *können*. Diese beiden Seiten sind in ihrer Enzymausstattung und funktionell nicht gleichwertig. Die konvexe Seite wird als Aufnahmeseite (auch *cis-Seite*), die konkave Seite als Abgabeseite *(trans-Seite)* eines Golgi-Feldes angesehen.

Proteine, die im rER produziert wurden, erreichen das Golgi-Feld an seiner Aufnahmeseite. Innerhalb der Zisternen erfolgt eine Weiterverarbeitung dieser vor al-

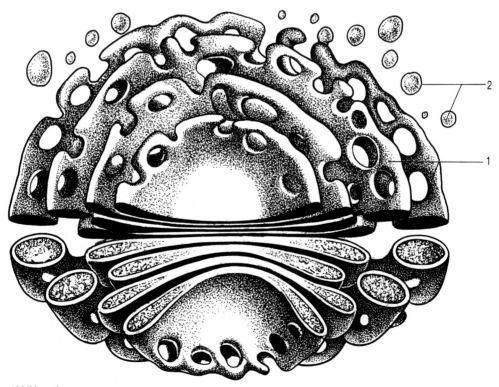

Abbildung 6:
Halbschematische Darstellung des Golgi-Apparates. 1 Zisterne; 2 Vesikel und Vakuolen

Abbildung 7:
Beteiligung des rauhen endoplasmatischen Reticulums und des Golgi-Apparates an Sekretionsprozessen.
1 Rauhes endoplasmatisches Reticulum; 2 Intermediärvesikel; 3 cis-Seite des Golgi-Apparates; 4 trans-Seite des Golgi-Apparates; 5 sekretorische Granula

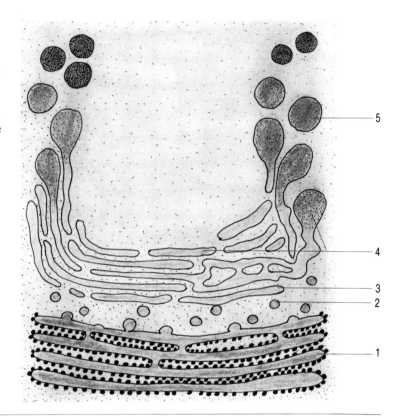

lem für die Abgabe aus der Zelle bestimmten Proteine. An die Proteine werden *Zuckerreste* angekoppelt, und weiter erfolgt eine Kondensation der Sekretionsprodukte.

Auf der Abgabeseite werden membranumhüllte *Sekretionsgranula* vom Golgi-Feld abgeschnürt. Sie wandern dann, meist unter weiterer Verdichtung ihres Inhalts, zur apikalen Zellmembran. Durch Verschmelzen mit der Plasmamembran wird der Inhalt der Granula nach außen hin freigesetzt (Abb. 7). Auf diese Weise wird ständig Membranmaterial, das vom Golgi-Apparat stammt, in die Zellmembran eingebaut. Um die Oberfläche der Plasmamembran konstant zu halten, erfolgt daher auch ein Rückfluß von Membranen zum Golgi-Apparat. Dazu schnüren sich kleine Bläschen von der Zellmembran ab und wandern zum Golgi-Apparat. Es erfolgt also eine ständige Zirkulation von Membrananteilen zwischen Golgi-Apparat und Zellmembran.

Eine weitere wichtige Funktion des Golgi-Apparates ist die Bildung von *primären Lysosomen*.

2.3.2.4 Lysosomen. Lysosomen (Abb. 2, S. 19) sind membranbegrenzte, kleine Körperchen, die eine Anzahl von *hydrolytischen Enzymen* (Leitenzym: saure Phosphatase) enthalten, die vor allem bei einem sauren pH-Wert aktiv werden.

Primäre Lysosomen schnüren sich vom Golgi-Apparat ab. Sie verschmelzen dann mit Material, das die Zelle auf dem Weg der Pinozytose oder Phagozytose aufgenommen hat *(Heterolysosomen)* oder mit überalterten, geschädigtem Zellstrukturen *(Autolysosomen)* und werden so zu *sekundären Lysosomen*. Die aufgenommenen Stoffe werden mittels der lysosomalen Enzyme abgebaut. Unverdauliche Bestandteile werden auf dem Weg der Exozytose aus der Zelle hinausgeschafft oder bleiben als *Restkörper (residual bodies)* im Zytoplasma liegen.

2.3.2.5 Peroxisomen. Peroxisomen sind kleine (ca. 0,5 μm), runde Körperchen, die von einer Membran umgeben sind. Sie schnüren sich vom glatten Endoplasmatischen Reticulum ab und können aufgrund ihres unterschiedlichen Enzymgehaltes von den Lysosomen unterschieden werden. Sie enthalten unter anderem die Enzyme *Peroxidase* und *Katalase*. Sie sind am Lipidstoffwechsel und am Abbau von intrazellulär entstandenem *Wasserstoffperoxid* beteiligt.

2.3.2.6 Ribosomen. Ribosomen (Abb. 2 und 5) sind kugelige (10—20 nm) große Partikel, die in allen Zellen vorkommen. Sie dienen der Bildung zelleigener *Strukturproteine* und Enzyme. Im Hyaloplasma einzeln gelegene Ribosomen sind nicht aktiv. Zur *Proteinsynthese* kommt es erst, wenn mehrere Ribosomen durch einen Strang von mRNA zu *Polyribosomen* verbunden werden. Die Ribosomen sind aus einer kleineren und einer größeren Untereinheit zusammengesetzt. Diese bestehen aus Protein und ribosomaler RNA (rRNA). Die rRNA wird im Nucleolus des Zellkerns gebildet und über die Kernporen in das Zytoplasma ausgeschleust und bildet zusammen mit Proteinen die Ribosomuntereinheiten.

2.3.2.7 Zentriolen. Die Zentriolen (Abb. 8) können lichtmikroskopisch gerade noch wahrgenommen werden. Sie liegen häufig als kleine paarige Körnchen *(Diplosom)* (Abb. 2) in einer verdichteten Zone des Hyaloplasmas (Zentroplasma), oft in der Nähe des Zellkerns. Elektronenmikroskopisch stellen sich die Zentriolen, die häufig im rechten Winkel zueinander stehen, als ca. 0,5 μm lange und 0,25 μm dicke *Zylinder* dar, deren Wand aus feinen Röhrchen *(Mikrotubuli)* besteht. Die Anordnung der Mikrotubuli ist sehr regelmäßig: Jedes Zentriol besteht aus *9 Gruppen zu je 3 Mikrotubuli,* die miteinander verbunden sind. Die Zentriolen spielen bei *Bewegungsvorgängen* in der Zelle eine wichtige Rolle. Der Aufbau des aus Mikrotubuli bestehenden *Spindelapparates,* der bei der Zellteilung entsteht, erfolgt von den Zentriolen aus. Auch die *Basalkörperchen* der *Zilien* zeigen einen sehr ähnlichen Aufbau wie die Zentriolen, und man nimmt folglich an, daß sie durch Vermehrung der Zentriolen entstehen.

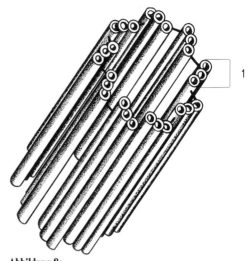

Abbildung 8:
Halbschematische Darstellung eines Zentriols.
1 Triplett aus drei Mikrotubuli

**2.3.3
Metaplasma**
Unter diesem in der Lichtmikroskopie verwendeten Begriff werden zytoplasmatische Strukturen zusammengefaßt, an die besondere Leistungen und Eigenschaften von differenzierten Zellen gebunden sind („Berufsstrukturen der Zelle").

2.3.3.1 Mikrotubuli. Mikrotubuli sind regelmäßig aufgebaute, unverzweigte Röhrchen (Durchmesser 24 nm, Wanddicke 5 nm) von unterschiedlicher Länge. Ihre Wand besteht aus 13 längsgerichteten *Protofilamenten,* die aus dem Protein *Tubulin* zusammengesetzt sind. Mikrotubuli (vgl. Abb. 8) kommen in unterschiedlich großer Zahl in allen Zellen vor. Oft sind sie auf ein Zentriol hin ausgerichtet. Sie sind Stützelemente der Zelle und bilden zusammen mit Mikrofilamenten eine Art von *„Zytoskelett".* Sie spielen damit einerseits bei der Formerhaltung von Zellen eine wichtige Rolle, gleichzeitig dient das System der Mikrotubuli kontraktilen Proteinen als Ansatzstelle. Damit sind die selbst nicht kontraktionsfähigen Mikrotubuli auch an Bewegungsvorgängen und Formveränderung der Zellen beteiligt. Weiter sind Mikrotubuli für die Regulation intrazellulärer Transportvorgänge wichtig. In großer Zahl treten sie im Spindelapparat bei der Zellteilung auf und helfen bei der ordnungsgemäßen Verteilung der Chromosomen auf zwei Tochterzellen mit.

2.3.3.2 Mikrofilamente. In allen Zellen gibt es neben den Mikrotubuli auch Mikrofilamente (Abb. 2), die oft in Bündeln angeordnet auftreten. Ihre Dicke (1,5 – 15nm) und ihre chemische Zusammensetzung sind unterschiedlich.

In Muskelzellen bilden die 6 nm dicken *Aktinfilamente* und die 12 nm dicken *Myosinfilamente* die Grundlage für die Kontraktilität dieser Zellen. Aktinfilamente kommen außer in Muskelzellen regelmäßig auch in verschiedenen anderen Geweben vor (Epithelgewebe, Neuro- und Gliazellen).

Eine weitere Art von Filamenten hat einen Durchmesser von ca. 10 nm und nimmt mit dieser Größe eine Mittelstellung ein. Man bezeichnet sie als *Intermediärfilamente*. Immunzytochemisch kann man sie aufgrund ihrer unterschiedlichen chemischen Zusammensetzung in mehrere Gruppen gliedern (Tab. 1).

Wichtig auch für pathohistologische Diagnosen ist, daß bestimmte Intermediärfilamente wie z. B. solche aus Zytokeratin nur in Epithelzellen vorkommen, andere, wie die Vimentinfilamente, nur in mesenchymalen Zellen anzutreffen sind. Damit kann z. B. die histogenetische Herkunft von Tumorzellen wesentlich genauer als bisher verfolgt werden.

Tabelle 1:
Untergruppen der Intermediärfilamente

Intermediärfilamente	Vorkommen
Präkeratin	Epithelzellen
Vimentin	Mesenchymzellen z. B. Fibroblasten
Desmin	Muskelzellen
Neurofilamente	Nervenzellen
glial acidic fibrillary protein (GFAP)	Gliazellen

2.3.4
Paraplasma
Unter Paraplasma versteht man Zytoplasmaeinschlüsse, die zumindest zeitweise nicht am aktiven Stoffwechsel der Zelle teilnehmen. Zu den paraplasmatischen Einschlüssen zählen:
— Reservestoffe, wie Glykogen und Lipide
— Pigmente
— Sekrete
— Kristalline Proteineinschlüsse.

2.3.4.1 Glykogen. Glykogen ist die hochmolekulare Speicherform der Glucose, die bei Bedarf schnell mobilisiert werden kann. Größere Mengen an Glykogen finden sich in der Herz- und Skelettmuskulatur sowie in der Leber und können mit der *PAS-Reaktion* (Perjodsäure-Schiff-Reaktion) histochemisch als rote Schollen nachgewiesen werden. Elektronenmikroskopisch erscheint Glykogen entweder als rosettenförmig zusammengelagerte α-Partikel (Abb. 2) oder als einzeln liegende β-Partikel.

2.3.4.2 Lipidtropfen. Lipidtropfen unterschiedlicher Größe finden sich außer im Fettgewebe in vielen Zelltypen, vor allem auch in Steroidhormone produzierenden Zellen, wie z. B. in der Nebennierenrinde, im Gelbkörper und in den Leydig-Zwischenzellen des Hodens. Für den Nachweis der Lipide sind Gefrierschnitte notwendig, da bei der routinemäßigen Paraffintechnik die Lipide durch die Alkohole und Intermedien während des Einbettungsvorganges herausgelöst werden. Die Färbung erfolgt dann mit Fettfarbstoffen wie Sudan III-Rot, Sudan-Schwarz oder Osmiumtetroxid.

2.3.4.3 Pigmente. Die Pigmente lassen sich in *endogene* (d. h. im Körper selbst entstandene) und in *exogene* (von außen in den Körper aufgenommene) Pigmente unterteilen.

Zu den endogenen Pigmenten zählen unter anderem *Melanin, Lipofuscin* und *hämatogene Pigmente,* die durch den Abbau des Hämoglobins entstehen.

Melanin ist ein braunschwarzes Pigment, das von den *Melanoblasten* aus der Aminosäure Tyrosin gebildet wird. Der unterschiedliche Gehalt an Melanin bedingt die Farbe der Haut, der Haare und der Augen. Melaninhaltige Zellen kommen auch in bestimmten Arealen des Gehirns (Substantia nigra) vor.

Das gelblich-braune *Lipofuscin* entsteht als Endprodukt bei intrazellulären lysosomalen Verdauungsprozessen. Lipofuscin enthält reichlich Lipide sowie Restaktivitäten der lysosomalen hydrolytischen Enzyme. Mit fortschreitendem Alter tritt zunehmend Lipofuscin im Zytoplasma vor allem von Herzmuskelzellen und Nervenzellen auf und wird daher auch als Alters- bzw. Abnutzungspigment bezeichnet.

Hämosiderin ist ein eisenhaltiges Pigment, das beim Abbau des Hämoglobins der roten Blutkörperchen entsteht. Physiologischerweise sind in histologischen Präparaten nur geringe Mengen von Hämosiderin in Endothel- und Retikulumzellen der Milz, der Leber und des Knochenmarks nachweisbar. Bei gesteigertem Abbau von Erythrozyten, aber auch bei der Resorption eines Blutergusses läßt sich dieses Pigment mit der *Berliner-Blau-Reaktion* in größerer Menge nachweisen.

Zu den *exogenen Pigmenten* gehören vor allem Ruß- und Staubpartikel. Sie werden mit der Atemluft in die Lungenbläschen transportiert, von deren Epithel phagozytiert und über die Lymphwege in die regionären Lymphknoten transportiert. In der Lunge und ihren Lymphknoten ist daher mit fortschreitendem Alter eine zunehmende Pigmentierung (Anthrakose) zu beobachten. In ähnlicher Weise werden auch Metallstaub sowie Quarz- und Asbeststaub in der Lunge abgelagert. Im Unterschied zu Kohlepartikeln können Quarz- und Asbestpartikel zu schweren Reaktionen und Veränderungen in der Lunge führen (Staublunge).

2.4
Zellmembran

2.4.1
Aufbau der Zellmembran

Die Zellen werden außen von einer etwa 7—10 nm dicken Membran *(Plasmamembran)* abgegrenzt (Abb. 9), die das Zellinnere von der Umgebung trennt. Ähnliche Membranen *(Zytomembranen)* finden sich auch im Inneren der Zelle zur Abgrenzung

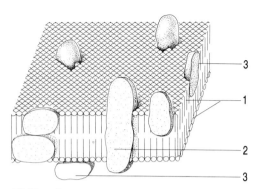

Abbildung 9:
Schematische Darstellung des molekularen Baus einer Zellmembran; Fluid-mosaic-Modell nach SINGER und NICOLSON (1972).
1 Bimolekulare Lipidschicht; 2 integrale Membranproteine; 3 periphere Membranproteine

von Zellorganellen (membranbegrenzte Organellen).

Sowohl die Zellmembran als auch die Membranen der Zellorganellen lassen im Elektronenmikroskop einen typisch dreischichtigen Aufbau erkennen, weshalb vereinfachend von einer *Elementarmembran ("unit membrane")* gesprochen wird. Funktionell verhalten sich jedoch die Membranen der einzelnen Zellorganellen und die Plasmamembran sehr unterschiedlich.

Das heute bevorzugte Modell der Zellmembran (Abb. 9) ist das „*Flüssigkeits-Mosaik-Modell*": In einer *bimolekularen Lipidschicht* „schwimmen" *Proteinkomplexe,* die von innen durch die Mikrotubuli und Mikrofilamente des Zytoskeletts bewegt werden können. An der Außenseite der Zellmembran ragen Zuckerreste vor, die insgesamt eine dünne Schicht, die als *Glykokalix* bezeichnet wird, bilden. Der Aufbau der Glykokalix ist genetisch festgelegt. Sie dient dem gegenseitigen Erkennen von Zellen und spielt daher z. B. bei der Ausbildung von Zellverbänden während der Embryonalentwicklung eine wichtige Rolle. Die Zuckerreste der Glykokalix bilden weiter Rezeptoren für Hormone, Transmittersubstanzen und Antikörper.

2.4.2
Transportprozesse

Die Zellmembran spielt bei allen Stoffaustauschprozessen zwischen dem Zellinneren und der Umgebung der Zelle eine entscheidende Rolle. Der Durchtritt von Substanzen erfolgt entweder *passiv* durch *Diffusion* (dies trifft z. B. für viele lipophile Stoffe zu) oder *aktiv* unter *Energieverbrauch* und unter Beteiligung spezifischer Transportproteine (Carrier). Diese Transportvorgänge erfolgen ohne erkennbare Strukturveränderungen an der Zellmembran.

Andere Transportvorgänge, die vor allem dem Transport von größeren Molekülen und Partikeln dienen, verlaufen als *Membranflußvorgänge*. Dazu zählen die *Endozytose, Exozytose* und die *Zytopempsis*.

Bei der **Endozytose** lassen sich die *Phagozytose* und die *Pinozytose* unterscheiden. Diese beiden endozytotischen Vorgänge laufen grundsätzlich gleichartig ab. Durch eine umschriebene Einstülpung (Invagination) der Zellmembran wird die aufzunehmende Substanz bzw. das Partikel umfaßt. Dann schnürt sich die Membraneinstülpung als kleines Bläschen (Vesikel) von der Zellmembran ab und wandert in das Zellinnere.

Bei der **Pinozytose** handelt es sich um die Aufnahme kleiner Flüssigkeitstropfen. An Stellen eines intensiven Stoffaustausches, wie z. B. bei Endothelzellen der Gefäße, sind elektronenmikroskopisch zahlreich Pinozytosevesikel zu beobachten.

Phagozytose bezeichnet die Aufnahme von verhältnismäßig großen, korpuskulären Bestandteilen, wie z. B. von Bakterien, in die Zelle. Phagozytose kann oft schon lichtmikroskopisch erkannt werden. Der Abbau des aufgenommenen Materials erfolgt durch das lysosomale System der Zelle. Die Phagozytose spielt bei Abwehrvorgängen (Phagozytose durch Mikro- und Makrophagen des Blutes und im Gewebe) eine große Rolle.

Zytopempsis. Sie stellt eine *Kombination von Endo- und Exozytose* dar. Auf der einen Seite der Zelle wird Material in Form von endozytotischen Vesikeln in die Zelle aufgenommen, durch die Zelle geschleust, und an anderer Stelle durch Exozytose von der Zelle wieder abgegeben.

Exozytose. Unter Exozytose versteht man das *Ausschleusen* von Substanzen aus der Zelle. Dabei wird ein kleines Vesikel, das im Zellinneren, z. B. vom Golgi-Apparat, gebildet wurde und das zur Zellmembran gewandert ist, in diese eingefügt und sein Inhalt nach außen abgegeben. Mittels Exozytose werden von vielen Zellarten die von ihnen gebildeten Produkte abgegeben (z. B. exo- und endokrine Drüsenzellen; Abgabe von Transmittersubstanzen durch die Axone im Bereich der Synapsen).

2.4.3
Differenzierungen
der apikalen Zellmembran

Zu den Oberflächendifferenzierungen von Zellen gehören:
— Mikrovilli
— Stereozilien
— Kinozilien.

2.4.3.1 Mikrovilli. Mikrovilli sind fingerförmige, unterschiedlich lange und etwa 100 nm dicke Ausstülpungen der Zellmembran (Abb. 2, 9 und 12). Bei stark resorbierenden Zellen, wie z. B. dem Darmepithel, bilden sie einen dichten Rasen gleichlanger (etwa 1—2 µm) Zellfortsätze, der schon lichtmikroskopisch als *Bürstensaum* erkannt werden kann. Durch die Mikrovilli wird die resorbierende Oberfläche des Darms wesentlich vergrößert. Bei anderen Zellen, wie Endothelzellen, Lymphozyten und Leberzellen, sind nur wenige, unterschiedlich lange Mikrovilli ausgebildet.

2.4.3.2 Stereozilien. Stereozilien (Abb. 12, S. 43) sind lange, fingerförmige Fortsätze der hochprismatischen Epithelzellen des *Nebenhodenganges* und des Samenleiters. Sie können als lange Mikrovilli (5—20 µm) angesehen werden und spielen bei den Resorptions- und Sekretionsvorgängen im Nebenhoden eine wichtige Rolle.

2.4.3.3 Kinozilien. Kinozilien sind *bewegliche Zellfortsätze* (Abb. 12) und kommen unter anderem im Epithel der Luftwege, des Eileiters und in den Ductuli efferentes in großer Zahl vor. Vereinzelte Kinozilien wurden bei vielen Zellarten gefunden.

Der Durchmesser der Kinozilien beträgt etwa 0,2 µm, ihre Länge ist variabel und liegt etwa zwischen 3—20 μm. Die Kinozilien nehmen ihren Ursprung von *Basalkörperchen* (Kinetosomen). Diese Basalkörperchen stellen geringfügig modifizierte Zentriolen dar und liegen dicht unter der Zelloberfläche. Zusammen mit den von ihnen ausgehenden, quergestreiften *Wurzelfasern* verankern sie die Kinozilien im apikalen Zytoplasma der Zelle.

Elektronenmikroskopisch zeigen die Kinozilien von verschiedenen Zelltypen einen einheitlichen Aufbau: 2 zentrale Mikrotubuli umgeben von 9 Paaren Mikrotubuli *(9 x 2 + 2-Struktur)*. Jedes Paar der peripheren Mikrotubuli ist so aufgebaut, daß einem vollständigen, aus 13 Tubulinreihen bestehenen *A-Tubulus* ein zweiter, unvollständiger (11 Tubulinreihen) *B-Tubulus* angeheftet ist. Von jedem A-Tubulus gehen 2 kurze Dynein-Ärmchen aus. *Dynein* ist ein myosinähnliches Protein, das ATPase-Aktivität aufweist. Weiter verläuft von jedem A-Tubulus ein Proteinfaden zur *Zentralscheide*, welche die beiden zentralen Mikrotubuli umgibt.

Der Schlag der Kinozilien besteht aus einer schnellen Vorwärts- und einer langsamen Rückholbewegung. Die Mikrotubuli einer Kinozilie bleiben dabei in ihrer Länge unverändert, sie verschieben sich aber gegeneinander.

Die Kinozilien einer Zelle, bzw. Zellverbandes schlagen koordiniert. Dadurch wird an der Oberfläche von Kinozilien tragenden Epithelien ein gerichteter Flüssigkeitsstrom erzeugt, der z. B. in den luftleitenden Wegen des Atmungstrakts für den Abtransport von Fremdpartikeln, die an der oberflächlichen Schleimschicht der Zellen haften blieben, sorgt.

2.4.4
Differenzierungen der seitlichen Zellmembran: Zellkontakte

Für den Zusammenhalt benachbarter Zellen können besondere Differenzierungen der seitlichen Zellmembran ausgebildet sein (Abb. 10). Sie dienen dem mechanischen Zusammenhalt von Zellen oder können, wie z. B. die „gap junctions", wichtige Funktionen bei der Übertragung von Signalen zwischen den Zellen haben.

Folgende Zellverbindungen sind gut im Elektronenmikroskop zu unterscheiden:

— Zonula occludens (tight junction)
— Zonula adhaerens
— Macula adhaerens (Desmosom)
— Nexus (gap junction).

2.4.4.1 Zonula occludens (tight junction). Sie verläuft als Gürtel um die Zelle (Abb. 10). Die äußeren Schichten der benachbarten Zellmembranen verschmelzen miteinander, so daß zwischen ihnen kein Interzellularspalt mehr erkennbar ist.

2.4.4.2 Zonula adhaerens. Die Zonula adhaerens (Abb. 10) ist gleichfalls eine gürtelförmig um die Zelle verlaufende Haftstruktur, die meist im geringen Abstand unter der Zonula occludens gelegen ist. Der Interzellularspalt bleibt im Bereich der Zonula adhaerens erhalten und erscheint mit einer mäßig elektronendichten Kittsubstanz gefüllt. Zusätzlich ist feingranuläres Material von innen an die Plasmamembran angelagert, in das Bündel von Tonofilamenten einstrahlen.

2.4.4.3 Macula adhaerens (Desmosomen, Haftplatten). Während Zonula occludens und Zonula adhaerens die Zelle ohne Unterbrechung umziehen, sind Desmosomen *umschriebene Haftstellen* von runder oder elliptischer Form (Abb. 10). Jedes Desmosom setzt sich aus zwei Hälften, den *Halbdesmosomen* zusammen, die in benachbarten Zellen einander gegenüber gelegen sind. Die Weite des Interzellularspalts ist im Desmosomenbereich verschmälert und beträgt 25—30 nm. Der Interzellularspalt ist mit einer aus Glykoproteinen bestehenden Kittsubstanz gefüllt. Feingranuläres und filamentöses Material legt sich im Bereich des Desmosoms von innen an die Zellmembran an. In diese Verdichtungszone ziehen Bündel von *Tonofilamenten*. Die Desmosomen dienen der Haftung von benachbarten Zellen. Ihre Festigkeit wird durch Calciumionen beeinflußt.

Hemidesmosomen. Sie bestehen nur aus einer Desmosomenhälfte und kommen als Verbindungsstruktur zwischen der basalen Zellmembran und der Lamina basalis vor.

2.4.4.4 Nexus (gap junction). Der Nexus (Abb. 10) unterscheidet sich im Aufbau und in der Funktion von den oben beschriebe-

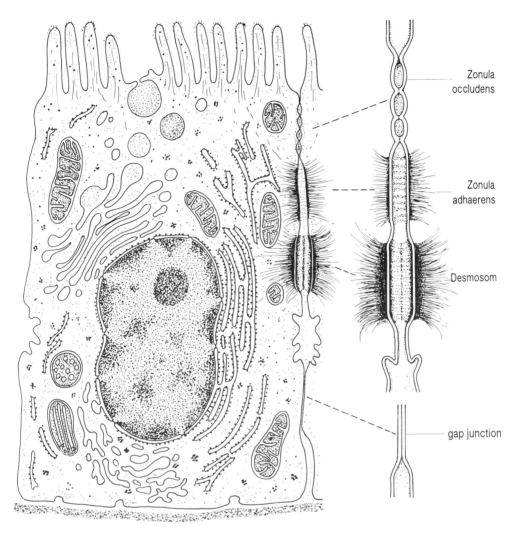

Abbildung 10:
Differenzierung der seitlichen Zellmembran

nen Zellverbindungen. Im Ultradünnschnitt fällt der Nexus auf als eine *umschriebene Verschmälerung* des Interzellularspaltes zwischen zwei benachbarten Zellen auf 20 nm. Mittels Gefrierbruchtechnik und molekularbiologischen Methoden konnte festgestellt werden, daß die benachbarten Zellen im Bereich des Nexus durch zahlreiche feine Röhrchen (Durchmesser 1 nm), die den Interzellularspalt überbrücken, verbunden sind. Der Nexus ist für Ionen und Moleküle bis etwa zu einem Molekulargewicht von 1 000 durchgängig. Mittels dieser gap junctions finden also ein *Stofftransport* zwischen benachbarten Zellen und die Übertragung elektrischer *Signale* statt. Dadurch können die Aktivität benachbarter Zellen koordiniert und diese zu größeren Funktionseinheiten zusammengefaßt werden (z. B. die Herzmuskelzellen).

2.5
Zellteilung

Jede Zelle entsteht durch Teilung aus einer bereits bestehenden Zelle. Abgesehen von einigen hochdifferenzierten Zellarten (z. B. Nervenzellen, Muskelzellen) besitzen die meisten Zellen während des gesamten Lebens die Fähigkeit, sich zu teilen. Die Vermehrung der Zellzahl während der Wachstumsphase und der Ersatz von zugrunde gegangenen Zellen erfolgt in der Regel durch Mitosen.

2.5.1
Mitose (indirekte Kernteilung)

Eine normale Mitose (Abb. 11) führt zur Ausbildung von zwei Tochterzellen, die qualitativ und quantitativ den gleichen Bestand an genetischem Material wie ihre Mutterzelle aufweisen. Voraussetzung für die Mitose ist, daß die DNA im Zeitraum zwischen zwei Mitosen, der als *Interphase* (Abb. 11a) bezeichnet wird und während dem die Zelle ihre eigentlichen Arbeitsfunktionen erfüllt, verdoppelt wurde. Während der Interphase sind die Chromosomen in einem *entspiralisierten* Zustand über den Kernraum verteilt und nicht als individuel-

le Gebilde erkennbar. Dies erlaubt eine rasche und ungestörte Informationsübertragung von der chromosomalen DNA auf die RNA *(Transkription).*

Die Mitose läuft in folgenden Stadien ab:

2.5.1.1 Prophase (Abb. 11b). Mit dem Beginn der Mitose stellt die Zelle ihre spezifischen Funktionen ein und wird zur abgerundeten Teilungszelle. Am Zellkern treten auffallende Veränderungen ein: Im Kerngerüst werden einzelne, stark basophil gefärbte Fäden sichtbar. Der Nukleolus verschwindet. Die Kernmembran zerfällt in einzelne Vesikel. Die *Chromosomen* werden durch zunehmende *Spiralisierung sichtbar.* Im Zytoplasma zerfällt der Golgi-Apparat. Die beiden Zentriolen wandern im Verlauf der Prophase zu den beiden Zellpolen. Zwischen ihnen bilden Mikrotubuli die Zentralspindel aus. Um die Zentriolen selbst entwickelt sich eine radiäre Faserung, die Polstrahlung.

2.5.1.2 Metaphase (Abb. 11c). In der frühen Metaphase werden die Chromosomen noch gedrungener und als kleine, hakenförmige Gebilde individuell deutlich unterscheid-

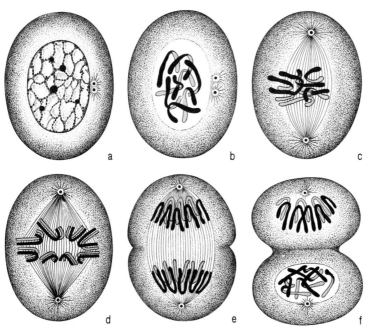

Abbildung 11:
Ablauf der Mitose.
a) Interphase;
b) Prophase;
c) Metaphase;
d) und **e)** Anaphase;
f) Telophase

bar. Sie sind durch einen Längsspalt, der bis auf den Bereich des Zentromers das ganze Chromosom durchzieht, in zwei gleiche Anteile *(Chromatiden)* unterteilt. Die hakenförmigen Chromosomen bewegen sich zunächst noch ungeordnet in der *Äquatorialebene* der Zelle (= Mittelebene, die senkrecht zur bereits bestehenden Spindel liegt). Dort ordnen sie sich zu einer charakteristischen Sternfigur *(Monaster)* an. Jetzt wird eine zweite Spindel (Metaphasenspindel) ausgebildet. Die Mikrotubuli der Metaphasenspindel verlaufen zwischen dem Zentromer (Kinetochor) der Chromosomen und den Zentriolen.

2.5.1.3 Anaphase (Abb. 11d und e). Die Chromatiden jedes Paares haben sich nun völlig (d. h. auch im Bereich des Zentromers) getrennt. Die jeweils homologen Chromatiden wandern mit dem Kinetochor voran zu den beiden Zentriolen. Dabei entstehen zwei Sternfiguren *(Diaster)*.

2.5.1.4 Telophase (Abb. 11f). In der Telophase verlieren die Chromatiden durch *Entspiralisierung* der DNA ihre deutliche individuelle Begrenztheit. Eine neue Kernmembran bildet sich aus. An die Bewegung der Chromatiden *(Karyokinese)* schließt sich die Durchschnürung des Zelleibes *(Zytokinese)* an. Durch einen Ring kontraktiler Filamente, deren erstes Auftreten schon in der Metaphase zu beobachten ist, wird der Zelleib in zwei etwa gleich große Anteile getrennt.

In der Teilungsebene bildet sich aus kleinen Membranvesikeln eine neue Zellmembran aus. Damit sind die beiden Tochterzellen vollständig getrennt. In der Regel führt, wie schon erwähnt, die Durchschnürung des Zelleibes zu einer Teilung in zwei gleichgroße Tochterzellen (äquale Teilung). Von den beiden Zellen, die bei einer Mitose entstehen, differenziert sich häufig nur eine weiter (differentielle Zellteilung). Die andere bleibt als nicht weiterdifferenzierte Zelle liegen und bildet die Ausgangszelle für eine spätere erneute Zellteilung. Auf diese Weise bleibt bei verschiedenen Geweben (Epidermis der Haut, Zellen des Knochenmarks) die Möglichkeit für eine ständige Regeneration und Neubildung dieser Zellen erhalten.

2.5.2
Meiose (Reduktionsteilung)
Die Meiose ist eine *spezielle Form* der Zellteilung, die nur bei der Bildung der *Geschlechtszellen (Eizelle, Samenzellen)* vorkommt. Formal läuft die Meiose in zwei Schritten ab *(1. und 2. Reifeteilung)*. Sie beinhaltet die *Verminderung* des diploiden Chromosomensatzes auf die Hälfte *(haploider Chromosomensatz)*. Diese Aufteilung des diploiden Chromosomensatzes erfolgt während des ersten Schrittes. Im Unterschied zur Mitose werden dabei nicht die Spalthälften eines Chromosoms, sondern *ganze Chromosomen* eines homologen Chromosomenpaars zufallsmäßig auf die beiden Tochterzellen verteilt. Weiter kommt es während der Meiose zu einer *Rekombination* des genetischen Materials von homologen Chromosomen. Der zweite Schritt der Meiose verläuft im Prinzip wie eine normale Mitose, ohne daß es allerdings vorher zu einer erneuten DNA-Verdoppelung kommt. Die Tochterzellen, die bei den zwei Teilungsschritten der Meiose entstehen, sind im Unterschied zur Mitose *nicht erbgleich*.

Die Eizellen, die bei der Meiose beim weiblichen Geschlecht entstehen, bzw. die Samenzellen, die beim Mann gebildet werden, besitzen also im Unterschied zu den normalen Körperzellen nur die *halbe Zahl* an Chromosomen. Die Spermien enthalten dabei entweder ein X- oder ein Y-Chromosom. Die Eizellen besitzen immer ein X-Chromosom. Bei der Befruchtung wird durch die Verschmelzung der Kerne von Ei- und Samenzelle der diploide Chromosomensatz wieder hergestellt und damit der Beginn für die Entwicklung eines neuen Individuums gesetzt.

2.5.3
Endomitose
Bei der Endomitose wird die Zellteilung nicht abgeschlossen, sondern in der Prophase abgebrochen. Die Kernmembran wird nicht aufgelöst, und es wird auch kein Spindelapparat ausgebildet. Dadurch bleiben die Tochterchromosomen im ursprünglichen Zellkern, der auf diese Weise die *doppelte Chromosomenzahl* erhält. Die Verdoppelung des diploiden Chromosomensatzes (2n = 46) führt zunächst zur *Tetraploi-*

die (4n = 92) und in der Folge zu noch höheren Polyploidisierungsgraden (8n, 16n). Durch Endomitose wird das Kernvolumen, und meist in Verbindung damit auch das gesamte Zellvolumen vergrößert. Viele Leberzellen und Herzmuskelzellen sind polyploid.

2.5.4
Amitose

Unter Amitose versteht man eine *direkte* *Durchschnürung* des Zellkerns, ohne Sichtbarwerden der Chromosomen, Auflösung der Kernmembran und Ausbildung eines Spindelapparates. Da die Durchtrennung und Aufteilung des Zelleibes (Zytokinese) ausbleibt, entstehen bei der Amitose zwei- oder mehrkernige Zellen. Amitose läßt sich unter anderem bei Leber- und Herzmuskelzellen und bei den Deckzellen des Übergangsepithels beobachten.

Zusammenfassung

Allgemeines zur Zelle

Zelle. Kleinste noch selbständig lebensfähige Einheit eines menschlichen, tierischen oder pflanzlichen Organismus; besteht aus *Zellkern (Nucleus)* und dem *Zytoplasma (Zelleib);* wird außen durch die *Zellmembran (Plasmalemm)* von der Umgebung abgegrenzt.

Zellgröße. Zeigt deutliche Unterschiede zwischen den einzelnen Zellarten:
— Kleine Zellen, z. B. kleine Lymphozyten: 6—9 µm
— Große Zellen, z. B. Nervenzellen im Gehirn und Rückenmark: 150 µm
Größte Zelle des menschlichen Körpers: Eizelle, 250 µm

Lebensdauer. Variiert stark; kernlose Erythrozyten 120 Tage, Nervenzellen können so alt wie der Gesamtorganismus werden.

Zellkern (Nucleus)
Enthält mit den Chromosomen die Träger der Erbanlagen; bildet das übergeordnete Steuerungszentrum des Zellstoffwechsels. Abhängig vom Zellzyklus können zwei Zustandsformen unterschieden werden: *Arbeitskern* und *Teilungskern.*
　　Lichtmikroskopisch färbt sich der Zellkern durch seinen hohen Gehalt an DNA und RNA deutlich mit basophilen Farbstoffen (z. B. Hämatoxylin) an.
Elektronenmikroskopisch können am Kern unterschieden werden:
— Kernmembran (Karyotheka)
— Kernraum (Karyoplasma)
— Kernkörperchen (Nucleolus)

Kernmembran (Karyotheca)
Dient als Abgrenzung des Kernraums vom Zytoplasma; ist eine Doppelmembran, zwischen deren beiden Blättern der perinukleäre Raum gelegen ist. Dieser steht mit dem rauhen Endoplasmatischen Reticulum in kontinuierlicher Verbindung. Die Kernmembran wird von 40—80 nm großen *Kernporen* mit Diaphragma unterbrochen; dies sind Stellen eines besonders intensiven Stoffaustausches zwischen Kern und Zytoplasma.

Kernraum (Karyoplasma)

Besteht im wesentlichen aus *Chromatin* und *Karyolymphe:* Chromatin setzt sich aus DNA und damit eng verbundenen Proteinen (Histonen und Nicht-Histonproteinen) zusammen.

Heterochromatin. Chromosomenabschnitte, die auch im Arbeitskern in kondensierter Form vorliegen und daher genetisch inaktiv sind.

Barr-Körperchen. Beim weiblichen Geschlecht ist bei den Körperzellen immer eines der beiden X-Chromosomen vollständig inaktiviert. Es liegt als heterochromatisches Körperchen innen der Kernmembran an; wichtig für die Diagnose des chromosomalen Geschlechts.

Euchromatin. Chromosomenabschnitte, die im Arbeitskern in entspiralisierter Form vorliegen, genetisch aktiv.

Kernkörperchen (Nucleolus)

Fallen lichtmikroskopisch als stark basophile Körperchen (infolge ihres hohen RNA- und DNA-Gehaltes auf. Im Bereich des Nucleolus werden Ribonucleinsäuren gebildet und vor der Ausschleusung in das Zytoplasma vorübergehend gespeichert.

Zytoplasma

Besteht aus
— Grundplasma (Hyaloplasma)
— Zellorganellen
— Metaplasma
— Paraplasma

Zellorganellen

Spezifisch gebaute, im Zytoplasma gelegene Zellstrukturen, die wichtige Funktionen im Zellstoffwechsel erfüllen.

Membranbegrenzte Zellorganellen
— Mitochondrien
— Endoplasmatisches Reticulum
— Golgi-Apparat
— Lysosomen
— Peroxisomen

Mitochondrien. Lichtmikroskopisch sichtbare, bewegliche, stäbchenförmige (etwa 2—6 µm lange) Gebilde; von einer Doppelmembran umgeben, wobei die äußere eine glatte Hülle ist, die innere hingegen zur Oberflächenvergrößerung zahlreiche Einfaltungen (Cristae, Tubuli etc.) bildet. An der Innenmembran sind Enzyme der Atmungskette und der oxidativen Phosphorylierung lokalisiert. Die von der inneren Mitochondrienmembran umschlossene innere Mitochondrienmatrix enthält Enzyme des Zitronensäurezyklus, des Fettabbaus und der Proteinsynthese; die Mitochondrien sind die *Energieproduzenten („Kraftwerke der Zelle")*.

Endoplasmatisches Reticulum. Dreidimensionales, membranbegrenztes Hohlraumsystem im Zytoplasma; kommt in zwei Formen vor:
— *Rauhes Endoplasmatisches Reticulum.* Seinen Membranen sind

an der Außenseite zahlreiche Ribosomen aufgelagert, die vor allem Exportproteine synthetisieren. Die neugebildeten Proteine werden zunächst in das Innere des Hohlraumsystems abgegeben und dann zur Weiterverarbeitung zum Golgi-Apparat transportiert.

— *Glattes Endoplasmatisches Reticulum.* Es ist frei von Ribosomen und besteht aus unterschiedlich weiten, miteinander in kontinuierlicher Verbindung stehenden Membranschläuchen; dient der Synthese von komplexen Lipiden, Steroiden und Glykogen.

Golgi-Apparat. Besteht aus mehreren Golgi-Feldern (Diktyosomen); jedes Golgi-Feld setzt sich aus einem Stapel (ca. 3 bis 12) glattwandiger Zisternen und damit assoziierten kleinen Bläschen (Vesikel und Vakuolen) zusammen. Am Golgi-Feld lassen sich eine Aufbauseite (cis-Seite), an die Proteine aus dem rauhen Endoplasmatischen Reticulum herantransportiert werden, und eine Abgabeseite (trans-Seite), von der membranumhüllte Sekretionsprodukte abgeschnürt werden, unterscheiden.

Funktionen des Golgi-Apparates:

— Ankopplung von Zuckerresten an Proteine
— Kondensation und Verpackung von Sekretionsprodukten
— Bildung von Membranmaterial
— Bildung primärer Lysosomen

Lysosomen. Membranbegrenzte kleine Körperchen, die eine Anzahl hydrolytischer Enzyme (Leitenzym: saure Phosphatase) enthalten.

Mittels ihrer Enzyme können die Lysosomen sowohl überaltertes zelleigenes Material *(Autolysosomen)* als auch von der Zelle von außen aufgenommenes Material *(Heterolysosomen)* abbauen. Unverdaute Bestandteile werden aus der Zelle durch Exozytose hinausgeschafft oder bleiben als Restkörper (residual bodies) im Zytoplasma liegen.

Peroxisomen. Kleine (0,5 µm) Körperchen, die unter anderem die Enzyme Peroxidase und Katalase enthalten; sind am Lipidstoffwechsel beteiligt und bauen intrazellulär entstandenes Wasserstoffperoxid ab.

Nicht-membranbegrenzte Zellorganellen

— Ribosomen
— Zentriolen
— Metaplasmatische Strukturen wie Mikrotubuli und Mikrofilamente

Ribosomen. Kugelige, 10—20 nm große Partikel; Ort der Proteinsynthese; dazu werden mehrere Ribosomen durch einen Strang von mRNA zu *Polyribosomen* verbunden.

Zentriolen. Meist paarige Körperchen (Diplosom), oft in der Nähe des Zellkerns gelegen; elektronenmikroskopisch: 0,5 µm lange und 0,25 µm dicke Zylinder, deren Wand aus Mikrotubuli (9 x 3) besteht. Von den Zentriolen aus erfolgt bei der Zellteilung die Bildung des Spindelapparates. Die *Basalkörperchen* der Kinozilien sind leicht modifizierte Zentriolen.

Metaplasma

Mikrotubuli. Regelmäßig aufgebaute, unverzweigte Röhrchen (Durchmesser 24nm) von unterschiedlicher Länge. Ihre Wand besteht aus 13 längsgerichteten Protofilamenten, die sich aus dem Protein Tubulin aufbauen. Sie bilden zusammen mit den Mikrofilamenten das „Zytoskelett" der Zelle.

Mikrofilamente. Ihre Dicke (1,5—15 nm) sowie ihre chemische Zusammensetzung sind unterschiedlich; Aktin- und Myosinfilamente in Muskelzellen; Intermediärfilamente: Durchmesser 10 nm, z. B. Zytokeratinfilamente in Epithelzellen; Vimentinfilamente: in mesenchymalen Zellen

Paraplasma
Zytoplasmaeinschlüsse, die zumindest zeitweise nicht am zellulären Stoffwechsel teilnehmen. Zu den paraplasmatischen Einschlüssen zählen:
— Reservestoffe wie Glykogen und Lipide
— Pigmente (Melanin, Lipofuscin, Hämoglobin)
— Sekrete und kristalline Proteineinschlüsse

Zellmembran
Eine 7—10 nm dicke Membran *(Plasmalemm)* trennt das Zellinnere von der Umgebung. Modellvorstellungen über den Aufbau der Zellmembran:
— Unit-membrane-Modell
— Flüssigkeitsmosaik-Modell: Bimolekulare, flüssige Lipidschicht, in der Proteine eingelagert (integrale Membranproteine) bzw. an den Oberflächen aufgelagert (periphere Membranproteine) sind. An der Außenseite ragen die Zuckerreste der Glykoproteine vor und bilden insgesamt eine dünne oberfläche Schicht, die *(Glykokalix)*. Diese spielt eine Rolle bei zellulären Erkennungs- und Differenzierungsprozessen.

Differenzierungen der Zelloberfläche
Mikrovilli. Unterschiedlich lange, 50—100 nm dicke Ausstülpungen der Zellmembran; dienen der Oberflächenvergrößerung, z. B. im Darmepithel.
Stereozilien. Lange fingerförmige Fortsätze der hochprismatischen Zellen im Epithel des Nebenhodens und des Samenleiters. Spielen bei den Resorptions- und Sekretionsvorgängen dieser Organe eine wichtige Rolle.
Kinozilien. 3—20 μm lange, 0,2 μm dicke, bewegliche Zellfortsätze; sind über *Basalkörperchen* im Zytoplasma verankert. Sie zeigen eine „9 x 2 + 2-Struktur", d. h. 2 zentrale Mikrotubuli werden außen von 9 Paaren peripherer Mikrotubuli umgeben. Beispiele für das Vorkommen von Kinozilien:
— Epithel der luftleitenden Wege des Atmungstraktes
— Eileiterepithel
— Epithel der Ductuli efferentes

Differenzierungen der seitlichen Zellmembran: Zellkontakte
Wichtig für den mechanischen Zusammenhalt benachbarter Epithelzellen sind folgende Strukturen:
Zonula occludens (tight junction). Gürtelförmig um die Zelle verlaufende Kontaktstruktur; kein Interzellularspalt mehr erkennbar, da die benachbarten Zellmembranen miteinander verschmolzen sind.
Zonula adhaerens. Gleichfalls gürtelförmig um die ganze Zelle gelegen; Interzellularspalt erhalten und mit einer glykoproteinhaltigen Kittsubstanz gefüllt.
Desmosom. Umschriebene, runde oder elliptische Haftstruktur; symmetrisch an benachbarten Zellen aus zwei Desmosomenhälften aufgebaut. Interzellularspalt mit Kittsubstanz gefüllt.
Nexus (gap junction). Interzellularspalt auf 20 nm verschmälert; wird von feinen Röhrchen (Durchmesser 1 nm) überbrückt. Der Nexus ist für Ionen und Moleküle bis etwa zu einem Molekulargewicht von 1 000 durchgängig; dient dem Stoff- und Informationsaustausch benachbarter Zellen.

Transportprozesse
a) Ohne morphologisch erkennbare Strukturveränderungen der Zellmembran:
— *Passiver Transport* von Ionen und Molekülen durch Diffusion entsprechend einem Konzentrationsgefälle
— *Aktiver Transport* durch die Zellmembran unter Energieverbrauch und unter Beteiligung von Transportproteinen

b) Durch Membranflußvorgänge:
Endozytose
Pinozytose. Aufnahme kleiner Flüssigkeitströpfchen; nur elektronenmikroskopisch nachweisbar.
Phagozytose. Aufnahme größerer geformter Bestandteile; schon lichtmikroskopisch nachweisbar.
Exozytose. Ausschleusen von Material aus der Zelle.
Zytopempsis. Durchschleusen von Material durch das Zytoplasma; Kombination von Endo- und Exozytose.

Zellteilung
Mitose (indirekte Kernteilung). Dient der Zellvermehrung und dem Zellersatz; führt zur Ausbildung von zwei erbgleichen Tochterzellen.
Die Mitose läuft in folgenden vier Phasen ab:
— Prophase
— Metaphase
— Anaphase
— Telophase
An die Aufteilung des Kernmaterials *(Karyokinese)* schließt sich die Durchschnürung des Zelleibs *(Zytokinese)* an.
Meiose (Reduktionsteilung). Findet nur bei der Bildung der Keimzellen (Ei- und Samenzellen) statt und läuft in zwei Schritten *(1. und 2. Reifeteilung)* ab.
Bei der *1. Reifeteilung* wird der diploide Chromosomensatz auf einen *haploiden* reduziert. Dabei kommt es zur zufallsmäßigen Aufteilung väterlicher und mütterlicher *ganzer Chromosomen* auf

die zwei Tochterzellen (Spermatozyten II. Ordnung, bzw. Oozyten II. Ordnung) und zum *Austausch von genetischem Material* zwischen homologen Chromosomen. Die zweite Reifeteilung schließt sich an die erste unmittelbar an, ohne daß es dazwischen zu einer Verdoppelung der DNA kommt; sie läuft wie eine normale Mitose ab.

Endomitose. Verdoppelung bzw. Vervielfachung des Chromosomensatzes ohne Kern- und Zellteilung; führt zur *Polyploidie.*

Amitose. Direkte Durchschnürung des Kerns ohne Sichtbarwerden der Chromosomen. Es entstehen zwei oder mehrkernige Zellen.

3
Epithelgewebe

Übersicht:

3.1
Vorbemerkungen: Zum Begriff „Gewebe"

Gewebe sind Verbände von gleichartigen Zellen. Zum Gewebe gehört auch die Interzellularsubstanz, besonders nichtzelluläre Elemente, die, je nach Art des Gewebes, für Form und Funktion eine besondere Bedeutung haben. Die Interzellularsubstanz wird von Zellen produziert; sie kann flüssig, weich oder fest sein. Die Interzellularsubstanz liegt geformt oder ungeformt vor. Im letzteren Fall handelt es sich um eine eiweißhaltige sol- oder gelartige Masse, welche für Stoffaustausch, Transportprozesse und Wasserspeicherung eine wichtige Rolle spielt. Zur geformten Interzellularsubstanz gehören vor allem Fasern und Fasersysteme, die durch Einlagerung von anorganischem Material eine besondere mechanische Festigkeit erhalten können.

In der Histologie werden die Gewebe des Körpers in vier Gruppen zusammengefaßt:
— Epithelgewebe
— Binde- und Stützgewebe
— Muskelgewebe
— Nervengewebe

In der Anatomie der komplizierter gebauten Organismen sind noch einige weitere Begriffe von Wichtigkeit:

Organ. Verschiedene Gewebe und Zellen schließen sich zu einer Funktionseinheit zusammen, die meistens gegenüber anderen Organen und Strukturelementen des Körpers deutlich abgegrenzt werden kann.

Der Aufbau lebender Gewebe in schematischer Darstellung

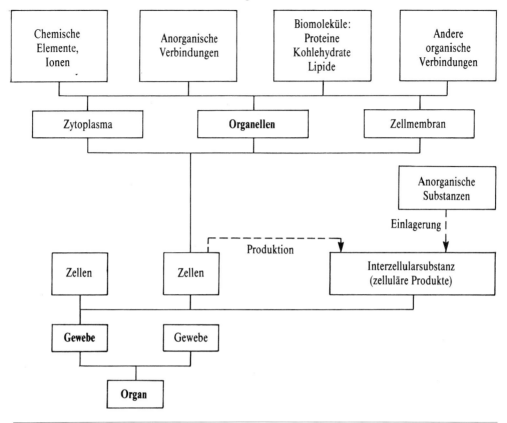

System. Funktionelle Einheiten aus mehreren Organen, verschiedenen Geweben, Leitungsbahnen und/oder anderen Strukturelementen bezeichnet man als Systeme. Sie erstrecken sich über den Gesamtorganismus:

— Kreislaufsystem
— Nervensystem
— Endokrines System

Apparat. Gesamtheiten von Organen, Geweben, Systemteilen und anderen Strukturelementen, die einer gemeinsamen Funktion dienen, werden als Apparat bezeichnet: Kauapparat, Verdauungsapparat, Atemapparat, Genitalapparat usw. Zu beachten ist allerdings, daß die Begriffe System und Apparat oft synonym gebraucht werden.

3.2 Oberflächenepithel

Oberflächenepithelien bilden ausgebreitete Zellverbände. Sie sitzen mit ihrer basalen Seite dem Bindegewebe auf und grenzen mit ihrer apikalen Seite an eine innere oder äußere Körperoberfläche. Der Zusammenhalt der Zellen ist im allgemeinen sehr intensiv. Die Zellen liegen dicht beieinander, die Zellverbindungen sind deutlich ausgeprägt. Die Interzellularspalten sind sehr schmal. Interzellularsubstanz ist nur in sehr geringer Menge vorhanden.

Epithelien sind gefäßlos. Die Epithelzellen müssen also durch Diffusion aus dem gefäßführenden Bindegewebe ernährt werden. Bei einschichtigen oder mehrreihigen Epithelien bringt dies keine Schwierigkeiten mit sich, wohl aber bei mehrschichtigen Epithelien. Hier sind oft beträchtliche Diffusionsstrecken zu überwinden, so daß oberflächennahe Zellen schlechter versorgt werden als basisnahe. Im Stofftransport (Nährstoffe, Atemgase, Endprodukte) spielen die Interzellularräume eine wichtige Rolle. Zwischen den Epithelzellen können freie Nervenendigungen vorkommen, bei vielschichtigen Epithelien nur in den unteren Zellagen.

Je nach Vorkommen besitzen die Epithelzellen verschiedene Differenzierungen (Mikrovilli, Kinozilien, Stereozilien) an der freien Oberfläche oder basale Einfaltungen (siehe Abschn. 2.4.3) (Abb. 2, 9 und 12).

Oberflächenepithelien haben folgende Funktionen:
— Schutz gegen mechanische Verletzungen, gegen Eindringen von Mikroorganismen und Fremdstoffen in den Körper sowie gegen Austrocknung

— Stoffaustausch: Resorption, Sekretion (Transport von Stoffen durch das Epithel)
— Transport von Stoffen entlang der Epitheloberfläche
— Reizaufnahme (Kontakte zur Umwelt): Berührungsreize, Temperaturempfindungen, Schmerzreize, Orientierung usw.

Nach dem histologischen Bau und der Funktion unterscheidet man verschiedene Epithelarten.

3.2.1
Einschichtige Epithelien
Merksatz: Bei einschichtigen Epithelien liegen alle Zellen der Basalmembran auf, alle Zellen erreichen die Epitheloberfläche (Abb. 13).

Einteilung der Epithelarten

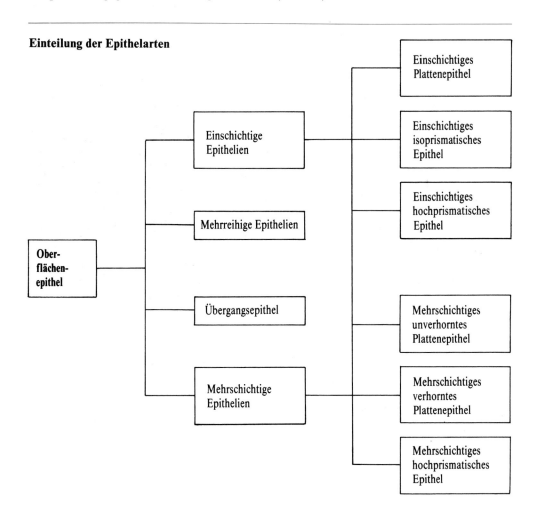

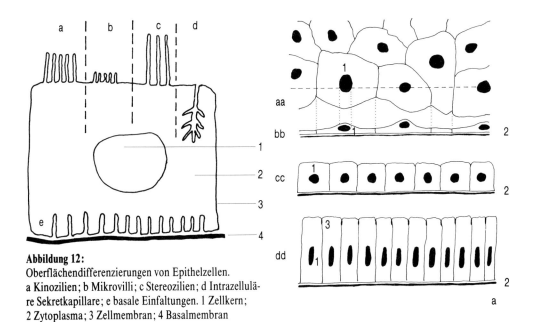

Abbildung 12:
Oberflächendifferenzierungen von Epithelzellen.
a Kinozilien; b Mikrovilli; c Stereozilien; d Intrazelluläre Sekretkapillare; e basale Einfaltungen. 1 Zellkern;
2 Zytoplasma; 3 Zellmembran; 4 Basalmembran

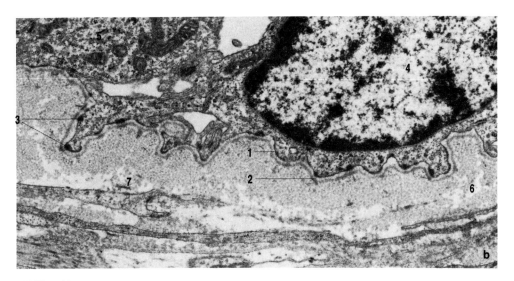

Abbildung 13:
a) Einschichtige Epithelien.
aa) Einschichtiges Plattenepithel (Aufsicht); bb) einschichtiges Plattenepithel (Schnitt); cc) einschichtiges isoprismatisches Epithel (Schnitt); dd) einschichtiges hochprismatisches Epithel (Schnitt).
1 Zellkern; 2 Basalmembran; 3 Schlußleisten
b) Ultrastruktur der Basalmembran im elektronenmikroskopischen Bild (Vergr. ca. 12 000 x).
1 Lamina basalis; 2 Zellmembran; 3 Halbdesmosomen; 4 Zellkern; 5 Intrazellularraum; 6 Extrazellularraum;
7 Kollagenfasern

3.2.1.1 Einschichtiges Plattenepithel. Eine dichte Lage flacher, abgeplatteter Zellen von polygonaler Gestalt mit länglichen oder rundlich-ovalen Kernen, welche den Zellkörper nach apikal vorwölben können (Abb. 13a—b, S. 43). An der freien Oberfläche kann das Epithel Mikrovilli tragen, die manchmal oberhalb des Zellkerns besonders dicht stehen.

Vorkommen: Seröse Häute (Brustfell: Pleura, Bauchfell: Peritoneum, Herzbeutel: Perikard, Epikard), Innenauskleidung des Herzens und der Blut- und Lymphgefäße (Endokard, Endothel), hinteres Hornhautepithel des Auges, Alveolarepithel der Lunge, Schaltstückepithel in Drüsen.

3.2.1.2 Einschichtiges isoprismatisches (kubisches) Epithel. Die Höhe der Zellen entspricht etwa ihrer Breite, in der Aufsicht haben sie eine polygonale Gestalt. Die Kerne sind meist kugelförmig (Abb. 13c).

Vorkommen: Im Ausführungsgangsystem vieler Drüsen, in verschiedenen Nierenkanälchen, Plexus chorioideus, Pigmentepithel der Netzhaut (Retina), Oberfläche des Ovars (Keimdrüsenepithel), kleine Gallengänge, Follikelepithel der Schilddrüse (je nach Funktionszustand), Amnionepithel, Linsenepithel.

3.2.1.3 Einschichtiges hochprismatisches Epithel (Zylinderepithel). Es besteht aus hohen, polygonalen Zellen, deren Längsdurchmesser wesentlich größer ist als ihr Querdurchmesser. Die Kerne sind meist länglich oval oder auch rundlich. Sie sind im allgemeinen parallel zur Längsachse der Zelle angeordnet (Abb. 13d). Häufig liegen sie in der basalen Hälfte der Zelle. Die Epithelzellen können Mikrovilli tragen (lichtmikroskopisch: Bürstensaum).

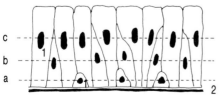

Abbildung 14:
Mehrreihiges Epithel.
a, b, c Kernreihen; 1 Zellkern; 2 Basalmembran

Vorkommen: Innenauskleidung des Verdauungstraktes (Mageneingang bis Anus), Gallenblase, manche Drüsenausführungsgänge, Sammelrohre und Ductus papillares der Niere, Eileiter (Tuba uterina), Gebärmutterschleimhaut (Endometrium).

Einschichtige Epithelien zeigen eine große Variationsbreite. So kann z. B. im selben Organ das einschichtige Epithel je nach Funktionszustand oder Entwicklungsgrad flach, iso- oder hochprismatisch sein.

3.2.2
Zwei- bis mehrreihige Epithelien
Merksatz: Alle Zellen sitzen der Basalmembran auf, aber nicht alle erreichen die Oberfläche des Epithels.

Zwischen die Zellen, die sich durch die ganze Höhe des Epithels erstrecken, sind basal gelegene kleinere Zellen eingeschoben. Die kugeligen Kerne dieser kleineren Zellen und die länglich-ovalen Kerne der großen Zellen liegen demzufolge bei senkrechter Schnittführung in verschiedener Höhe, so daß zwei oder mehr Kernreihen zu sehen sind (Abb. 14). Als Oberflächendifferenzierungen kommen Kinozilien oder Stereozilien vor.

Vorkommen: Auskleidung der Atemwege (Nasenhöhle, Nebenhöhlen der Nase, Luftröhre, Bronchien), Nebenhodengang (Ductus epididymidis), Samenleiter (Ductus deferens), Ausführungsgang der Ohrspeicheldrüse (Ductus parotideus).

3.2.3
Übergangsepithel
Es besteht aus einer Basal-, Intermediär- und Superfizialzellschicht. Entgegen früherer Ansicht kann es nicht mehr zu den mehrreihigen Epithelien gezählt werden, da nicht alle Zellen die Basalmembran erreichen (Abb. 15). Das Übergangsepithel ist das spezifische Epithel der Harnwege: Nierenbecken, Harnleiter (Ureter), Harnblase, Anfangsteil der Harnröhre (Urethra). Es überzieht Flächen von stark wechselnder Ausdehnung. Im nicht gedehnten Zustand ist das Epithel hoch, und die Zellen erscheinen stark verzahnt mit Reservefalten: So konnte leicht der Eindruck eines mehrreihigen Epithels entstehen. Im gedehnten Zustand wird das Epithel dagegen sehr flach und ähnelt stellenweise einem zweischichti-

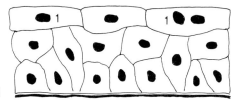

Abbildung 15:
Übergangsepithel.
a) Schemazeichnung,
b) Epithel des Harnleiters (Vergr. 350 x).
1 Deckzellen; 2 Basalmembran

a

b

gen Plattenepithel. Die oberste Zellschicht wird von großen breitflächigen, oft zweikernigen Deckzellen gebildet. Ihr apikales Zytoplasma ist körnig verdichtet (Crusta).

3.2.4
Mehrschichtige Epithelien

Merksatz: Nur die Zellen der untersten Lage haben Kontakt zur Basalmembran. Nur die Zellen der obersten Lage erreichen die freie Epitheloberfläche. Die Zellen aller dazwischenliegenden Schichten erreichen weder die Basalmembran noch die Oberfläche.

In mehrschichtigen Epithelien besteht von basal nach apikal ein Struktur- und Stoffwechselgefälle: Die basalen Zellen haben meist eine prismatische Gestalt. Nach apikal verlieren die Zellen allmählich an Höhe, sie werden zunehmend flacher. In den basalen Lagen findet durch ständige Zellteilungen (Mitosen) die Erneuerung des Epithels statt: *Stratum germinativum*. Die Zellen wandern von hier aus nach apikal, um dort jene Zellen zu ersetzen, die an der

Oberfläche laufend abgeschilfert (desquamiert) werden.

An seiner Unterseite ist das Epithel mit dem Bindegewebe unterschiedlich fest verbunden: Fingerartige Vorwölbungen des Epithels (Epithelzapfen, Epithelpapillen) verzahnen sich mit entsprechenden Ausstülpungen der Lamina propria des Bindegewebes (Bindegewebspapillen). Anzahl und Höhe dieser Papillen bestimmen die Festigkeit der Verbindung Bindegewebe-Epithel.

Man unterscheidet:

3.2.4.1 Mehrschichtiges unverhorntes Plattenepithel. Das Epithel ist aus drei Schichten aufgebaut:
— Stratum basale
— Stratum spinosum (Stratum intermedium)
— Stratum superficiale

Das Stratum basale enthält nur eine Lage, die beiden anderen Schichten mehrere Lagen von Zellen. Stratum basale und Stratum intermedium zusammengenommen bilden das Stratum germinativum (Abb. 16, S. 46).

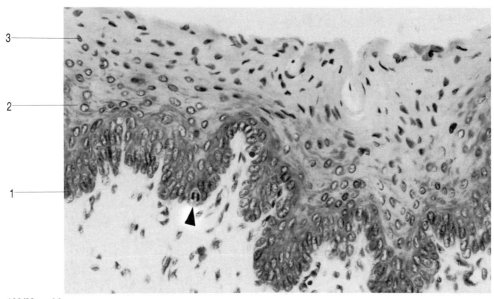

Abbildung 16:
Mehrschichtiges unverhorntes Plattenepithel (Vergr. 140 x).
1 Stratum basale; 2 Stratum spinosum; 3 Stratum superficiale; Pfeil: Mitose im Stratum basale

Das unverhornte Plattenepithel wird durch Drüsensekrete feucht gehalten. Es kommt nur im Körperinneren vor: Mundhöhle, Schlund (Pharynx), Speiseröhre (Oesophagus), Anus, Scheide (Vagina).

3.2.4.2 Mehrschichtiges verhorntes Plattenepithel.
Es kommt fast ausschließlich in der Epidermis vor. Daneben ist es an der Mündung von Körperöffnungen, wo es dann in andere Epithelarten übergeht, und auch vereinzelt in der Mundhöhle vorhanden.

Das Epithel ist aus mehreren Schichten aufgebaut (Abb. 17):

Stratum basale. Kleine, prismatische, dicht liegende Zellen strecken zahlreiche Wurzelfüßchen gegen das subepitheliale Bindegewebe vor. Dadurch haften sie besonders auf der Unterlage. In dem oberhalb der Kerne (supranukleär) gelegenen Zytoplasma der Basalzellen kommen Melaningranula vor. An die Basallamina des Epithels lagern sich Melanozyten an und schieben sich in die Reihe der Basalzellen ein.

Stratum spinosum. Diese Schicht enthält mehrere Lagen großer polygonaler Zellen, die über relativ weite Interzellularspalten hinweg untereinander durch Fortsätze verbunden sind. Diese sich gegenseitig berührenden Fortsätze tragen Desmosomen. Das Zytoplasma enthält viele Tonofibrillenbündel, die die Zelle netzartig durchziehen und auch in die Desmosomenhälften einstrahlen. Im Lichtmikroskop sieht man bei starker Vergrößerung diese Fortsätze in den weiten Interzellularspalten. Die Zellen haben daher ein stacheliges Aussehen. Dies hat der Schicht ihren Namen gegeben (lat. spina: Stachel).

Freie Nervenendigungen können bis in das Stratum spinosum vordringen.

Stratum granulosum. In dieser Körnerschicht (lat. granulum: Körnchen) sind die Zellen schon abgeflacht. Sie besteht, je nach Verhornungsgrad, aus 1—5 Lagen. Die Zellen enthalten stark lichtbrechende Keratohyalingranula und zeigen bereits Zeichen der Degeneration: kleine, dichter werdende Kerne, Verlust von Mitochondrien. Die Tonofilamente lösen sich von den Desmosomen ab.

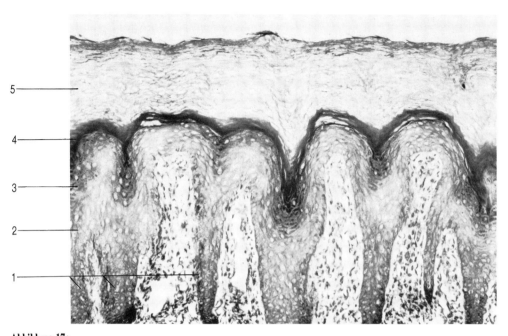

Abbildung 17:
Mehrschichtiges verhorntes Plattenepithel (Vergr. 140 x).
1 Stratum basale; 2 Stratum spinosum; 3 Stratum granulosum; 4 Stratum lucidum; 5 Stratum corneum

Stratum lucidum. Diese Schicht kommt nur in der sogenannten Leistenhaut vor (Hohlhand, Fingerbeeren, Fußsohle, Zehenballen). Sie besteht aus einigen Lagen platter, spindelförmiger und dicht beisammen liegender Zellen. Die Zellkerne lassen sich nicht mehr anfärben. Das Zellinnere ist mit dem aus dem Keratohyalin entstandenen Eleidin völlig durchtränkt. Im Lichtmikroskop zeigt sich diese Schicht stark aufgehellt. Möglicherweise hat das Stratum lucidum eine Bedeutung als Gleitschicht zwischen der relativ starren Hornmasse und dem weicheren Rest des Epithels.

Stratum corneum. Entsprechend der mechanischen Beanspruchung ist die Hornschicht unterschiedlich dick. Die Zellen sterben ab: Auflösung der Kerne und Organellen. In den oberen Lagen haben sich die Zellen in flache Hornschüppchen verwandelt. Allmählich löst sich auch noch die Kittsubstanz der Desmosomen, so daß die Zellen abgeschilfert werden können.

3.2.4.3 Mehrschichtiges hochprismatisches Epithel. Diese Epithelart ist nicht sehr verbreitet. Man findet sie vorwiegend in den Übergangszonen zwischen mehrreihigem und mehrschichtigem unverhorntem Plattenepithel.

Aufbau:
— *Stratum basale:* Polygonale oder kubische Zellen
— *Stratum intermedium:* Spindelförmige, oberflächenparallel angeordnete Zellen in mehreren Lagen
— *Stratum superficiale:* Prismatische Zellen in einer Lage mit großen rundlich-ovalen Kernen enthalten größere Glykogenvorräte und tragen Mikrovilli an ihrer Oberfläche.

Die Zellen dieses Epithels sind stark miteinander verzahnt. Die funktionelle Bedeutung des mehrschichtigen hochprismatischen Epithels ist noch nicht geklärt.

Vorkommen: Fornix conjunctivae (Bindehautumschlagfalte am Auge), hinteres Ende des Nasenvorhofs, Gaumen, Kehldeckel, an einem Teil der Urethra.

3.2.5
Basalmembran

Zwischen den Epithelzellen und dem darunterliegenden Bindegewebe befindet sich eine feine, homogene Grenzstruktur, die Basalmembran. In lichtmikroskopischen Präparaten ist sie nicht immer zu sehen. Ihre Dicke beträgt 0,5–1,5 μm, sie besteht aus Retikulinfasern und aus der *Lamina basalis:* Feine Geflechte von etwa 3 nm langen Kollagenfilamenten bilden ein Filzwerk, das in polymerisierte Glykosaminoglykane eingebettet ist. An der Bildung der Basalmembran sind neben Bindegewebszellen wahrscheinlich auch die Epithelzellen beteiligt (Abb. 13 b, S. 43).

Mit feinen, vorwiegend retikulären Fasern ist sie am Bindegewebe verankert. Über die Glykokalix steht sie mit den Epithelzellen in Verbindung. Außerdem ist die Lamina basalis noch durch Halbdesmosomen an den Epithelzellen befestigt. An verschiedenen Stellen hat die Basalmembran ein deutliches hyalines (durchscheinendes) Aussehen, man bezeichnet sie dann als „Glashaut".

Die Basalmembran ist also eine Verbindungsstruktur zwischen Epithel und Bindegewebe. Für das Epithel ist sie eine Unterlage mit formstabilisierendem Einfluß. Gleichzeitig hat sie eine wichtige Funktion bei selektiven Stoffaustauschprozessen (z. B. Filtration in der Niere).

3.3
Drüsenepithel

Die Drüsen (Glandulae) sind Verbände von besonders differenzierten Epithelzellen. Sie besitzen die Fähigkeit, spezifische Stoffe (Sekrete) zu bilden und abzusondern.

3.3.1
Endokrine Drüsen

Endokrine Drüsen (vgl. Abb. 110, S. 241) geben die von ihnen gebildeten Hormone als Inkrete direkt in die Blutgefäße ab. Über das Kreislaufsystem werden diese Hormone im gesamten Organismus verteilt und zu ihren Wirkorten gebracht. Dort binden sie sich entweder an spezifische Rezeptoren der Zellmembran, oder sie gelangen in das Zellinnere. In beiden Fällen entfalten sie als chemische Botenstoffe ihre spezifischen Wirkungen: Beeinflussung des Stoffwechsels, Auslösung oder Regulierung von Wachstumsvorgängen u. ä.

Endokrine Drüsen haben die Verbindung zu dem Deckepithel, aus dem sie entstanden sind, verloren. Sie besitzen keinen Ausführungsgang. In den meisten endokrinen Drüsen findet man aber ein reich entwickeltes Kapillarsystem. Die Hormone werden bei den meisten Drüsen unmittelbar nach der Synthese an die Blutbahn abgegeben: Hypophyse, Nebenniere, Nebenschilddrüse, Hoden, Ovar.

Ein anderes Prinzip ist in der Schilddrüse verwirklicht: Diese Drüse hat einen follikulären (bläschenartigen) Bau (vgl. Abb. 111, S. 243). Die synthetisierten Hormone werden zunächst in Form eines Kolloids in Follikeln gespeichert, die von Epithel umgeben sind. Später werden sie, je nach Bedarf, aus diesem Kolloid herausgelöst und in die Blutbahn abgegeben.

3.3.2
Exokrine Drüsen

Exokrine Drüsen (Abb. 18, S. 50) geben ihr Sekret entweder direkt oder über einen Ausführungsgang bzw. ein ganzes System solcher Gänge auf eine innere oder äußere Körperoberfläche ab.

3.3.2.1 Einteilungsprinzipien der exokrinen Drüsen. Nach der **Lage** zum Oberflächenepithel unterscheidet man:

— *Endoepitheliale Drüsen* (ein- oder mehrzellig): Sie liegen innerhalb des Oberflächenepithels. Beispiele: Becherzellen (schleimproduzierende, einzellige endoepitheliale Drüsen), mehrzellige endoepitheliale Drüsen im mehrreihigen Epithel der Nasenschleimhaut (Abb. 18a—b)

— *Exoepitheliale Drüsen:* Diese vielzelligen Drüsen liegen im subepithelialen Bindegewebe. Sie bestehen aus einem Ausführungsgangsystem und Endstücken, in welchen die Sekrete gebildet werden (Abb. 18c—g).

Nach der **Zusammensetzung** des Sekrets unterscheidet man:

— *Homokrine Drüsen:* Sie haben nur eine Art von Drüsenzellen, die alle das gleiche Sekret liefern.

Einteilungsprinzipien der exokrinen Drüsen

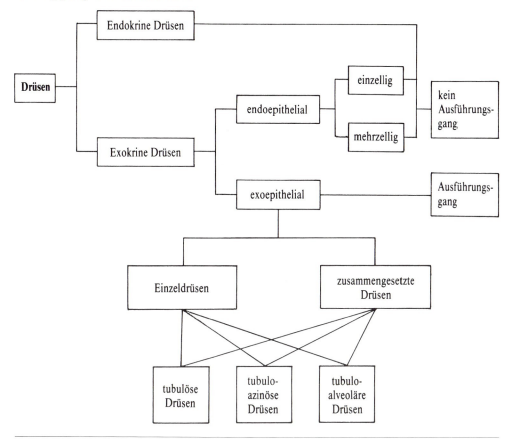

— *Heterokrine Drüsen* bestehen aus verschiedenen Typen von Drüsenzellen, deren unterschiedliche Produkte das Mischsekret der heterokrinen Drüse bilden.

Als **Einzeldrüse** bezeichnet man einen Komplex von Drüsenzellen (Endstück), der nur einen Ausführungsgang besitzt. Einzeldrüsen sind meist in größerer Anzahl über eine bestimmte Oberfläche verteilt (z. B. kleine Speicheldrüsen, kleine Schweißdrüsen). Sie können auch verzweigt sein (Abb. 18c—f).

Die **zusammengesetzten Drüsen** haben einen Läppchenbau, zahlreiche Endstücke und ein Ausführungsgangsystem, das bei größeren Drüsen vielfach nach Art eines Baumes verzweigt ist (z. B. große Speicheldrüsen, Pankreas; vgl. Abb. 18g).

Die **Endstücke** haben verschiedene Formen (Abb. 18c—e):

— *Tubulös* (schlauch- oder röhrenförmig): Die Endstücke gehen ohne wesentliche Lumenveränderung in das Ausführungsgangsystem über
— *Alveolär* (bläschenförmig): Weites Lumen
— *Azinös* (beerenförmig): Enges Lumen
— *Mischformen:* Tubulo-alveolär, tubuloazinös, verzweigte Endstücke

3.3.2.2 Sekretionsarten. Nach der Art der Sekretbildung (Sekretionsmodus) lassen sich unterscheiden:

Holokrine Sekretion (griech. holos: ganz). Die Drüsenzelle kann nur ein einziges Mal sezernieren, sie geht während des Sekretionsvorgangs allmählich durch Verfettung zugrunde.

Typisches Beispiel: Talgdrüse. Die äußere Zellage des Endstücks bleibt stets er-

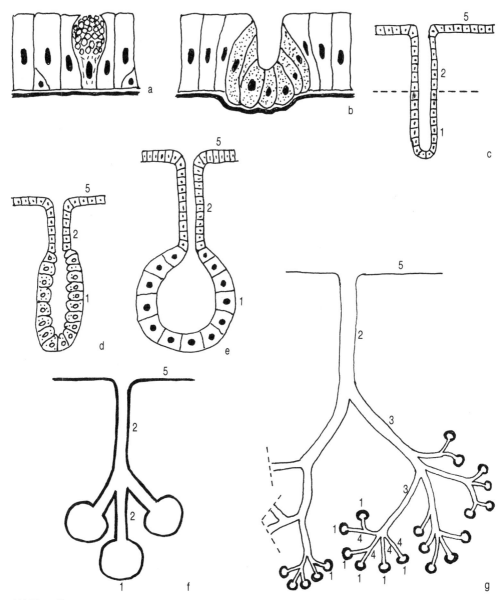

Abbildung 18:
Exokrine Drüsen.
a) Einzellige intraepitheliale Drüse (Becherzelle); **b)** mehrzellige intraepitheliale Drüse;
c) bis **f)** Einzeldrüsen; **c)** tubulöse Drüse; **d)** azinöse Drüse; **e)** alveoläre Drüse; **f)** verzweigte Einzeldrüse;
g) zusammengesetzte Drüse.
1 Endstück; 2 Ausführungsgang; 3 Streifenstück; 4 Schaltstück; 5 Oberflächenepithel

halten. Aus ihr bilden sich immer wieder neue Zellen, die von der Basallage abrükken und in Richtung des Ausführungsganges wandern. Dabei speichern sie in zunehmendem Maße Talgtröpfchen. Gleichzeitig bemerkt man in den Zellen alle Stadien des Kernuntergangs (Verdichtung, Zerfall, Auflösung der Bruchstücke). Die Talgdrüsenzellen sind damit zugrunde gegangen. Es schieben sich dann nur noch Talgmassen, vermischt mit Zellbruchstücken (Detritus) zum Ausführungsgang vor (Abb. 19).

Apokrine Sekretion (griech. apokrinein: absondern; lat. apex: Spitze). In den Drüsenzellen bilden sich Sekretgranula, die sich im supranukleären Bereich der Zelle ansammeln. Diese apikalen Zellteile schnüren sich dann ab, so daß in das Lumen der Endstücke zusammen mit dem eigentlichen Sekret auch Zytoplasmabestandteile abgegeben werden. Dies bedeutet aber keine Schädigung der Zelle, weil das fehlende Zytoplasma laufend durch Syntheseleistungen der Zelle ergänzt wird. Nach der Sekretabgabe ist die Zelle zunächst „erschöpft", sie ist durch den apikalen Substanzverlust kleiner geworden. Es dauert einige Zeit, bis sich ihr supranukleärer Teil unter allmählichem Größerwerden erneut mit Sekretgranula füllt. Die Sekretabgabe dieser Zellen geschieht also in Schüben: zyklische oder phasische Sekretion (Abb. 20, S. 52). Diese Sekretionsart ist für die Milchdrüse (Mamma) typisch.

Merokrine Sekretion (griech. meros: Teil). Die merokrine (oder ekkrine) Sekretion ist die häufigste Sekretionsart. Die Zelle bleibt während der Sekretabgabe völlig unversehrt. Der Sekretionsvorgang verläuft kontinuierlich. Die Sekretgranula oder -vesiculae werden laufend durch exozytotische Ausschleusung in das Endstücklumen abgegeben (Abb. 21, S. 52).

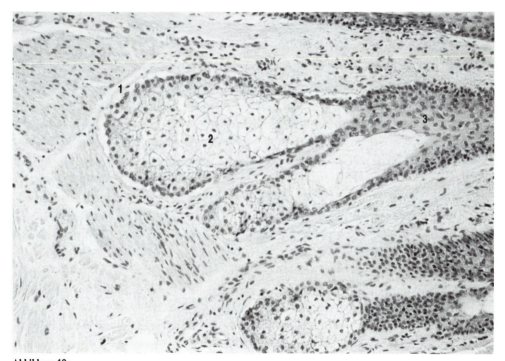

Abbildung 19:
Holokrine Sekretion (Talgdrüse; Vergr. 140 x).
1 Basalschicht; 2 Endstück, angefüllt mit degenerierenden Zellen und mit Talgmassen; 3 Ausführungsgang (tangential angeschnitten)

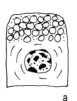 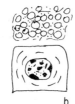

a   b   c

Abbildung 20:
Apokrine Sekretion.
a) Der apikale Zellteil ist angefüllt mit Sekretmassen;
b) Abschnürung des gesamten Sekretes von der Zelle;
dabei geht auch Zytoplasma verloren, die Zelle wird
kleiner.
c) Die Zelle ergänzt ihren Zytoplasmabestand und beginnt erneut mit der Sekretbildung.

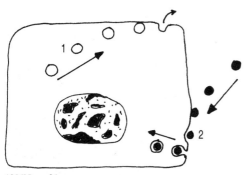

Abbildung 21:
Merokrine Sekretion.
1 Exozytotische Ausschleusung des Sekretes; 2 das auf
diese Weise ständig vermehrte Zellmembranmaterial
wird andererseits durch Endozytose und Aufnahme von
Membranteilen in das Zellinnere wieder verringert.

3.3.2.3 Endstücke (Endkammern). Als Endstücke oder Endkammern bezeichnet man
die sekretproduzierenden Teile einer exokrinen Drüse, weil sie gewissermaßen am
Ende des Ausführungsgangsystems liegen
(Abb. 22).

Bei den Endstücken der Speicheldrüsen
unterscheidet man nach der Art des gebildeten Sekrets und nach dem morphologischen Bild:

Seröse (albuminöse) Endstücke. Um ein enges Lumen sind konische Zellen orientiert.
Die kugelförmigen Kerne liegen in der basalen Hälfte der Zellen. Das Zytoplasma ist
apikal granuliert. Die Zellgrenzen sind weniger deutlich zu erkennen. Schlußleisten
fehlen. Vom Lumen können interzelluläre
Sekretkapillaren abzweigen (Abb. 22a).

Muköse Endstücke. Sie haben im allgemeinen einen größeren Gesamtquerschnitt als
seröse Endstücke. Die Zellen sind um ein
relativ weites Lumen angeordnet. Die Kerne liegen dicht an der Basis und sind stark
abgeplattet, oft napfförmig. Die Zellgrenzen sind meist deutlich zu sehen. Schlußleisten lassen sich nachweisen. Das Zytoplasma erscheint hell und wabig oder schaumig.
Typisch für muköse Endstücke ist eine
stark positive PAS-Reaktion (Anfärbung
der Schleimsubstanzen). Interzelluläre Sekretkanälchen sind bei rein mukösen Endstücken nicht vorhanden (Abb. 22b).

Gemischte Endstücke. Wenn ein Endstück
sowohl muköse als auch seröse Drüsenzel-

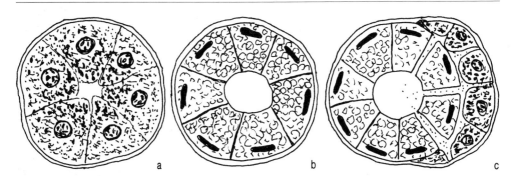

a   b   c

Abbildung 22:
Endstücke von Speicheldrüsen.
a) Seröses Endstück; **b)** muköses Endstück; **c)** muköses Endstück mit serösem Halbmond

Abbildung 23:
Ausführungsgangsystem.
a) Schaltstück (Pfeil), in ein
Streifenstück übergehend
(Vergr. 350 x);
b) Streifenstück
(Vergr. 350 x);
c) Ausführungsgang
(Vergr. 350 x)

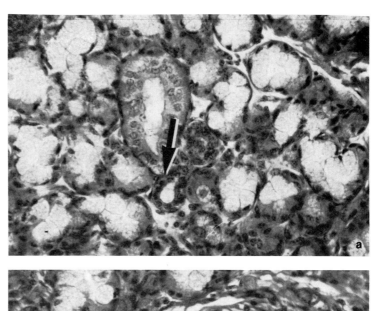

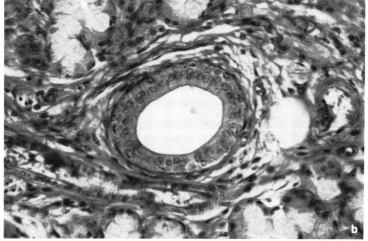

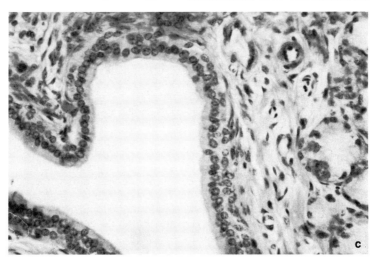

len enthält, spricht man von gemischten Endstücken. Dem mukösen Endstück liegen dann peripher Komplexe von serösen Zellen auf. Die Sekrete dieser Zellen werden über interzelluläre Sekretkanälchen in das Lumen des mukösen Endstücks abgegeben (Abb. 22c). Die serösen Drüsenzellen sitzen dem mukösen Endstück kappenartig bzw. halbmondförmig auf, daher ihre Bezeichnung als seröse Halbmonde, von Ebner- oder Gianuzzi-Halbmonde (lunulae).

3.3.2.4 Sekretableitende Strukturen.
Abhängig von ihrer Größe und Zusammensetzung besitzen exokrine exoepitheliale Drüsen ein mehr oder minder entwickeltes System sekretableitender Hohlstrukturen.

Kleine Drüsen haben nur einen einzigen Ausführungsgang, dessen Epithel ein- bis zweischichtig und flach, iso- oder hochprismatisch sein kann.

Größere Drüsen besitzen dagegen ein ganzes System solcher Gänge, in dem sich morphologisch verschiedene Bestandteile unterscheiden lassen (Abb. 23, S. 53):

Schaltstücke. Verzweigte, häufig sehr kurze Gänge führen das Sekret mehrerer Endstücke zusammen. Ihr Epithel ist einschichtig iso- oder hochprismatisch und zart basophil angefärbt. Schaltstücke können in gewissem Umfang noch sekretorisch tätig sein. Wo Schaltstücke fehlen, münden die Endstücke direkt in die Streifenstücke ein.

Streifenstücke (Sekretrohre). Mehrere Schaltstücke münden in ein Sekretrohr. Diese sind ebenfalls verzweigt und haben ein hochprismatisches, stark azidophiles Epithel. Nahezu immer findet man in den Epithelzellen der Streifenstücke eine deutliche basale Streifung im Lichtmikroskop.

Sie entspricht einer labyrinthartigen Auffaltung der basalen Zellmembran; zwischen den Falten liegen Mitochondrien. In den Streifenstücken werden Speichelsalze abgegeben. Bei Funktionsstörungen bilden sich hier Speichelsteine. Wenn Sekretrohre fehlen, münden die Schaltstücke direkt in den eigentlichen Ausführungsgang ein.

Ausführungsgang. Mehrere Streifenstücke münden in einen Ausführungsgang ein, der ebenfalls verzweigt sein kann. Sein Epithel ist im Anfangsteil meist einschichtig iso- bis hochprismatisch, wird aber bald zweischichtig hochprismatisch. Die Ausführungsgänge liegen stets zwischen den Drüsenläppchen (interlobulär). Als einzige Teile des Gangsystems haben sie eine deutliche Schicht von umhüllendem Bindegewebe (Adventitia).

3.3.2.5 Myoepithelzellen.
In der Peripherie vieler Drüsenendstücke und zum Teil auch um die Ausführungsgänge findet man muskelähnliche Zellen: Myoepithelzellen. Sie enthalten kontraktile Elemente, stammen aber vom Ektoderm ab. Durch ihre Kontraktion pressen sie die Endstücke zusammen und fördern so die Sekretabgabe.

Von glatten Muskelzellen können sie vor allem dadurch unterschieden werden, daß sie keine eigene Basalmembran besitzen, sondern zusammen mit den Drüsenzellen durch eine gemeinsame Basalmembran vom Bindegewebe abgegrenzt sind. An Speicheldrüsenendstücken sind die Myoepithelzellen verzweigt: Korbzellen mit großen Kernen.

Myoepithelzellen werden in Schweißdrüsen, Milchdrüse und Speicheldrüsen gefunden.

Zusammenfassung

Gewebe sind Verbände aus Zellen, die sich gleichsinnig differenziert haben, und aus einer spezifischen Interzellularsubstanz.

Man unterscheidet: Epithelgewebe, Binde- und Stützgewebe, Muskelgewebe, Nervengewebe.

Organe: Verschiedene Gewebe und Zellen bilden eine Funktionseinheit, die meist deutlich gegenüber anderen Strukturelementen des Körpers abgegrenzt werden kann.

A. Oberflächenepithel

Ausgebreitete, geschlossene Zellverbände bedecken innere und äußere Körperoberflächen. Schmale Interzellularspalten, wenig Interzellularsubstanz, intensive Zellkontakte (Schlußleisten). Basalmembran verbindet Epithel mit darunter liegendem Bindegewebe. Oberflächendifferenzierungen: Mikrovilli, Kinozilien, Stereozilien.

Funktionen: Schutz, Stoffaustausch, Transport entlang der Epitheloberfläche, Reizaufnahme und -vermittlung.

Einschichtiges Plattenepithel. Eine Lage flacher polygonaler Zellen. Vorkommen: Seröse Häute, Alveolarepithel der Lunge, Endokard, Endothel von Blutgefäßen.

Einschichtiges isoprismatisches (kubisches) Epithel. Eine Lage polygonaler Zellen, deren Höhe etwa ihrer Breite entspricht. Vorkommen: Nierenkanälchen, kleine Gallengänge, Ausführungsgänge von Drüsen, Follikelepithel der Schilddrüse (je nach Funktionszustand), Amnionepithel.

Einschichtiges hochprismatisches (zylindrisches) Epithel. Eine Lage polygonaler Zellen, deren Höhe wesentlich größer ist als ihre Breite. Vorkommen: Verdauungstrakt (Magen bis Anus), Endometrium, Gallenblase, Eileiter.

Mehrreihiges Epithel. Alle Zellen erreichen die Basalmembran, aber nicht alle die freie Oberfläche des Epithels. Die Kerne der Epithelzellen liegen daher in verschiedenen Höhen, es ergeben sich zwei oder mehrere Kernreihen. Vorkommen: Atemwege, Nebenhodengang, Samenleiter.

Mehrschichtige Plattenepithelien. Nur die Zellen der untersten Lage erreichen die Basalmembran, nur die Zellen der obersten Lage haben Kontakt zur freien Oberfläche. Regeneration des Epithels in der Basalschicht, Abschilferung an der Oberfläche. Struktur- und Stoffwechselgefälle von basal nach apikal. Unterschiedlich feste Verbindung zur Unterlage: Bindegewebspapillen und Epithelzapfen.
— *Mehrschichtiges unverhorntes Plattenepithel:* Drei Schichten: Stratum basale, Stratum spinosum (intermedium), Stratum superficiale. Das Epithel wird durch Sekrete feucht gehalten (Schleimhäute). Vorkommen: Mundhöhle, Schlund, Speiseröhre, Vagina
— *Mehrschichtiges verhorntes Plattenepithel:* Das Stratum superficiale ist im Gegensatz zum unverhornten Plattenepithel weiter differenziert: Stratum granulosum, Stratum lucidum (nur bei Leistenhaut), Stratum corneum. Vorkommen: Epidermis, Mundhöhle und Zunge (vereinzelt).

B. Drüsenepithel

Verbände besonders differenzierter Epithelzellen, welche Sekrete bilden und absondern.

Endokrine Drüsen geben ihre Produkte (Hormone) direkt an die Blutbahn ab, sie besitzen keine sekretableitenden Strukturen.
Exokrine Drüsen geben ihre Sekrete direkt oder über Ausführungsgänge an eine innere oder äußere Körperoberfläche ab.
Endoepitheliale Drüsen. Eine oder mehrere sekretproduzierende Zellen liegen innerhalb des Oberflächenepithels.
Exoepitheliale Drüsen. Vielzellige Drüsen, aus Platzgründen in das Bindegewebe verlagert. Sie bestehen aus sekretproduzierenden Endstücken und aus einem sekretableitenden Ausführungsgang (oder aus einem ganzen System solcher Gänge), über welchen sie mit der Epitheloberfläche in Verbindung stehen.

Homokrine Drüsen besitzen nur eine Drüsenzellart und bilden ein einheitliches Sekret.
Heterokrine Drüsen. Verschiedene Drüsenzellarten bilden ein Mischsekret.

Holokrine Sekretion. Die Drüsenzelle sezerniert nur ein einziges Mal. Während des Sekretionsvorganges geht sie durch Verfettung zugrunde (Talgdrüse).
Apokrine Sekretion. Beim Sekretionsvorgang schnürt sich der apikale Zellteil ab, so daß zusammen mit dem Sekret auch Zytoplasmabestandteile abgegeben werden.
Merokrine (ekkrine) Sekretion. Es wird nur das Sekret durch exozytotische Ausschleusung kontinuierlich abgegeben.

Endstücke. Sekretbildende Teile der exokrinen Drüsen Form: tubulös, alveolär, azinös, Übergangsformen.
— *Muköse Endstücke:* Weites Lumen, flache basal liegende Kerne, deutliche Zellgrenzen, helles wabiges Zytoplasma
— *Seröse Endstücke:* Enges Lumen, kugelförmige Kerne in Zellmitte, undeutliche Zellgrenzen, dichtes granuläres Zytoplasma.

Ausführungsgangsystem
— *Schaltstücke:* Kurze Strukturen führen das Sekret mehrerer Endstücke zusammen, eventuell geringe sekretorische Tätigkeit, sie münden in
— *Streifenstücke:* Verzweigte Strukturen, hohes Epithel, Abgabe von Salzen in das Lumen, sie münden in den
— Ausführungsgang: Hochprismatisches ein- oder mehrschichtiges Epithel.

Myoepithelzellen: Große Ähnlichkeit mit glatten Muskelzellen, sie enthalten wie diese kontraktile Elemente und fördern durch Zusammenpressen der Endstücke die Sekretabgabe.

4
Binde- und Stützgewebe

Übersicht:

Entwicklungsgeschichtlich stammen alle Formen der Binde- und Stützgewebe (mit Ausnahme des Schmelzes) vom embryonalen Bindegewebe (Mesenchym) ab. Sie liegen im Inneren des Körpers und sind an ihrer Oberfläche von Epithel bedeckt.

Meist handelt es sich bei den Binde- und Stützgeweben um weitmaschige Zellverbände. Die Zellen stehen untereinander entweder nicht oder nur durch ihre Fortsätze in Verbindung. In den Interzellularräumen befinden sich die Grundsubstanz, Fasersysteme unterschiedlicher Art und Anordnung sowie freie Zellen.

Die Binde- und Stützgewebe verleihen dem Körper seine Eigengestalt, bilden Stütz- und Grundgerüste sowie Schutz- und Hüllschichten für Organe. Neben diesen primär mechanischen Funktionen stehen weitere Aufgaben im Stoffwechsel, im Stofftransport, im Flüssigkeitshaushalt des Organismus, bei Abwehrprozessen und bei der Regeneration.

**Bauelemente des
Binde- und Stützgewebes**

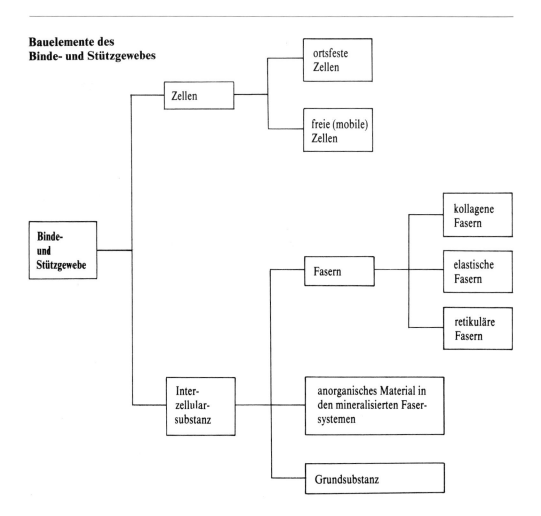

4.1
Bauelemente der Binde- und Stützgewebe

4.1.1
Die zellulären Elemente des Binde- und Stützgewebes
4.1.1.1 Ortsfeste Zellen
Bindegewebszellen (Fibrozyten) (lat. fibra: Faser) sind im Körper weit verbreitet. Sie stehen durch unterschiedlich breite Zytoplasmaausläufer miteinander in Verbindung (Abb. 24). Der Zellkörper der Fibrozyten ist platt und meist schwer anfärbbar, so daß die Zellgrenzen im Lichtmikroskop nur undeutlich erscheinen.

Der Kern ist elliptisch oder spindelförmig, besitzt relativ wenig Heterochromatin sowie einen oder mehrere Nukleoli. Binde-

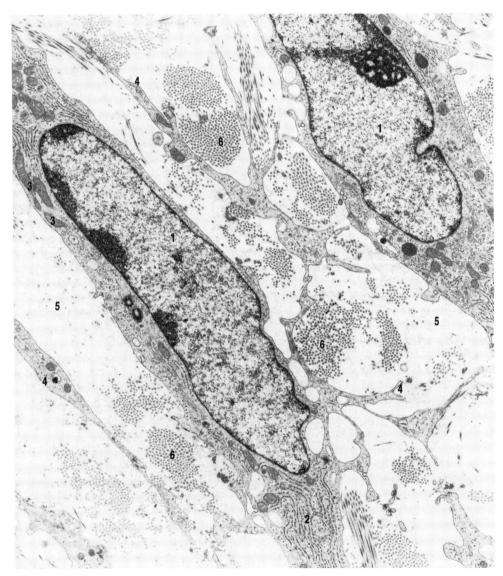

Abbildung 24:
Fibrozyten (Vergr. 10 000 x)
1 Zellkern; 2 rauhes endoplasmatisches Reticulum; 3 Mitochondrien; 4 Zellausläufer von Fibrozyten; 5 Interzellularräume; 6 Kollagenfasern

gewebszellen haben sich ihre Teilungsfähigkeit erhalten. Unter bestimmten Voraussetzungen vermehren sie sich durch Mitose, z. B. bei Wundheilung oder reparativen bzw. regenerativen Vorgängen nach Nekrose.

Fibroblasten. Während Fibrozyten nur einen Erhaltungsstoffwechsel haben, produzieren die Fibroblasten (griech. blastein: bilden) vermehrt Grundsubstanz und Bindegewebsfasern. Sie haben daher eine reiche Ausstattung an den Organellen, die in der Proteinsynthese eine Rolle spielen: granuläres ER, Ribosomen, Golgi-Apparat und Mitochondrien als Energielieferanten.

Fibroblast und Fibrozyt sind eigentlich nur Namen für verschiedene Funktionszustände derselben Zelle. Die Benennungen werden aber oft synonym gebraucht.

Besonders differenzierte Bindegewebszellen, wie Osteozyten, Chondrozyten oder Tendinozyten werden in anderen Abschnitten dieses Kapitels beschrieben.

4.1.1.2 Freie (mobile) Bindegewebszellen. Im Bindegewebe sind zahlreiche freie Zellen vorhanden. Sie sind in die halbflüssige Grundsubstanz eingebettet und können sich amöboid in den weiten Interzellularräumen und durch die Maschen der Fasernetzwerke fortbewegen. Die freien Zellen haben vorwiegend Abwehraufgaben.

Histiozyten. Histiozyten sind vielgestaltige (polymorphe) Zellen mit einem Durchmesser von $10-20\ \mu m$. Sie sind häufig gelappt und sehen etwas plumper aus als Fibrozyten. Die Kerne sind kleiner als bei Fibrozyten, dunkler und gelegentlich eingebuchtet. Die Zellgrenzen sind deutlich erkennbar. Das Zytoplasma färbt sich meist basophil, es hat eine wabig-körnige Struktur. Man bemerkt zahlreiche primäre und sekundäre Lysosomen und mikropinozytotische Vesikel. ER und Ribosomen sind nur spärlich vorhanden. Die Zelloberfläche ist durch kugelförmige Ausstülpungen, mikrovilliartige Ausläufer und Invaginationen deutlich gegliedert.

Als ruhende Wanderzellen findet man die Histiozyten im lockeren Bindegewebe. Dort liegen sie vor allem als sog. Adventitialzellen den kleinen Blutgefäßen an. Durch einen Stimulus (z. B. entzündliche Gewebsreizung) werden sie zu lebhaft amöboid beweglichen Wanderzellen. Histiozyten sind fähig zu speichern und zu phagozytieren (Makrophagen). Möglicherweise sind die Histiozyten keine besondere Zellart, sondern nur ein bestimmter Funktionszustand von Fibrozyten: Man kann in Zellkulturen Fibrozyten experimentell veranlassen, sich wie Histiozyten zu verhalten.

Mastzellen (Mastozyten). Die Zellen sind im allgemeinen rundlich, manchmal auch polymorph. Ihr größter Durchmesser beträgt $20\ \mu m$. Das Zytoplasma enthält zahlreiche basophile, metachromatische Körnchen (Granula), die von einer Membran umhüllt und ca. $2\ \mu m$ groß sind. Sie enthalten Heparin, Serotonin und Histamin.

Der Zellkern ist relativ klein und meist ellipsoidal. Oft liegt er exzentrisch in der Zelle und wird von den Granula teilweise verdeckt. Die Glykokalix der Mastzellen trägt Rezeptoren für das Immunglobulin E. Im Ruhezustand ist die Zelloberfläche glatt, im aktivierten Zustand trägt sie zahlreiche, unregelmäßig gestaltete Mikrovilli, Einstülpungen und Falten. Man findet die Zellen einzeln oder in kleinen Gruppen im lockeren Bindegewebe. Besonders häufig befinden sie sich in der Adventitia kleinerer Blutgefäße, aber auch im Stroma verschiedener Organe. In gewöhnlichen histologischen Färbungen fallen sie nicht besonders auf, wohl aber in Spezialfärbungen wie Toluidinblau, Methylenblau oder Azur II.

Lymphozyten. Lymphozyten sind kugelförmige Zellen mit einem dichten, ebenfalls kugeligen Kern, der von einer Seite her etwas eingedellt sein kann und der, verglichen mit dem Zellvolumen, unverhältnismäßig groß ist. Das Zytoplasma ist schwach basophil und umgibt den Kern als mehr oder minder breiten Saum. Die kleinen Lymphozyten entsprechen in ihrem Durchmesser etwa den Erythrozyten. Große Lymphozyten haben einen Durchmesser von etwa $11-16\ \mu m$, ihr Kern ist etwas weniger dicht.

Unter normalen Bedingungen sind die Lymphozyten außerhalb des lymphatischen Systems und der Blutbahn im Bindegewebe nicht eben häufig anzutreffen. Am ehesten findet man sie noch im subepithelialen Bin-

Abbildung 25:
Plasmazelle
(Vergr. 8 000 x).
Exzentrische Lage des
Kernes (Radspeichenmu-
ster), stark erweiterte Räume des rauhen endoplas-
matischen Reticulums
(hohe Aktivität)

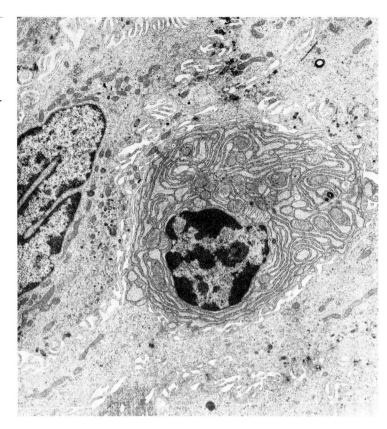

degewebe der Luftwege und des Verdauungstraktes, in Fettläppchen und in Gefäßnähe. Bei chronischen Entzündungen sind
sie die vorherrschende Zellform. Lymphozyten sind im Gewebe in geringerem Umfang amöboid beweglich. Als B-Lymphozyten spielen sie bei der humoralen Immuni-
tät eine Rolle, als T-Lymphozyten sind sie
die Träger der zellgebundenen Immunab-
wehr.

Plasmazellen (Plasmozyten). Die Größe der
Plasmazellen (10 – 20 μm oder mehr) entspricht etwa dem Durchmesser eines großen Lymphozyten. Die Zellen haben eine
kugelige Gestalt, der runde Kern liegt exzentrisch. Meist sind an der Innenseite der
Kernmembran größere Heterochromatinbe-
reiche keilförmig so angeordnet, daß der
Eindruck eines Radspeichenmusters entsteht. Der Kern ist von einem helleren Hof
umgeben (Abb. 25).
    Die Aufgabe der Plasmazellen besteht
in der Synthese von Immunglobulinen.

Dies erklärt ihren großen Reichtum an rauhem ER und den gut ausgebildeten Golgi-
Apparat. Plasmazellen kommen vor im
Stroma verschiedener Drüsen, im Omen-
tum majus, im Knochenmark, im lymphatischen System sowie in der Lamina propria
der Darmschleimhaut und in der Gebärmutterschleimhaut während der Menstruation. Plasmazellen entstehen vorwiegend in
den Lymphknoten aus B-Lymphozyten.

Monozyten. Monozyten sind relativ große,
vielgestaltige, meist kugelige Zellen. Ihr
Durchmesser schwankt zwischen 12 und
20 μm. Der grobmaschige und locker strukturierte Zellkern zeigt stark wechselnde
Formen. Er ist meist nierenförmig gestaltet
und liegt oft exzentrisch. Das Zytoplasma
ist basophil. Monozyten sind amöboid gut
bewegliche Zellen. Ihre Haupttätigkeit ist
die Phagozytose (Makrophagen). Sie enthalten zahlreiche Lysosomen. Als freie Bindegewebszellen kommen sie in größerer
Anzahl vor als im Blut. Hinsichtlich ihrer

Herkunft sind sie nicht einheitlich. Normalerweise werden sie im Knochenmark gebildet, können aber auch in Leber und Milz entstehen. Ob Monozyten evtl. auch aus Lymphozyten hervorgehen können, ist noch nicht abschließend geklärt.

Eosinophile Granulozyten. Die Zellen sind $11-14$ µm groß. Der heterochromatinreiche Kern hat Brillen- oder Hantelform und enthält $1-2$ Nukleolen. Der Golgi-Apparat liegt in einer Einbuchtung des Kerns, er ist gut entwickelt. Im Zytoplasma kommen zahlreiche, membranumhüllte Granula vor. Sie färben sich mit Eosin rot und sind im Lichtmikroskop deutlich zu erkennen. Die Granula sind bis zu 1,5 µm groß und enthalten $1-2$ in eine dichte Grundsubstanz eingebettete Proteinkristalle. Man hält die Granula für Lysosomen.

Eosinophile Granulozyten kommen in der Lamina propria des Darmes vor, besonders bei Parasitosen. Ansonsten sind sie im Bindegewebe seltener. Sie können ebenfalls phagozytieren.

4.1.2 Bindegewebsfasern
4.1.2.1 Kollagene Fasern. Kollagene Fasern (griech. kolla: Leim, genesis: Entstehung, also: leimbildende Fasern) bestehen aus Eiweißkörpern von länglich gestreckter Gestalt, an deren Aufbau besonders die Aminosäuren Glykokoll, Prolin, Hydroxyprolin, Alanin, Glutaminsäure, Arginin und Asparaginsäure beteiligt sind.

Jeweils drei *Polypeptidketten* sind helixartig (in Form einer Wendeltreppe) umeinandergewunden und bilden ein *Tropokollagenmolekül* mit einem Durchmesser von 1,5 nm und einer Länge von 300 nm.

Mehrere dieser untereinander vernetzten Moleküle bilden eine *Protofibrille* mit einem Durchmesser von weniger als 5 nm. Die *Mikrofibrillen* als nächstgrößere Struktureinheiten haben einen Durchmesser von $0,02-0,1$ µm. Sie zeigen eine aus helleren und dunkleren Bändern bestehende Querstreifung, die sich mit einer charakteristischen Periodenlänge von 64 nm wiederholt.

Mehrere Mikrofibrillen formen *kollagene Fibrillen* mit einem Durchmesser von $0,2-0,5$ µm und schließlich *kollagene Fasern* von $1-12$ µm Stärke, womit die lichtmikroskopische Sichtbarkeit der Kollagen-

fasern erreicht ist. Eine feine, mukopolysaccharidhaltige Kittsubstanz hält die einzelnen Strukturelemente der Kollagenfasern zusammen. Im polarisierten Licht ist Kollagen doppelbrechend.

Die Fibroblasten bilden intrazellulär Tropokollagenmoleküle, die nach dem Einbau von Zuckermolekülen in den Extrazellulärraum abgegeben werden, wo die Vereinigung zu den oben beschriebenen Proto- und Mikrofibrillen stattfindet.

Kollagenfasern sind besonders in solchen Binde- und Stützgeweben vorhanden, bei denen mechanische Aufgaben im Vordergrund stehen: Straffes Bindegewebe, Knorpel, Knochen, Dentin. Sie bilden Organkapseln und innerhalb der Organe ein gröberes Gerüstwerk, dessen Maschen dann von retikulären Fasernetzen feiner unterteilt werden.

Kollagenfasern sind fast undehnbar (hoher Elastizitätsmodul). Eine begrenzte Dehnungsmöglichkeit besteht aber dennoch: Die Faserbündel sind im Ruhezustand leicht gewellt, so daß sie sich bei Zugbeanspruchung strecken können. Außerdem sind bei mehr flächenartig ausgebildeten Bindegewebsstrukturen die Fasern nach dem *Scherengitterprinzip* angeordnet: Bei weitgehender Undehnbarkeit der Einzelfasern ist der Faserverband als ganzes dehnbar (ähnlich den eisernen Scherengittern vor Schaufenstern). Kollagenfasern sind vorwiegend in der Richtung von Zugkräften orientiert. Zugbeanspruchungen tolerieren die Fasern sehr gut, Druckbelastungen weniger. Kollagen ist in siedendem Wasser löslich, es entsteht dabei Leim (Namengebung!). In verdünnter Essigsäure quellen die Fasern, in Kalilauge lösen sie sich auf.

4.1.2.2 Retikuläre Fasern. Retikuläre Fasern sind dünner als kollagene Fasern. Ihr Durchmesser beträgt ca. $0,2-1$ µm. Sie bestehen aus $5-15$ nm dicken Mikrofibrillen mit der gleichen Periodenlänge der Querstreifung wie die kollagenen Fasern. Die gröberen retikulären Fasern verhalten sich färberisch im allgemeinen wie Kollagen, im Unterschied zu diesem sind sie aber PAS-positiv. Die feineren retikulären Fasern können nur durch Silberimprägnation dargestellt werden. Man nennt sie daher auch *argyrophile Fasern (Silberfasern)*.

Die retikulären Fasern sind in den Geweben netzartig angeordnet. Sie bilden Stützgerüste in Organen und zarte Fasergitter um Kapillaren, Drüsenendstücke, Milzsinus, Fettzellen, Nierenkanälchen, Muskelzellen und Nervenfasern. Die Fasergitter sind so konstruiert, daß sie Volumenschwankungen der in sie eingelagerten Zellen und Kapillaren zulassen. Außerdem liefern die zarten retikulären Fasern die Unterlage der Basalmembranen, die man an Gewebsgrenzflächen, vorwiegend zwischen Epithel und Bindegewebe oder um Muskelzellen, antrifft.

Die retikulären Mikrofibrillen stehen den Kollagenfibrillen auch chemisch sehr nahe. Sie bestehen ebenfalls aus Tropokollagenmolekülen, allerdings mit einem höheren Kohlenhydratanteil. Kollagene Fasern können kontinuierlich in retikuläre Fasern übergehen.

4.1.2.3 Elastische Fasern. Elastische Fasern sind bis zu 150% ihrer Ruhelänge reversibel dehnbar, bei einer Kraft von 20—30 kp/cm². Ihre Dicke ist unterschiedlich. Es gibt sehr feine Fasern, aber auch solche, deren Durchmesser den kollagenen Fasern entspricht (etwa 1—4 μm). Elastische Fasern verzweigen sich, bilden weitmaschige Netze oder relativ dichte, gefensterte Membranen (letztere besonders in der Wand von Blutgefäßen). Elastische Fasern finden sich auch im Stroma oder in der Kapsel verschiedener Organe. Sie lassen sich durch besondere Elastika-Färbungen darstellen. Im Frischpräparat sind sie glänzend (starke Lichtbrechung).

Gewebe mit großem Anteil an elastischen Fasern erscheinen makroskopisch gelblich: Aortenwand, elastischer Knorpel, elastische Bänder (z. B. Ligamenta flava zwischen den Wirbelbogen).

Im ungedehnten Zustand liegen die Polypeptidketten geknäuelt vor. Bei Dehnung strecken sie sich und ordnen sich dabei auch deutlicher parallel an. Im polarisierten Licht sind die Fasern daher im entspannten Zustand isotrop und bei Dehnung anisotrop (stark doppelbrechend).

Ultrastrukturell bestehen die elastischen Fasern aus Glykoprotein-Mikrofibrillen von 10—12 nm Durchmesser und aus Elastin, einer homogenen Komponente.

Die Mikrofibrillen liegen v. a. an der Faseroberfläche, im Zentrum der Fasern kommen sie spärlicher vor.

Fibroblasten produzieren mikrofibrilläre Glykoproteide, die sich im Extrazellulärraum zu einem filzartigen Gerüst vereinigen: *Oxitalanfasern*. Durch Einlagerung von miteinander verschmelzenden Proelastinmolekülen, die ebenfalls von Fibroblasten hergestellt worden sind, entstehen dann die elastischen Fasern. Sie zeigen nicht die periodische Querstreifung der kollagenen Fasern.

Die Faserentstehung kann auch auf der Stufe der Oxitalanfaser stehenbleiben. Solche Fasern findet man im Periodontium, in Sehnen, in der Adventitia von Gefäßen, im Peri- und Epineurium und auch im Aufhängeapparat der Linse.

Elastische Fasern sind im Gegensatz zu kollagenen Fasern unlöslich in siedendem Wasser und auch widerstandsfähig gegen Säuren und Laugen.

4.1.3
Grundsubstanz
Die Grundsubstanz des Bindegewebes (ungeformte Interzellularsubstanz) erscheint mikroskopisch als homogene Masse, in welche die Fasergeflechte eingebettet sind. Sie ist von visköser, sol- oder gelartiger Beschaffenheit.

Die Grundsubstanz ist ein Gemisch von Proteoglykanen (saure Mukopolysaccharide), die, ebenso wie die Fasern, von den Fibroblasten gebildet werden. Lineare Proteinmoleküle (Polypeptidketten) mit z. T. kollagenähnlicher Struktur tragen unterschiedlich lange Seitenketten, die Aminozucker, Uronsäure sowie Essig- und Schwefelsäure enthalten. Die Moleküle sind untereinander vernetzt und bilden ein relativ dichtes Filzwerk. Quantitative und qualitative Abweichungen in den Eiweiß- und Polysaccharidbestandteilen bedingen lokale Verschiedenheiten der Grundsubstanz und damit auch funktionelle Unterschiede.

Die Grundsubstanz ist sehr wichtig für den Stoffaustausch zwischen Kapillarblut und Zellen. Sie stellt ein Medium dar, das von Nährstoffen, Atemgasen und Stoffwechselendprodukten der Zellen passiert werden muß.

Die Zuckerbestandteile der Proteoglykane haben ein hohes Bindungsvermögen für Wasser. Die Grundsubstanz wirkt daher als Speicher für die Extrazellulärflüssigkeit. Dies ist eine ihrer wichtigsten Funktionen, weil dadurch neben dem Gewebsturgor (Gewebsspannung) auch der Wasserhaushalt des Körpers und damit auch die Konzentration des strömenden Blutes reguliert werden.

Mit zunehmendem Alter verändert sich die Zusammensetzung des Bindegewebes. Die Grundsubstanzmenge und der Gewebsturgor nehmen ab, die Fasern nehmen zu: Das Bindegewebe wird dadurch insgesamt derber und zäher, die Durchlässigkeit vermindert sich. Es sind dies Eigenschaften, die ohne Zweifel im Alterungsprozeß eine große Rolle spielen.

Ist der Flüssigkeitsgehalt der Grundsubstanz bei pathologischen Veränderungen (z. B. Kreislaufinsuffizienz, Nierenfunktionsstörungen) vermehrt, so spricht man von *Ödemen*.

4.2
Arten der Binde- und Stützgewebe

4.2.1
Embryonales Bindegewebe
4.2.1.1 Mesenchym. Das Mesenchym (mesenchymales Bindegewebe) ist das lockere Muttergewebe, von dem entwicklungsgeschichtlich alle Binde- und Stützgewebe und die glatten Muskelzellen abstammen. Es besteht aus basophilen, zytoplasmaarmen Zellen, die durch ihre verzweigten Fortsätze untereinander in Verbindung stehen. Die Zwischenräume werden von einer noch undifferenzierten Interzellularsubstanz ausgefüllt. Mesenchymzellen sind aktiv beweglich und voll teilungsfähig (zahlreiche Mitosen). Die Zellen neigen zur Bildung von *Blastemen,* begrenzten Zellanhäufungen, aus denen sich die einzelnen Formen der Binde- und Stützgewebe und die Organe mesodermaler Herkunft entwickeln.

4.2.1.2 Gallertiges Bindegewebe. Das Gallertgewebe findet man vorwiegend als *Wharton-Sulze* in der Nabelschnur und in der Chorionplatte (vgl. Abschnitt 12.6), wo es die fetalen Blutgefäße umhüllt. Im Verlauf der Entwicklung kommt es aber auch vorübergehend an anderen Stellen des Embryos vor. Im Gegensatz zum Mesenchym kann sich das gallertige Bindegewebe nicht mehr weiter differenzieren. Die Zellen gleichen den Mesenchymzellen, liegen aber weniger dicht. Sie bilden ebenfalls mit ihren dünnen Fortsätzen ein dreidimensionales Maschenwerk, in dessen Zwischenräumen sich Netze aus kollagenen Fasern und eine gallertige Grundsubstanz befinden. Die Fasergeflechte und das hohe Wasserbindungsvermögen geben der Nabelschnur Zugfestigkeit und Widerstandsfähigkeit: Die Nabelschnur kann daher nicht abknicken und die Blutzufuhr unterbrechen.

4.2.2
Retikuläres Bindegewebe
Das retikuläre Bindegewebe (lat. reticularis: netzartig) ist im Körper weit verbreitet. Man findet es als Grundgerüst des Knochenmarks, der Milz, der Lymphknoten und des Thymus. Es kommt weiterhin vor: In solitären Lymphfollikeln, in den Tonsillen und in den Peyer-Plaques des Ileums; es trennt Drüsenläppchen voneinander und umhüllt Blut- und Lymphkapillaren.

Einem weitmaschigen, dreidimensionalen Gitterwerk aus sternförmig verzweigten Retikulumzellen lagern sich retikuläre (argyrophile) Fasern an. Diese bilden ihrerseits auch ein räumliches Netzwerk. Die Fasern sind besonders mit den Fortsätzen der Zellen eng verbunden.

Retikulumzellen besitzen einen großen, meist kugelig oder ellipsoidal geformten Kern, der relativ arm an Heterochromatin ist und Einkerbungen haben kann. Der Kern nimmt einen Großteil des Interzellularraumes ein. Der Organellengehalt entspricht wie bei Fibroblasten/Fibrozyten weitgehend dem Funktionszustand der Zelle.

Retikulumzellen können unter bestimmten Bedingungen zu phagozytierenden Zellen werden (Makrophagen). Im Lymphknoten können sie Antigene an ihre Oberfläche binden. Lymphozyten, die mit ihnen in Kontakt stehen, bilden sich dann zu Plasmazellen um, die Antikörper produzieren.

**Arten der
Binde- und Stützgewebe**

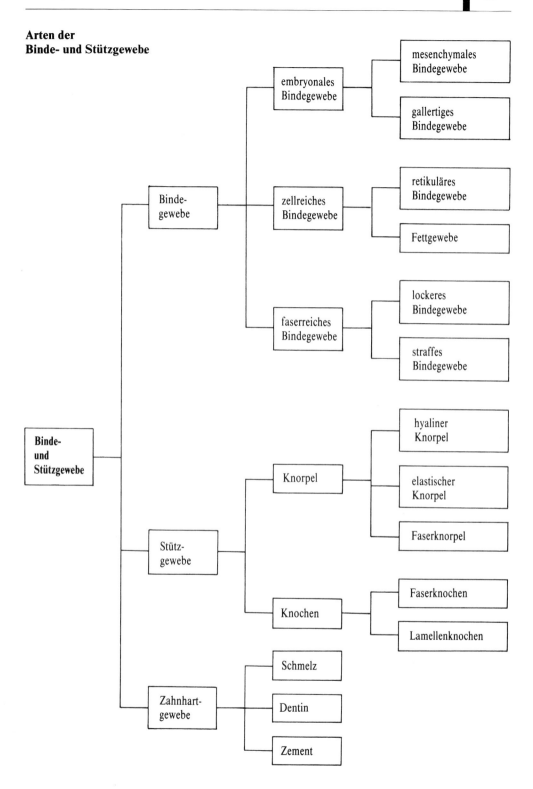

4.2.3
Fettgewebe

4.2.3.1 Weißes Fettgewebe. Die Zellen dieses Gewebes (Lipozyten, Adipozyten) sind relativ groß und von kugelig-blasigem oder polygonalem Aussehen (Abb. 26). Der Durchmesser beträgt oft mehr als 100 μm. Im Gewebsverband liegen sie dicht beieinander. Sie enthalten als paraplasmatischen Einschluß eine große homogene Fettvakuole. Das Zytoplasma ist an den Rand gedrängt, es bildet nur noch einen schmalen sichelförmigen Saum, der dort, wo sich der abgeflachte Kern befindet, etwas dicker ist. Bei entsprechender Schnittführung entsteht daher im histologischen Präparat die Siegelringform der Fettzelle. Der Kern ist arm an Heterochromatin. Bisweilen scheint er durchlocht zu sein, weil von einer Seite her ein kleines Fetttröpfchen das Karyoplasma eingebuchtet hat.

Der Fetttropfen ist nicht von einer Biomembran umgeben. An seiner Oberfläche liegen feine Geflechte aus Mikrofilamenten, die ihn gegen das Zytoplasma abgrenzen. In gewöhnlichen histologischen Präparaten (Paraffineinbettung) ist das gespeicherte Fett nicht mehr vorhanden, da die Schnitte während des Färbevorganges mit organischen Lösungsmitteln behandelt werden müssen, die das Fett aus dem Gewebe herauslösen. Im Schnitt erscheint deshalb nach der Färbung das Fettgewebe als weitmaschiges Netzwerk aus mehr oder minder

dünnen Zytoplasmasäumen, zwischen denen weite, optisch leere Räume liegen. Soll das Fett im Gewebe verbleiben (z. B. beim histochemischen Fettnachweis), so müssen Gefrierschnitte hergestellt werden, die dann mit fettlöslichen Farbstoffen (z. B. Scharlachrot, Sudanschwarz) zu färben sind.

Jede Fettzelle ist von einer eigenen Basalmembran umhüllt, deren Außenzone durch retikuläre Mikrofibrillen verstärkt wird. Die Fettzellen sind einzeln oder gruppenweise beinahe überall im lockeren Bindegewebe verteilt. Wenn in bestimmten Geweben größere Mengen von Fettgewebe vorkommen, so sind sie durch faseriges Bindegewebe in Läppchen gegliedert.

Durch ihre Struktur wirkt schon die einzelne Fettzelle als druckelastische Kugel. Um so mehr gilt dies für mechanisch stärker beanspruchtes Fettgewebe, das durch starke Bindegewebssepten gekammert ist (Wasserkissenprinzip).

Das Fettgewebe beträgt etwa 15—40 % des Körpergewichts. Man unterscheidet Speicher- und Baufettgewebe. Im *Speicherfettgewebe (Depotfett)* werden alle dem Körper zugeführten Energieträger in Form von Fett gespeichert, die im Moment nicht zur Energiegewinnung oder zum Aufbau neuer Biomoleküle benötigt werden. Die Menge des Depotfettes steht somit in engem Zusammenhang mit dem Ernährungszustand.

Das *Baufettgewebe* bleibt hingegen auch bei stärkerem Gewichtsverlust weitge-

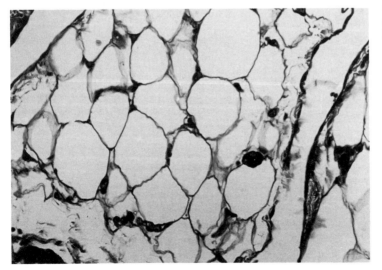

Abbildung 26:
Fettgewebe (Vergr. 350 x)

hend erhalten. Es dient zur stoßsicheren Lagerung bestimmter Organe und zur Strukturerhaltung.

Man findet Baufettgewebe z. B.
— in der Augenhöhle (Corpus adiposum orbitae)
— als Wangenfettpfropf (Corpus adiposum buccae)
— als Fettkörper in Gelenken
— als Nierenfettkapsel (Capsula adiposa renis)
— als Fettpolster an Fußsohle und Ferse, am Gesäß und in der Hohlhand.

Die Unterscheidung zwischen Speicher- und Baufett beruht nur auf funktionellen Merkmalen. Histologische Unterschiede bestehen nicht.

Fettgewebe kommt auch als Füllmaterial vor, das an die Stelle anderer, zurückgebildeter Gewebe tritt, z. B. Ersatz des Thymus durch Fettgewebe, und des roten blutbildenden Knochenmarks durch gelbes Fettmark im Schaft der langen Röhrenknochen beim Erwachsenen. Fettgewebe kann weiterhin anderes Gewebe ersetzen, das durch pathologische Prozesse zugrunde gegangen ist, z. B. Entstehung von Fett- und Bindegewebe anstelle untergegangener Skelettmuskelzellen bei Muskeldystrophie. Fettgewebe dient auch als Platzhalter für ein anderes, sich erst später entwickelndes Gewebe, z. B. bei der Milchdrüse.

Neben seinen mechanischen Aufgaben hat das Fettgewebe auch eine wichtige Funktion im Wärmehaushalt des Organismus: Vor allem das subkutane Fettgewebe dient der thermischen Isolierung (Kälteschutz).

Fettzellen entstehen zunächst aus dem mesenchymalen Gewebe, später aus Retikulumzellen und möglicherweise auch aus Fibrozyten.

Die Fettsäuren gelangen durch Pinozytose in die Fettzelle. Man bemerkt im Zytoplasmasaum zahlreiche mikropinozytotische Bläschen. Während sich die Zelle mit Fettstoffen füllt, verliert sie ihre Fortsätze und nimmt allmählich Kugelgestalt an. Im Zytoplasma treten zuerst mehrere kleinere **Fettvakuolen** auf *(multivakuoläres oder plurivakuoläres Fettgewebe)*, die schließlich zu einem einzigen großen Tropfen zusammenfließen, der das Zentrum der Zelle ausfüllt *(univakuoläres Fettgewebe)*. Bei der Entspei-

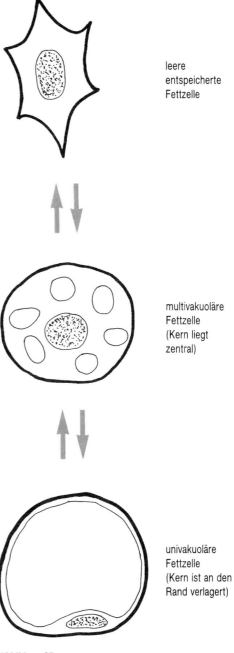

leere entspeicherte Fettzelle

multivakuoläre Fettzelle (Kern liegt zentral)

univakuoläre Fettzelle (Kern ist an den Rand verlagert)

Abbildung 27:
Speicherung von Fett und Entspeicherung in einer Fettzelle

cherung einer Fettzelle sind diese Vorgänge rückläufig: Aus den univakuolären werden plurivakuoläre und schließlich leere Fettzellen, die wieder sternförmige Gestalt annehmen (Abb. 27, S. 67). Bei entsprechender Nahrungszufuhr kann die Zelle jederzeit wieder mit der Fettspeicherung beginnen.

Fettgewebe hat einen vergleichsweise regen Stoffwechsel und eine gute Kapillarversorgung. Die herantransportierten freien Fettsäuren werden in der Zelle wieder zu Triglyceriden verestert. Die gespeicherten Fette bestehen zur Hauptsache aus einem Gemisch von Glycerinestern der Öl-, Palmitin- und Stearinsäure. Sie haben aber nicht überall die gleiche Zusammensetzung. Es bestehen Unterschiede je nach Ernährungsart und Lokalisation des Fettgewebes. So ist das Fett in der Subcutis weitgehend flüssig, während das Fett der Nierenkapsel fest ist. Je größer der Gehalt an ungesättigten Fettsäuren ist, um so tiefer liegt der Schmelzpunkt des Gewebes.

In der Fettzelle findet ein beständiger Umbau der Fettmoleküle statt. Bei Beginn der Entspeicherung werden an der Oberfläche des Fetttropfens die Fettsäuren vom Glycerin abgespalten (Esterspaltung). Die freien Fettsäuren werden dann in Vesikeln zur Zellmembran gebracht und ausgeschleust.

4.2.3.2 Braunes Fettgewebe. Diese Art des Fettgewebes ist bei manchen Tieren, besonders bei Winterschläfern, stärker verbreitet als beim Menschen, bei dem es v. a. beim Neugeborenen vorkommt: In der Achselhöhle, am Hals, in der Umgebung der Arteria subclavia, im Mediastinum, in den Mesenterien und an der Niere. Beim Erwachsenen wird es nur noch vereinzelt gefunden.

Das braune Fettgewebe ist stets plurivakuolär. Es ist ebenso in Läppchen gegliedert wie das weiße Fettgewebe. Die Zellen haben eine polygonale Gestalt und einen zentral gelegenen kugeligen Kern, um den sich zahlreiche kleine Fettvakuolen gruppieren. Der Durchmesser der Zellen beträgt etwa 30 µm. Das Zytoplasma enthält zahlreiche Mitochondrien und viele Glykogengranula.

Die Kapillarversorgung und der Stoffwechsel des braunen Fettgewebes sind intensiver als beim weißen. Zahlreiche vegetative Nervenfasern durchziehen das Gewebe. Sie stehen durch kolbenförmige Endungen mit fast allen Fettzellen in Kontakt. Die Hauptaufgabe des braunen Fettgewebes ist die Wärmeproduktion.

4.2.4
Lockeres faseriges Bindegewebe
Dieses interstitielle Gewebe (Abb. 28) ist im Organismus sehr weit verbreitet. Es umhüllt Gefäße und Nerven, bildet die unter der Schleimhaut liegenden (submukösen) Gewebsschichten in der Wand von Hohlorganen, die weichen Hirnhäute, die Aderhaut (Chorioidea) des Auges und das allgemeine Grundgewebe (Stroma) vieler Organe. Es verbindet Organe und Organteile und füllt die Räume zwischen verschiedenen Geweben und Organen aus, indem es gleichzeitig lockere Verschiebeschichten zwischen diesen Strukturen bildet: Muskelfaserbündel können sich gegeneinander verschieben, Hohlorgane, Gefäße und Nerven sind durch lockeres Bindegewebe so in den Organismus eingebaut, daß sie sich leicht verlagern lassen.

Das lockere Bindegewebe hat keine anatomisch darstellbare Eigenform. Kollagene, retikuläre und elastische Fasern bilden weiträumige Maschengeflechte, in deren Zwischenräumen Grundsubstanz, ortsfeste und mobile Bindegewebs- sowie Fettzellen vorkommen (s. Abschnitt 4.1, S. 59).

4.2.5
Straffes faseriges Bindegewebe
Straffes Bindegewebe kommt im Organismus an Stellen vor, wo eine hohe mechanische Beanspruchung besteht. Es hat, im Gegensatz zum lockeren Bindegewebe, eine deutliche Eigenform. Gegenüber den faserigen Elementen treten die übrigen Bestandteile des Bindegewebes (Zellen und Grundsubstanz) mengenmäßig zurück. Diese Fasern liegen eng beisammen, sie orientieren sich im allgemeinen in Richtung der vorherrschenden Zugspannung.

Das straffe Bindegewebe ist ein bradytrophes Gewebe, d. h. ein Zellverband mit schwachem Stoffwechsel (griech. bradys: langsam, träge). Es enthält nur wenige Gefäße und Nervenfasern. Die Regenerationsfähigkeit des straffen Bindegewebes ist, mit

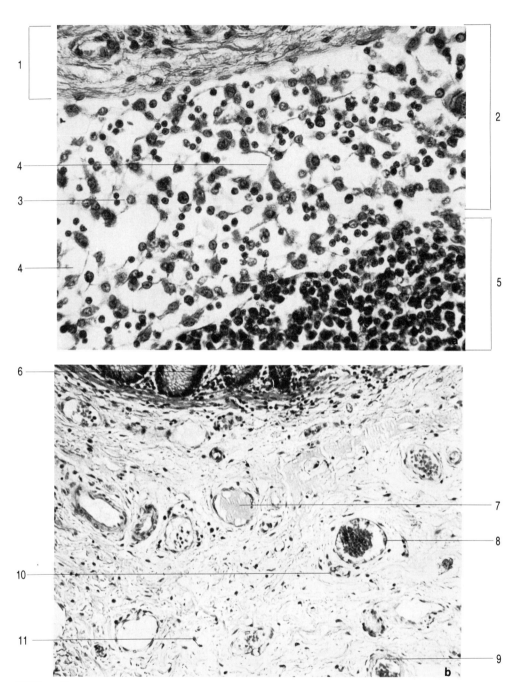

Abbildung 28:
Lockeres Bindegewebe (Vergr. ca. 350 x).
a) Zellreiches retikuläres Bindegewebe: Randsinus eines Lymphknotens;
b) Faserreiches lockeres Bindegewebe, gefäßführend: Submukosa des Darms.
1 Kollagenfaserige Organkapsel; 2 Randsinus; 3 Retikulumzelle; 4 Ausläufer der Retikulumzelle und Fasergerüste;
5 lymphatisches Gewebe; 6 Darmschleimhaut; 7 Lymphgefäß; 8 Vene; 9 Arterie; 10 kollagenelastisches Bindegewebe; 11 Kerne von Fibrozyten

Ausnahme des Hornhautstromas, befriedigend. Straffes Bindegewebe kann erfolgreich transplantiert werden.

4.2.5.1 Geflechtartiges straffes Bindegewebe.

Es besteht aus sehr dicken, sich in verschiedenen Richtungen kreuzenden Kollagenfaserbündeln. Vereinzelt kommen auch elastische Fasern vor, die das straffe Bindegewebe nach seiner Verformung wieder in den Ausgangszustand zurückführen. Zwischen den Faserbündeln liegen wenige stark abgeflachte Fibrozyten.

Geflechtartiges straffes Bindegewebe kommt vor als:

— Organkapsel (z. B. von Leber, Niere, Milz, Hoden)
— Harte Hirnhaut (Dura mater)
— Gelenkkapsel
— Faszie (äußere Umhüllung eines Muskels)
— Sklera des Auges
— Tarsus (Faserplatte des Augenlides)
— Stratum reticulare der Lederhaut
— Aponeurosen (flächenhaft ausgebreitete Sehnen): Palmaraponeurose (Handfläche), Plantaraponeurose (Fußsohle), Galea aponeurotica (Schädelkalotte)
— Stratum fibrosum der Knochenhaut (Periost)
— Knorpelhaut (Perichondrium)
— Innenschicht der Herzklappen.

Als Sonderform des geflechtartigen Bindegewebes sei das Stroma der Hornhaut (Cornea) des Auges erwähnt. Es besteht aus mehreren übereinanderliegenden Schichten. Die kollagenen Mikrofibrillen einer Schicht liegen sehr dicht und streng parallel zueinander. Die Fibrillen zweier benachbarter Schichten kreuzen sich dagegen rechtwinkelig. Zwischen den Schichten liegen stark abgeplattete Zellen mit rechtwinkelig abgehenden und verzweigten Ausläufern, die *Keratozyten*. Es sind spezialisierte Fibrozyten, welche Fasern und Grundsubstanz bilden. Während gewöhnliche Fibroblasten vorwiegend Hyaluronsäure herstellen, produzieren die Keratozyten besonders das schwefelhaltige Keratansulfat und andere Mukopolysaccharide. Dies bedingt die besonderen Eigenschaften der Hornhaut: Hohes Wasserbindungsvermögen (Druckfestigkeit), Lichtdurchlässigkeit und starke Diffusionskapazität: Die Hornhaut kann nur durch Diffusion ernährt werden, weil sie keine Blutgefäße enthält. Zwischen den Stromaschichten finden sich vereinzelt auch elastische Fasern.

4.2.5.2 Parallelfaseriges straffes Bindegewebe.

Zugbeanspruchungen, die sich nur in einer Richtung auswirken, bedingen die parallele Anordnung der Fasern. Parallelfaseriges Bindegewebe findet man in Sehnen und Bändern. Weil sie sehr reich an kollagenen Fasern sind, sehen diese Strukturen weißlich glänzend aus.

Die Grundelemente der Sehne (Abb. 29) sind die *Sehnenfasern (Fibrae tendineae)*. Sie bestehen aus Kollagenfibrillen, die durch Querbrücken miteinander verbunden sind und in steilen Schraubentouren verlaufen. Zwischen den Sehnenfasern liegen die *Tendinozyten (Flügelzellen)*. Dies sind Fibrozyten, welche hauptsächlich Kollagen bilden. Die Kollagenbündel dellen ihren Zelleib seitlich ein, so daß flache platten- oder flügelähnliche Ausläufer entstehen, die den Zellen ihren Namen gegeben haben.

Mehrere Sehnenfasern bilden ein *Primärbündel*, welches vom *Peritendineum internum* umhüllt wird. Dies ist ein lockeres gefäß- und nervenführendes Bindegewebe. Die Sehne ist aus verschiedenen Primärbündeln zusammengesetzt und nach außen vom *Paratendineum* umgeben, dem innen das *Peritendineum externum* anliegt. Auf Längsschnitten durch Sehnengewebe erkennt man den welligen Verlauf der Sehnenfaserbündel. Bevor sich die Kontraktion eines Muskels auf den Knochen auswirken kann, müssen erst die Sehnenfasern gestreckt werden. Dadurch wird ein ruckartiger Beginn der Muskelbewegungen vermieden.

Wo eine Sehne über einen Knochen hinwegzieht, bildet sich eine *Sehnenscheide (Vagina tendinis)* aus. Sie erleichtert das Gleiten auf der harten Unterlage. Die Sehnenscheide besteht aus einer Faserschicht, die an ihrer Innenseite von einem einschichtigen Plattenepithel überzogen ist. Es bilden sich zwei Blätter: das der Sehne direkt aufliegende *Epitenon* und das ihm gegenüberliegende *Peritenon*. An den Enden der Sehnenscheide gehen diese beiden Blätter ineinander über. Auf diese Weise ent-

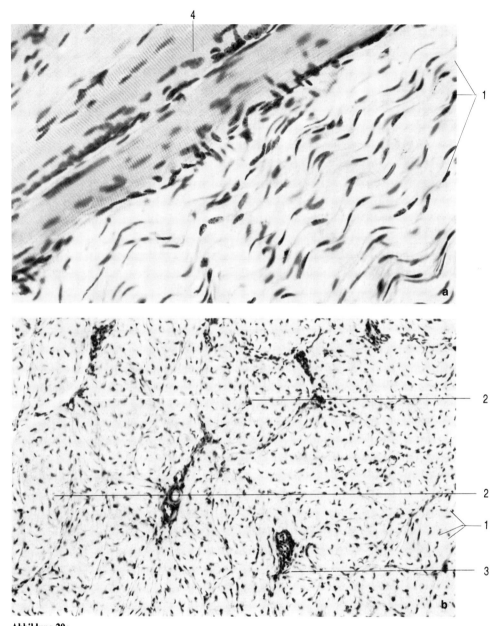

Abbildung 29:
Sehne.
a) Längsschnitt (Vergr. 350 x);
b) Querschnitt (Vergr. 140 x).
1 Sehnenzellen (Tendinozyten); im Längsschnitt ist zu erkennen, wie sie sich dem gewellten Verlauf der Sehnenfasern anpassen; 2 Primärbündel; 3 Peritendineum internum (gefäßführend); 4 Skelettmuskelfasern

steht ein Hohlraum, der etwas seröse Flüssigkeit enthält. Eine bindegewebige Platte, das *Mesotenon,* bringt Nerven und Gefäße an die Sehne heran und ist im Bereich der Sehnenscheide ebenfalls von einschichtigem Plattenepithel überzogen.

4.2.5.3 Elastische Bänder.

Sie bestehen aus dicht gelagerten elastischen Fasern, die an verschiedenen Stellen spitzwinkelig verzweigt sind. Zwischen ihnen liegen Gitterwerke aus retikulären und kollagenen Mikrofibrillen sowie Fibrozyten mit flügelartigen Ausläufern, die allerdings weniger dicht liegen als in den Sehnen.

Elastische Bänder sehen makroskopisch gelblich aus. Man findet sie:
— als Ligamentum nuchae (Nackenband): beim Menschen weniger entwickelt, bei Huftieren dagegen sehr stark ausgebildet
— als Ligamenta flava (gelbe Bänder) zwischen den Wirbelbogen
— Im Stimmband (Ligamentum vocale).
Die Aufgabe der elastischen Bänder besteht in erster Linie in der Lageerhaltung. Dadurch muß die Muskulatur weniger Haltearbeit leisten.

Elastische Fasern regenerieren schlecht.

4.2.6 Knorpelgewebe

Das Knorpelgewebe entsteht aus dem Mesenchym. Die locker liegenden Zellverbände verdichten sich an bestimmten Stellen zu *Skleroblastemen,* in denen man zahlreiche Mitosen findet. Die Blastemzellen bilden Interzellularsubstanz (Fasern und Grundsubstanz) und rücken dabei weiter auseinander. Man bezeichnet sie jetzt als *Chondroblasten (knorpelbildende Zellen).* Mit dem weiteren Wachstum differenzieren sie sich zu den reifen Knorpelzellen, den *Chondrozyten,* die in kleinen Höhlungen der von ihnen gebildeten Interzellularsubstanz liegen.

Beim Knorpelwachstum laufen zwei Prozesse gleichzeitig ab:
— Anlagerndes Wachstum an der Peripherie des Knorpelstückes
— Interstitielles Wachstum durch Teilung der im Inneren des Knorpelstückchens liegenden Zellen
Später bildet das an der Grenzfläche liegende Mesenchym die Knorpelhaut.

4.2.6.1 Hyaliner Knorpel.

Hyaliner Knorpel (Abb. 30) ist die meistverbreitete Art des Knorpelgewebes. Im frischen Zustand erscheint er weißlich-bläulich, in dünnen Schichten ist er durchscheinend (hyalin). Jedes Knorpelstück (außer dem Gelenkknorpel) ist von der *Knorpelhaut (Perichondrium)* überzogen, einer straffen, geflechtartigen Bindegewebsschicht, die außer elastischen Fasern auch noch Blutgefäße und Nerven enthält.

Vom Perichondrium ausgehend, biegen

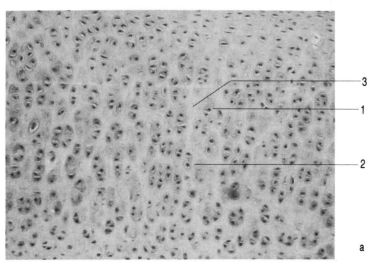

Abbildung 30:
Hyaliner Knorpel
a) Vergrößerung 60 ×

a

Abbildung 30 (Forts.):
b) Vergrößerung 350 x;
c) Schema eines Chondrons.

1 Knorpelzelle (Chondrozyt); 2 Chondron; 3 Interterritorialsubstanz; 4 Zellhof; 5 Lakune; 6 Knorpelkapsel; 7 benachbarte Chondrone; 8 sich kreuzende und durchflechtende Kollagenfaserbündel in der Interterritorialsubstanz (nur sichtbar im polarisierten Licht); 9 zweikernige Knorpelzelle; 10 zwei Chondrozyten in einer Lakune

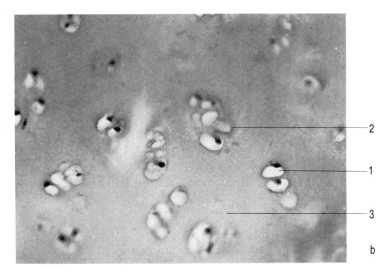

b

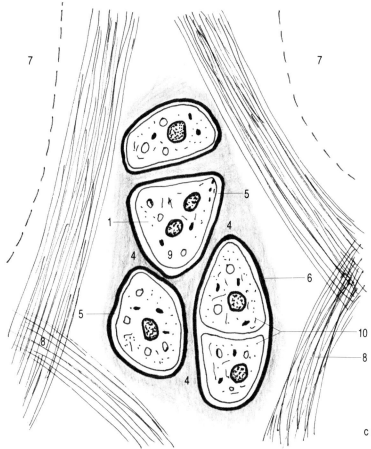

c

kollagene Fibrillenbündel in die Interzellularsubstanz des Knorpels ein. Zwischen dem Perichondrium und der eigentlichen Knorpelsubstanz besteht ein fließender Übergang.

Die Interzellularsubstanz des Hyalinknorpels scheint bei Betrachtung im gewöhnlichen Licht homogen und völlig strukturlos zu sein. Sie enthält einzelne Knorpelzellen und Knorpelzellgruppen *(Chondrone).* Die sphärisch oder ellipsoidal geformten Zellen liegen in kleinen Höhlen *(Lakunen),* die durch eine schmale, etwas stärker anfärbbare Zone, die *Knorpelkapsel,* begrenzt werden. Der Zellkern ist meist kugelförmig und locker strukturiert. Man findet gelegentlich auch zweikernige Knorpelzellen. Eine Lakune kann mehrere Knorpelzellen beherbergen (Abb. 30c).

Die Knorpelkapsel geht in den *Zellhof* über, der alle Zellen eines Chondrons mit ihren Lakunen umschließt. Außerhalb der Zellhöfe liegt die noch schwächer angefärbte *Interterritorialsubstanz* (Abb. 30c). Sie enthält große Mengen an Chondroitinschwefelsäure, durch welche die kollagenen Fasersysteme des Knorpels „maskiert" sind: Fasern und Grundsubstanz können optisch nicht unterschieden werden, weil Fibrillen und Grundsubstanz die gleiche Lichtbrechung haben. Bei Betrachtung der Präparate im polarisierten Licht (Licht nur einer Schwingungsebene) sieht man dann die in der Interterritorialsubstanz sich kreuzenden Kollagenbündel, die von einem Perichondrium zum anderen ziehen, wobei sie die Chondrone umgehen. Diese bilden druckelastische Körper zwischen den Fasersystemen.

In einer schmalen, unter dem Perichondrium gelegenen Zone (subperichondrale Zone) sind die Knorpelzellen abgeplattet und mit ihrer Längsachse parallel zur Knorpeloberfläche orientiert. Dieser Bereich des Knorpels reagiert azidophil, während die innere Zone des Knorpels basophil ist.

Der Knorpel ist gefäßlos. Die Knorpelzellen müssen also durch Diffusion ernährt werden. Alle Knorpelarten zählen zu den bradytrophen Geweben.

Reifes Knorpelgewebe kann nicht in funktionell ausreichendem Maße regenerieren. An seiner Stelle bilden sich bindegewebige Narben.

Hyaliner Knorpel kommt beim Menschen vor:
— als embryonales Skelett (knorpelige Vorstufe)
— in den Epiphysenfugen (Wachstumsfugen)
— als Gelenkknorpel
— als Rippenknorpel
— im Schwertfortsatz des Brustbeins (Processus xiphoideus sterni)
— als Nasenknorpel
— evtl. im kleinen Horn des Zungenbeins
— in der Luftröhre und in den extrapulmonalen Hauptbronchien als hufeisenförmige Knorpelspangen
— als Knorpelstücke in der Wand von großen und mittleren Bronchien.

4.2.6.2 Elastischer Knorpel. Elastischer Knorpel (Abb. 31) erscheint bei makroskopischer Betrachtung leicht gelblich und trüb. Seine Chondrozyten unterscheiden sich nicht von denen des hyalinen Knorpels, kommen jedoch vor allem isoliert vor. Nur selten bilden sich mehrzellige Chondrone. Der elastische Knorpel besitzt ebenfalls ein Perichondrium. In seiner Interzellularsubstanz existieren auch kollagene Fasern, die durch Chondroitinschwefelsäure „maskiert" sind. Charakteristisch sind aber die aus starken elastischen Fasern bestehenden und intensiv verquollenen Netze, die nicht maskiert sind und sich nach Resorcin- oder Orceinfärbung deutlich darstellen. Sie stehen mit dem Perichondrium in Verbindung.

Der elastische Knorpel enthält weniger Grundsubstanz als der hyaline. Er ist deshalb weicher. Die elastischen Fasern bedingen seine starke Biegsamkeit.

Elastischer Knorpel kommt beim Menschen vor als
— Ohrknorpel
— Kehlkopfknorpel (z. B. Epiglottis: Kehldeckel)
— Knorpelstückchen in der Wand der kleinsten Bronchien.

4.2.6.3 Faserknorpel (Bindegewebsknorpel, kollagenfaseriger Knorpel). Im histologischen Bild des Faserknorpels dominieren stark verflochtene kollagene Faserbündel, die nicht maskiert sind. Chondrozyten kommen weitaus spärlicher vor als bei den an-

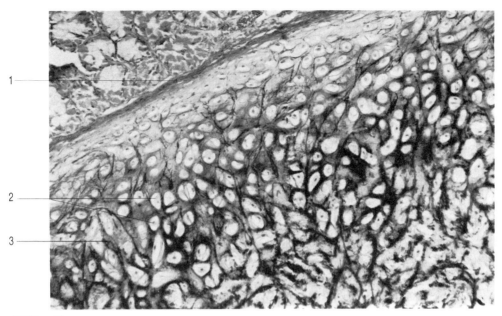

Abbildung 31:
Elastischer Knorpel (Vergr. 140 x).
1 Perichondrium; 2 Knorpelzellen; 3 elastische Faserbündel

deren Knorpelarten. Sie liegen vorwiegend einzeln und in großen Abständen von ihren Nachbarzellen. Grundsubstanz ist nur in geringer Menge vorhanden und besonders in der Umgebung der Knorpelzellen konzentriert, wo sie wenige Kollagenfasern maskieren kann.

Der Faserknorpel ist sehr widerstandsfähig. Er kommt beim Menschen vor als
— Symphysenknorpel
— Bandscheibenknorpel (Disci intervertebrales)
— Gelenkknorpel des Kiefergelenks und der Schlüsselbeingelenke.
Dem Faserknorpel sehr ähnlich sind die Disci und Menisci articulares (Gelenkscheiben). Ihre Zellen können aber kein Chondroitinsulfat bilden; somit fehlen ihnen Knorpelkapseln und Zellhöfe.

4.2.7
Knochengewebe
Das Knochengewebe ist das Stützgerüst des Organismus und stellt gleichzeitig den größten Mineralspeicher dar. Es besteht aus Knochenzellen (Osteozyten) und einer mineralisierten Interzellularsubstanz.

Als Trockenmasse enthält das Knochengewebe etwa zu einem Drittel organische Substanzen, wobei die Kollagenfasern den größten Anteil ausmachen. Das anorganische Material (etwa ⅔ der Trockenmasse) liegt in Form von Hydroxylapatitkristallen vor und besteht aus Calciumphosphat (85%) und Calciumcarbonat (10%); der Rest entfällt auf Magnesium, Calciumchlorid, Kalium, Fluor und andere Spurenelemente.

Strukturell unterscheidet man Faserknochen und Lamellenknochen.

4.2.7.1 Faserknochen (Geflechtknochen). Bei dieser primitiveren und auch entwicklungsgeschichtlich älteren Form des Knochengewebes sind die kollagenen Fibrillen geflechtartig angeordnet. Dazwischen liegen Osteozyten in ihren Höhlen. Das Skelett niederer Wirbeltiere besteht aus Geflechtknochen. Auch beim menschlichen Embryo entsteht zunächst aus der knorpeligen Vorform des Skeletts Faserknochen, dessen Umbau in Lamellenknochen schon vor der Geburt beginnt und im 2.—5. Lebensjahr abgeschlossen ist. Nur an wenigen Orten

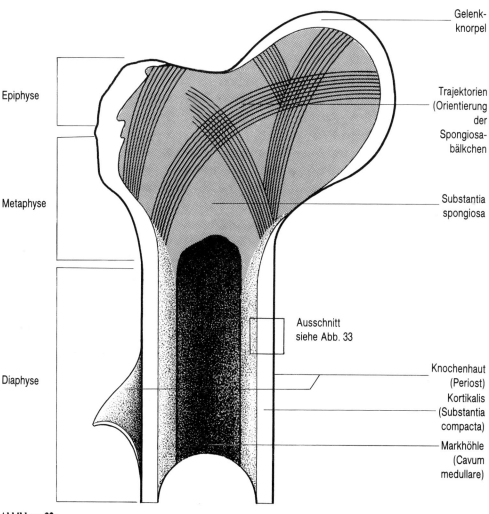

Abbildung 32:
Röhrenknochen (Schemazeichnung)

bleibt der Faserknochen zeitlebens bestehen:
— an Stellen, wo größere Sehnen und Bänder in den Knochen einstrahlen
— in der knöchernen Labyrinthkapsel (Innenohr)
— im äußeren Gehörgang
— an den Nahträndern der Schädelknochen
— im Processus coronoideus der Mandibula (Unterkieferknochen).

4.2.7.2 Lamellenknochen. Das Skelett des Erwachsenen besteht, abgesehen von den oben genannten Ausnahmen, aus Lamellenknochen. Bei dieser Form des Knochengewebes sind die kollagenen Fibrillen zu Lamellensystemen angeordnet.

Am Knochen lassen sich mit bloßem Auge eine feste, homogen erscheinende Randschicht, die *Substantia compacta (Kortikalis)* und ein aus Knochenbälkchen bestehendes Schwammwerk, die *Substantia spongiosa,* erkennen (Abb. 32).

Auf einem Querschnitt durch die **Substantia compacta** kann man von außen nach innen verschiedene Lamellensysteme unterscheiden (Abb. 33):

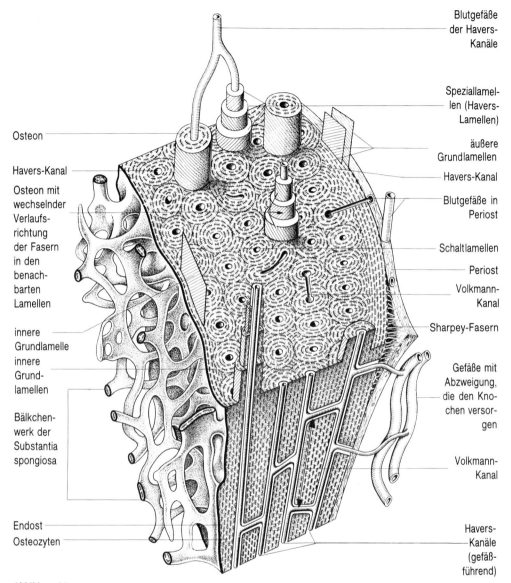

Abbildung 33:
Lamellenknochen (Strukturschema; in Anlehnung an BENNINGHOFF und KRSTIĆ)

— *Äußere Grundlamellen:* Sie liegen unmittelbar unter der Knochenhaut und verlaufen parallel zur Oberfläche des Knochens.
— *Speziallamellen (Havers-Lamellen):* Sie verlaufen konzentrisch um Blutgefäße und bilden den Hauptteil der Substantia compacta.
— *Schaltlamellen (Zwischenlamellen):* Diese Reste abgebauter Osteone liegen zwischen den Systemen der Speziallamellen.
— *Innere Grundlamellen:* Sie begrenzen die Substantia compacta nach innen, liegen also an der Grenze zum Markraum des Knochens und sind zu den äußeren Grundlamellen parallel angeordnet.

Osteon. Die Grundeinheit des Lamellenknochens ist das Osteon (Abb. 33, S. 77, u. 34). Etwa 5—20 Speziallamellen umgeben einen in der Mitte des Systems liegenden Hohlraum *(Havers-Kanal),* der einen Durchmesser von durchschnittlich 20—100 µm hat. In diesen Kanälen verlaufen Blutgefäße und vegetative Nervenfasern. Die Osteone können 5—10 mm, manchmal sogar mehrere cm lang werden.

Sie sind parallel zur Längsachse des Knochens angeordnet. Die Havers-Kanäle verzweigen sich spitzwinkelig und sind außerdem durch waagerecht oder schräg orientierte *Volkmann-Kanäle* verbunden. Diese sind nicht von eigenen Lamellen umgeben. Sie verbinden die Havers-Kanäle auch mit der Knochenoberfläche und gestatten so den Ästen der Periostgefäße den Eintritt in den Knochen. Havers- und Volkmann-Ka-

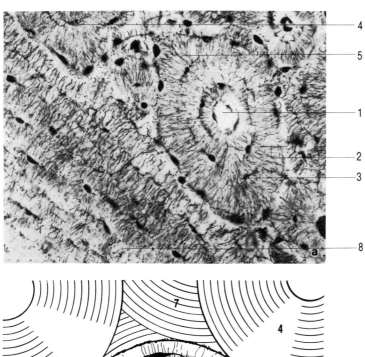

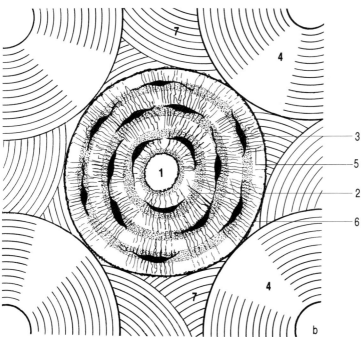

Abbildung 34:
Osteon.
a) Vergrößerung 350 x;
b) Schema (in Anlehnung an KRSTIĆ.
1 Havers-Kanal; 2 Speziallamellen (Havers-Lamellen); 3 Osteozyten in Lakunen; 4 Nachbarosteon; 5 Osteozytenfortsätze in den Canaliculi; 6 Kittlinie (Kittfläche); 7 Schaltlamellen; 8 äußere Grundlamellen.

näle sieht man besonders gut auf Längsschnitten durch die Kortikalis (Abb. 33).

Die einzelnen Lamellen eines Osteons sind 5—10 μm dick. Sie bestehen aus parallel liegenden, gestreckten Kollagenfaserbündeln von 2—3 μm Dicke, die in eine verkalkte Grundsubstanz eingebettet sind und in mehr oder minder steilen Schraubentouren innerhalb dieser Lamelle verlaufen. In benachbarten Lamellen ändert sich dann die Richtung, so daß jeweils Links- und Rechtswicklung abwechseln. Diese Anordnung erhöht die mechanische Festigkeit des Osteons nach dem Prinzip des Sperrholzes. Es gibt auch Fibrillenzüge, die von einer Lamelle zu einer anderen überwechseln (Abb. 33, S. 77).

In oder zwischen den Speziallamellen liegen in langgestreckten Höhlen *(Lakunen)* die spindelförmigen Osteozyten. Die Lakunen haben einen Längsdurchmesser von ca. 30 μm. Die Osteozyten besitzen zahlreiche lange Fortsätze von ca. 1 μm Dicke, die in kleinen Knochenkanälchen *(Canaliculi)* liegen. Die Kanälchen durchziehen die Lamellen des Osteons vorwiegend in radiärer Richtung. Mit ihren Zellfortsätzen berühren sich benachbarte Osteozyten der gleichen und vor allem der angrenzenden Lamellen. Dies ist für die Ernährung der Knochenzellen von großer Bedeutung. Eine Diffusion durch die verkalkte Knochensubstanz ist nicht möglich. Der Stofftransport ist deshalb auf die Interzellularflüssigkeit angewiesen, welche durch die Canaliculi von einer Lakune zur anderen strömt.

Am Rande der Lakunen befindet sich eine 1—2 μm breite Zone von nicht mineralisierten Kollagenfasern. Die Osteozyten sind schwach basophil infolge ihres Gehaltes an rauhem ER. Sie speichern Glykogen und Lipidtröpfchen.

Zwischen den Osteonen liegen die Schalt- oder Zwischenlamellen. Sie stellen Reste von älteren, größtenteils abgebauten Osteonen dar (Abb. 34).

Die Osteone sind gegeneinander und gegen die Schaltlamellen durch eine fibrillenarme Grundsubstanzschicht, die sog. *Kittlinien (Kittflächen),* abgegrenzt. Nur wenige Osteozytenfortsätze durchdringen die Grenzschicht und treten mit Knochenzellen aus Nachbarosteonen in Kontakt (Abb. 34).

Substantia spongiosa, Knochenbälkchen. Im spongiösen Knochen ist ebenfalls der lamelläre Bau verwirklicht, nur sind hier aus räumlichen Gründen die Osteone weniger regelmäßig ausgebildet. Havers- und Volkmann-Kanäle lassen sich nicht mehr deutlich unterscheiden.

In den Epi- und Metaphysen der Röhrenknochen sind die Knochenbälkchen in Form von *Kraftlinien (Trajektorien)* so angeordnet, daß sie, der mechanischen Belastung des Knochens entsprechend, Zug- und Druckspannungen entgegenwirken können. Ändern sich die Belastungsverhältnisse dauernd, so kommt es im Laufe der Zeit zum Umbau der Knochenbälkchen, die sich damit dem neuen Kraftlinienverlauf anpassen (Abb. 32, S. 76).

In der Spongiosa der Wirbelkörper sind die Tragebälkchen senkrecht angeordnet, um die axial wirkenden Druckbelastungen aufzufangen.

Die Substantia spongiosa füllt nicht den gesamten Innenraum eines Röhrenknochens aus, sie ist im wesentlichen nur im Bereich der Epiphysen und Metaphysen vorhanden. Im Schaft der Röhrenknochen (Diaphyse) liegt eine Markhöhle, die mit gelbem Fettmark ausgefüllt ist. Anschließend an die inneren Grundlamellen der Kortikalis findet sich an der Grenze zur Markhöhle eine dünne Spongiosaschicht.

Die Wirbelkörper und andere kurze kompakte Knochen besitzen keine Markhöhle. Ihr Innenraum ist durchweg mit Spongiosa ausgefüllt. In den Maschenräumen der Spongiosa befindet sich vorwiegend rotes, blutbildendes Knochenmark.

4.2.7.3 Periost und Endost. Der Knochen ist an seiner äußeren Oberfläche vom *Periost (Knochenhaut)* bedeckt, einer Bindegewebsschicht, die je nach lokaler Beanspruchung unterschiedlich dick ist. An den Gelenkflächen der Knochen fehlt das Periost. Während der Knochenbildung kann man deutlich zwei Schichten unterscheiden:

— Eine innere, zell- und gefäßreiche Schicht *(Cambium)* mit zahlreichen Osteoblasten
— Eine äußere Faserschicht, die vorwiegend mechanische Aufgaben erfüllt und aus Fibroblasten/Fibrozyten sowie kollagenen und elastischen Fasern besteht.

Nach dem Abschluß des Knochenwachstums geht diese Zweiteilung weitgehend verloren, lebt aber wieder auf, wenn nach einer Fraktur die Kallusbildung einsetzt.

Das Periost ist sehr intensiv mit dem Knochen verbunden: Vom Periost strahlen kollagene Faserbündel *(Sharpey-Fasern)* schräg in die Substantia compacta ein.

Das Periost führt Blutgefäße und vegetative Nervenfasern an den Knochen heran. Durch *Foramina nutricia* treten diese Strukturen in die Hartsubstanz ein, um sich dann über die Havers- und Volkmann-Kanälchensysteme zu verteilen (Abb. 33). Das Periost ist sehr schmerzempfindlich. Es enthält sensible Nervenfasern und Endorgane (Lamellenkörperchen). Im Knochen selbst fehlt eine sensible Innervation.

Das *Endost* besteht aus einer dünnen Lage von flachen Bindegewebszellen. Es liegt dem Knochen eng an und grenzt ihn vom Markraum ab, wobei es die innere Oberfläche der Substantia compacta und auch die Spongiosabälkchen überzieht. Wie das Periost ist auch das Endost an der Frakturheilung (Kallusbildung) beteiligt.

4.2.7.4 Knochenbildung (Ossifikation). Bei der Knochenbildung unterscheidet man zwei Arten. Die eine geschieht auf bindegewebiger Grundlage (desmale Ossifikation), die andere über eine knorpelige Vorstufe des Knochens (chondrale Ossifikation). Auf beiden Wegen entsteht zunächst Faserknochen, der später zum größten Anteil in den differenzierten Lamellenknochen umgebaut wird.

Osteoblasten. Neue Knochensubstanz wird von Osteoblasten produziert. Der größte Durchmesser dieser Zellen beträgt 20—30 μm. Sie besitzen eine reiche Organellenausstattung: granuläres ER, Ribosomen, Golgi-Apparat und Mitochondrien. Aktive Osteoblasten enthalten viel Glykogen, der RNS-Gehalt ist hoch. Die Osteoblasten stehen durch zahlreiche Zytoplasmaausläufer untereinander in Verbindung. Sie produzieren Osteoid, eine glykoproteidhaltige Grundsubstanz, die Matrix (Muttersubstanz) des Knochens. Da sie durch Umwandlung in Osteozyten als Knochenbildungszellen immer wieder ausfallen, müssen sie ständig ersetzt werden.

Osteozyten sind im Vergleich zu den Osteoblasten ärmer an Zytoplasma und haben, entsprechend ihrer reduzierten Stoffwechselaktivität, einen geringeren Organellenbestand.

Während des Wachstums und auch nach Wachstumsabschluß muß sich das Knochengewebe laufend veränderten Bedingungen anpassen. Dies kann nur durch Umbau erreicht werden, indem ältere Strukturen abgebaut und durch Osteoblasten in geänderter Form wieder aufgebaut werden.

Osteoklasten. Für den Abbau von Knochengewebe existieren besondere Zellen, die Osteoklasten. Sie entstehen nach neueren Forschungen durch Fusion aus Monozyten. Osteoklasten sind vielkernige, große Zellen. Sie können bis zu 100 Kerne enthalten. Ihr Durchmesser beträgt bis zu 100 μm.

Das Zytoplasma ist reich an Mitochondrien, granulärem ER und freien Ribosomen. Der Golgi-Apparat ist stark entwickelt. Zahlreiche Lysosomen fallen ebenso auf wie phagozytiertes Material in Phagolysosomen und Restkörper.

An der dem Knochen direkt anliegenden Seite tragen die Osteoklasten stark verzweigte Zytoplasmafortsätze, durch welche ihre Berührungsfläche mit der abzubauenden Knochenmasse stark vergrößert wird. Die enzymatische Auflösung der Knochensubstanz ergibt buchtenartige Vertiefungen, in denen die Osteoklasten liegen: *Howship-Lakunen (Resorptionslakunen)*.

Die gegenüberliegende Seite des Osteoklasten trägt einen Besatz an unregelmäßigen mikrovilliartigen Ausstülpungen.

Die Leistung dieser Zellen ist beträchtlich: Ein Osteoklast kann die Knochenmenge abbauen, die von 100 Osteoblasten gebildet wurde. Die Osteoklasten werden durch das Hormon der Nebenschilddrüsen (Parathormon) stimuliert.

Unter Normalbedingungen ist die **Knochenbilanz** des Organismus ausgewogen. Dem osteoklastischen Abbau steht gewöhnlich ein quantitativ entsprechender Aufbau durch Osteoblasten gegenüber. Bei Störungen dieser Beziehungen, z. B. durch
— normale Osteoblastentätigkeit bei gesteigertem Abbau
— verringerte Osteoblastentätigkeit bei normalem Abbau

— gesteigerte Osteoblastentätigkeit bei normalem Abbau
— normale Osteoblastentätigkeit bei verringertem Abbau

ergibt sich eine:

— *Osteoporose:* Verlust an Knochenmasse, bzw. eine
— *Osteosklerose* (Osteopetrose): Vermehrung der Knochenmasse.

Beide Zustände bringen eine verminderte Belastungsfähigkeit des betreffenden Skelettabschnittes mit sich.

Direkte (primäre) oder desmale Ossifikation. Der Knochen entsteht direkt aus dem Bindegewebe. In genetisch festgelegten Bezirken wandeln sich Mesenchymzellen direkt zu Osteoblasten um. Sie bilden Osteoid, in welchem kollagene Fibrillen aus Tropokollagen entstehen. Das Osteoid reichert sich mit Calcium und organischem Phosphat an. Die Grundsubstanz verkalkt unter der Einwirkung der Osteoblasten.

Weil die Osteoblasten rundum Osteoid abgeschieden haben, sind sie schließlich völlig vom verkalkten Gewebe eingemauert und werden zu Osteozyten. An der Peripherie des ossifizierten Bereiches bilden sich neue Osteoblasten aus Mesenchymzellen, die ihr Osteoid in Richtung auf die bereits mineralisierte Grundsubstanz abscheiden. Durch diesen oft wiederholten Vorgang werden die Knochenbälkchen immer dicker. Die eingemauerten Osteozyten stehen mit ihren Ausläufern untereinander in Verbindung. Durch desmale Ossifikation entstehen die platten Schädelknochen, die meisten Gesichtsknochen und zum Teil die Schulterblätter und Schlüsselbeine.

Die Anpassung der so gebildeten Knochen an die Größenzunahme der von ihnen eingeschlossenen Organe geschieht durch Anfügung von Knochengewebe auf der Außenseite, während Osteoklasten auf der Innenseite das Knochenmaterial resorbieren.

Indirekte (sekundäre) oder chondrale Ossifikation. Der größte Teil des menschlichen Skeletts ist knorpelig vorgebildet. Es vergrößert sich zunächst durch Zellteilungen im Knorpelgewebe. Bei der chondralen Ossifikation wird dieser Knorpel abgebaut und durch Knochengewebe ersetzt (Ersatzknochen).

Die chondrale Ossifikation besteht aus zwei Prozessen:

— *Perichondrale Ossifikation:* Sie gleicht der desmalen Knochenbildung. Es entsteht also Bindegewebsknochen.
— *Enchondrale Ossifikation:* Anstelle des abgebauten Knorpels tritt Ersatzknochen.

Der Zusammenhang dieser beiden Vorgänge läßt sich am besten an der Ossifikation eines Röhrenknochens erläutern (Abb. 35, S. 83): Zunächst kommt es zur perichondralen Verknöcherung. In einem genetisch festgelegten Moment (beim Menschen etwa in der 7. Entwicklungswoche) beginnt sich um ein längliches Knochenstück (Vorstufe) etwa in Höhe der späteren Diaphyse eine Knochenmanschette auszubilden. Sie besteht aus Bindegewebsknochen, der sich histologisch nicht von dem durch desmale Ossifikation (siehe oben) entstandenen Knochen unterscheidet.

Innerhalb der Diaphyse setzt nun ein intensives Knorpelwachstum ein, die Interzellularsubstanz beginnt zu verkalken. Durch die Knochenmanschette werden die Knorpelzellen zu einer säulenförmigen Anordnung gezwungen, der Knorpel streckt sich in Längsrichtung.

In den Diaphysenbereich sprossen nach Perforation der Knochenmanschette Blutgefäße und Bindegewebe ein. Chondroklasten lösen dort den Knorpel auf, und es entsteht eine primäre Markhöhle. Osteoblasten lagern sich an deren Rändern an und beginnen mit der Knochenbildung.

Von der Epiphyse zur Diaphyse kann man an beiden Enden des Knochens folgende Zonen unterscheiden:

— *Säulenknorpel (Wachstumszone, Proliferationszone):* Durch lebhafte Zellteilungen entstehen säulenförmige, zur Längsachse des späteren Knochens parallele Zellgruppen.
— *Zone des großblasigen Knorpels:* Die Chondrozyten hypertrophieren und werden reich an Organellen, alkalischer Phosphatase und Glykogen. Infolge der fortschreitenden Mineralisierung der Interzellularsubstanz beginnen sie zu degenerieren.
— *Zone des Knorpelabbaues (Erosions- oder Eröffnungszone):* Zahlreiche Chondroklasten lösen die Knorpelsubstanz

auf. Dabei bleiben zwischen den Knorpelzellsäulen längsgerichtete Reste verkalkten Knorpels bestehen.

— *Zone der enchondralen Knochenneubildung:* Die Chondroklasten wirken als Wegbereiter für aussprossende Kapillaren und Osteoblasten. Letztere lagern sich an die stehengebliebenen verkalkten Knorpelreste an und scheiden Osteoid ab, das später verkalkt: Die ersten enchondralen Knochenlamellen sind enststanden.

In den späteren Epiphysen kommt es ebenfalls zu einer Hypertrophie der Chondrozyten mit Verkalkung der Interzellularsubstanz: Die Epiphysenkerne sind entstanden. Blutgefäße sprossen ein, und die enchondrale Ossifikation verläuft hier ähnlich wie im Diaphysenbereich; es bildet sich nur kein Säulenknorpel. Die Verknöcherung breitet sich zentrifugal aus, erreicht aber nie die periostfreie Oberfläche des Knochenstücks, die ja später den Gelenkknorpel tragen wird.

Das zeitliche Auftreten dieser Knochenkerne ist so typisch, daß es zur Altersdiagnose des Skeletts bzw. zur Feststellung von knöchernen Entwicklungsstörungen benutzt werden kann. Zur Zeit der Geburt sind beim Menschen nur zwei dieser Knochenkerne vorhanden: In der distalen Femur- und in der proximalen Tibiaepiphyse.

Epiphysenfuge. Zwischen dem epiphysären und dem diaphysären Ossifikationsbereich liegt eine nicht verkalkte Zone aus hyalinem Knorpel, die *Epiphysenfuge (besser: Epiphysenscheibe)*. Sie ist auch im Röntgenbild gut darstellbar. Bis zur Geschlechtsreife kann diese Struktur durch fortgesetzte Zellteilungen den von Diaphyse und Epiphyse aus, also von zwei Seiten gegen sie vordringenden Knorpelabbau kompensieren, d. h. der Knochen setzt sein Längenwachstum fort. Die Epiphysenscheibe wird dabei aber immer dünner. Mit dem Abschluß des Längenwachstums wird die Teilungsgeschwindigkeit der Knorpelzellen geringer, der chondroklastische Abbau schreitet aber unvermindert fort und holt schließlich das Knorpelwachstum ein. Die Epiphysenscheibe verknöchert. Damit ist das Längenwachstum beendet. Der Knochen konnte sich nur verlängern, solange es in der Epiphysenscheibe genügend teilungsfähige Knorpelzellen gab.

An beiden Enden des Knochens bleibt eine schmale 0,2—6 mm dicke hyaline Knorpelschicht bestehen. Die unterste Schicht dieses Gelenkknorpels verkalkt. Aus der obersten Knorpelschicht ziehen zunächst oberflächenparallel liegende Kollagenfasern bogenförmig in die Tiefe, wo sie dann in der verkalkten Knorpelschicht verankert sind.

Das Dickenwachstum des Knorpels geschieht durch Anlagerung von Knochensubstanz vom Periost aus (perichondrale Ossifikation), während auf der Innenseite Osteoklasten den älteren Knochen abbauen und dadurch die Markhöhle erweitern.

Abbildung 35:
Chondrale Ossifikation (in Anlehnung an Krstić).
a) Vorstufe aus hyalinem Knorpel; **b)** Beginn der perichondralen Ossifikation; **c)** Hypertrophie der Knorpelzellen; **d)** Eindringen von Blutgefäßen und Bindegewebsknospen, Bildung der primären Markhöhle; **e)** Ossifikation der Diaphyse, Bildung der epiphysären Knochenkerne; **f)** Abschluß des Längenwachstums, Verknöcherung der Epiphysenfugen.
1 Hyaliner Knorpel; 2 Gelenkknorpel (hyalin), verbleibt nach Ossifikation an den Enden der Röhrenknochen; 3 perichondrale Knochenmanschette; 4 Säulenknorpel (Reihenknorpel); 5 hypertrophierende Knorpelzellen, die nach Verkalkung der Interzellularsubstanz durch Unterbrechung ihrer Ernährung zugrunde gehen; 6 Vaskularisation des Knochens; mit den eingedrungenen Gefäßen sind Bindegewebszellen und Chondroklasten/Osteoklasten in den Hohlraum gelangt; 7 Abbau des Knorpels durch Chondroklasten; 8 längsorientierte Reste verkalkten Knorpels sind Leitschienen für die Anlagerung des enchondral gebildeten Knochens; 9 enchondrale Knochenlamelle; 10 Zone des von der Ossifikation noch nicht betroffenen Hyalinknorpels; 11 Zone des Säulenknorpels (Wachstumszone); 12 Zone des großblasigen Knorpels; 13 Zone des Knorpelabbaus (Eröffnungs- oder Erosionszone); 14 Zone der enchondralen Knochenbildung; 15 entstehende Epiphysenkerne; 16 Verbindung zwischen den Gefäßen der Epiphyse und denen der Diaphyse; 17 Periost; 18 Epiphysenfuge (Epiphysenscheibe, Cartilago epiphysialis); 19 die Epiphysenfuge ist verknöchert; die Epiphysenhöhle steht mit der Diaphyse in Verbindung.

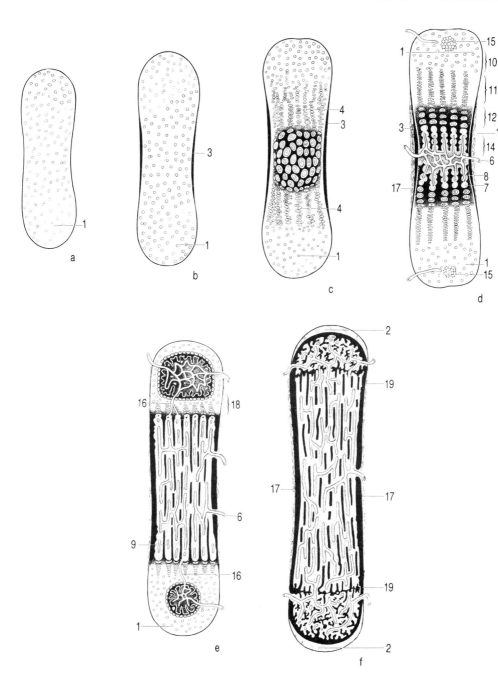

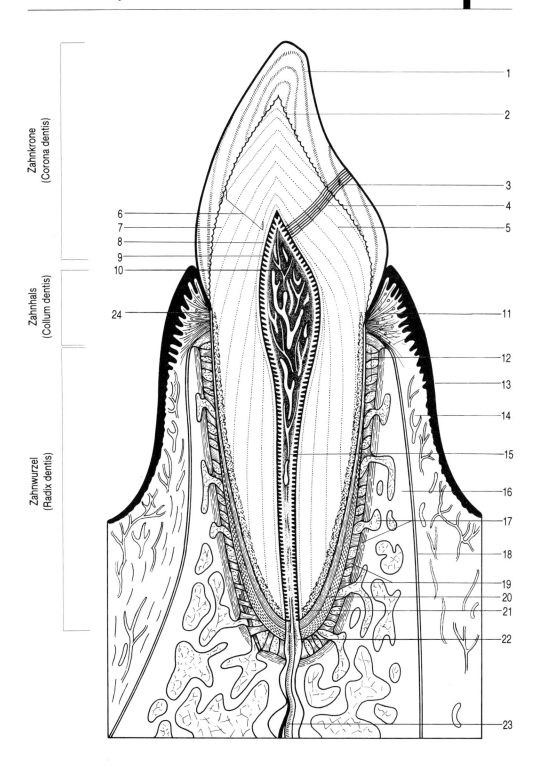

Zahnkrone
(Corona dentis)

Zahnhals
(Collum dentis)

Zahnwurzel
(Radix dentis)

1
2
3
4
6
7
5
8
9
10
24
11
12
13
14
15
16
17
18
19
20
21
22
23

4.2.8
Zahnhartgewebe

4.2.8.1 Schmelz. Der Zahnschmelz (Enamelum dentis, Substantia adamantina) ist ein fast rein kristallines Gefüge, das eigentlich kaum noch als Gewebe bezeichnet werden kann. Entwicklungsgeschichtlich gesehen, ist der Schmelz eine epitheliale Bildung und dürfte daher, streng genommen, nicht zu den Binde- und Stützgeweben gezählt werden. Der Schmelz entsteht vor dem Durchbruch der Zähne als Produkt spezialisierter Zellen, der *Ameloblasten*. Dabei laufen etwa gleichzeitig verschiedene Prozesse ab: Bildung und Sekretion einer Schmelzmatrix, Rückresorption derselben durch die Ameloblasten sowie Mineralisierung und Ausreifung der kristallinen Strukturen. Der Schmelz sitzt dem Kronenabschnitt der Zähne kappenartig auf (Abb. 36). Ausgereifter Schmelz ist das am stärksten mineralisierte und härteste Zellprodukt des Körpers. Er besteht aus: Mineral (95 %), organischer Matrix (1 %) und Wasser (4 %). Das Schmelzmineral hat die Form von Kristallen mit sechseckigem Querschnitt und pyramidenförmiger Abdachung (Hydoxylapatit): $Ca_{10}(PO_4)_6(OH)_2$.

Der Schmelz ist wenig elastisch, gering zugfest und demzufolge auch sehr spröde und brüchig. In begrenztem Umfang ist er für Flüssigkeiten durchlässig.

Die strukturellen Grundeinheiten des Zahnschmelzes sind die *Schmelzprismen,* zu denen die Kristalle zusammengefaßt sind. Sie haben etwa einen schlüssellochartigen Querschnitt und einen Durchmesser von 3—6 µm (Abb. 37). Die Prismen verlaufen von der girlandenförmig gestalteten Schmelz-Dentin-Grenze radiär zur Oberfläche der Krone, allerdings nicht gestreckt,

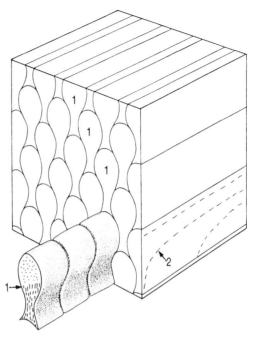

Abbildung 37:
Schmelz (Schemazeichnung).
1 Schmelzprismen; 2 Schmelzkristalle. Die Linien im Prisma rechts unten zeigen die Anordnung der Schmelzkristalle.

sondern wellenförmig oder spiralig. Auf 1 mm² Schmelzoberfläche laufen durchschnittlich 20 000—30 000 Prismen zu. Die oberste und die unterste Schmelzlage sind prismenfrei. Das organische Material bildet im wesentlichen die 0,1—0,2 µm dicke Prismenscheide.

Die Ablagerung des Schmelzes während der Zahnentstehung geschieht nicht kontinuierlich, sondern in Schüben; im aus-

Abbildung 36:
Zahn (Schemazeichnung).
1 Retzius-Linien; 2 girlandenförmig verlaufende Schmelz-Zement-Grenze; 3 Verlauf der Schmelzprismen; 4 Verlauf der Dentinkanälchen; 5 von Ebnersche Linien; 6 zirkumpulpales Dentin; 7 Manteldentin; 8 Prädentin; 9 Reihe der Odontoblasten an der Peripherie der Pulpahöhle; 10 Pulpahöhle (enthält lockeres Bindegewebe, Nerven und Gefäße); 11 gingivale Faserbündel; 12 Desmodontalspalt; 13 Gingivaepithel; 14 gingivales Bindegewebe; 15 Wurzelkanal (gefäß- und nervenführend); 16 Alveolarknochen; 17 Lamina cribrosa (innere Oberfläche des Alveolarknochens mit Öffnungen für durchtretende Gefäße); 18 Periost des Alveolarknochens; 19 zementoalveoläre (desmodontale) Faserbündel; 20 Zement (Wurzelzement); 21 Dentin-Zement-Grenze; 22 Foramen apicis dentis (Eintrittsstelle von Gefäßen und Nerven in den Wurzelkanal und die Pulpahöhle); 23 Gefäße und Nerven ziehen durch den Alveolarknochen zum Wurzelkanal; 24 Schmelz-Zement-Grenze

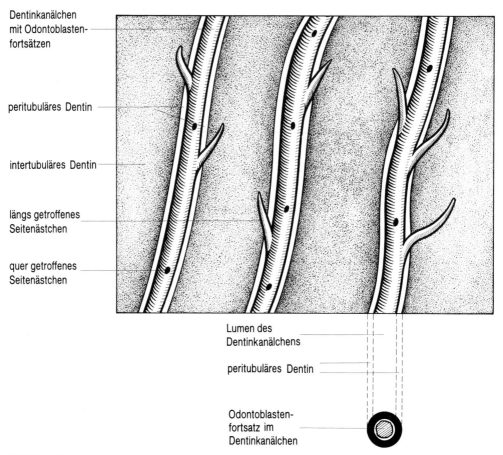

Dentinkanälchen
mit Odontoblasten-
fortsätzen

peritubuläres Dentin

intertubuläres Dentin

längs getroffenes
Seitenästchen

quer getroffenes
Seitenästchen

Lumen des
Dentinkanälchens

peritubuläres Dentin

Odontoblasten-
fortsatz im
Dentinkanälchen

Abbildung 38:
Dentinkanälchen (Schemazeichnung)

gereiften Schmelz erkennt man daher in histologischen Präparaten mehrere Wachstumslinien, die *Retzius-Linien* (Abb. 36).

4.2.8.2 Dentin. Das Dentin (Zahnbein, Substantia eburnea) bildet die Hauptmasse des Zahnes, vermittelt dem einzelnen Zahn seine spezifische Gestalt, wird im Kronenbereich vom Schmelz, im Wurzelbereich vom Zement überzogen und beherbergt die Pulpa. Spezifische Bindegewebszellen, die *Odontoblasten,* bilden das Dentin und unterhalten es später. Sie liegen an der inneren Dentinoberfläche, d. h. an der Peripherie der Pulpahöhle (Abb. 36). Der ausgereifte Odontoblast ist eine schlanke säulenförmige Zelle. Er besitzt einen langen Fortsatz (Tomes-Faser), der das gesamte Dentin von

der Pulpa bis an die Schmelz-Dentin-Grenze durchzieht (Länge bis zu 5 mm). Die Fortsätze liegen in *Dentinkanälchen,* welche radiär und leicht wellenförmig im Dentin verlaufen. Die Kanälchenwand wird von dem dichteren und stark mineralisierten *peritubulären Dentin* gebildet, während das zwischen den Kanälchen liegende *intertubuläre Dentin* weniger dicht mineralisiert ist und große Mengen kollagener Fasern enthält (Abb. 38).

Die schubweise verlaufende Mineralisation des Dentins läßt im histologischen Bild Wachstumslinien erkennen: *v. Ebner-Linien* (Abb. 38).

Die äußerste 10—30 μm dicke Dentinschicht, die parallel zur Schmelz-Dentin- und Dentin-Zement-Grenze verläuft, unterscheidet sich vom übrigen Dentin. Dieses *Manteldentin* entsteht während der Anfangsphase der Dentinbildung und ist besonders reich an kollagenen Fasern; die Odontoblastenfortsätze sind hier sehr stark verzweigt (Abb. 36).

Die Hauptmasse des Dentinkernes, die sich zwischen Manteldentin und Pulparaum ausdehnt, wird als *zirkumpulpales Dentin* bezeichnet; es ist das Produkt der funktionell koordinierten Odontoblasten und zeigt nur gelegentlich Verzweigungen der Odontoblastenfortsätze. Es entsteht unmittelbar nach dem Manteldentin (Abb. 36, S. 84).

Das *Prädentin* ist den Odontoblasten direkt benachbart, es ist die noch unmineralisierte Dentinmatrix, die von den Odontoblasten abgeschieden wurde und allmählich zu verkalken beginnt (Abb 36).

Solange ein Zahn vital ist, d. h. solange er lebendes Pulpagewebe besitzt, solange kann er Dentin bilden.

Alles Dentin, das bis zum Abschluß des Wurzelwachstums entstanden ist, heißt *primäres Dentin.* Zu irgendeinem Zeitpunkt danach abgelagertes Dentin wird als *Sekundärdentin* bezeichnet. Das physiologische Sekundärdentin entsteht im Anschluß an das zirkumpulpale Dentin, von dem es sich strukturell nicht unterscheidet. Irreguläres Sekundärdentin (Reiz- oder Reparaturdentin) zeigt dagegen Abweichung vom normalen Dentin: Andere Verlaufsrichtung oder stärker gewellter Verlauf der Kanälchen, geringere Anzahl oder völliges Fehlen der Kanälchen.

In chemischer Zusammensetzung und physikalischem Verhalten unterscheidet sich das Dentin stark vom Schmelz. Es besteht zu 70% aus anorganischer Substanz, zu 20% aus organischer Matrix und zu 10% aus Wasser. Die Hydroxylapatitkristalle des Dentins sind kleiner als die des Schmelzes. Das Manteldentin ist reicher an organischer Substanz als das zirkumpulpale Dentin. Das Zahnbein ist bedeutend weniger hart als der Schmelz, aber härter als der Knochen oder Wurzelzement. Es besitzt eine gelbliche Eigenfarbe. Dentin ist elastisch und verformbar, porös und durchlässig.

4.2.8.3 Zement. Das Zement ist ein mineralisiertes Bindegewebe, welches die äußere Oberfläche der Zahnwurzeln bedeckt. Seine größte Dicke erreicht es an der Wurzelspitze, wo es auch noch Teile der Wurzelkanalwände bedeckt. Das Zement verankert die desmodontalen Kollagenfaserbündel in der Wurzeloberfläche und dient damit der Befestigung des Zahnes in der knöchernen Alveole. Die desmodontalen Fasern spannen sich zwischen der Wurzel und dem Alveolarknochen aus, sie strahlen in beide Strukturen als Sharpey-Fasern ein. Das Wurzelzement bildet also mit Desmodont und Alveolarknochen eine Funktionseinheit (Abb. 36, S. 84).

Im Gegensatz zum Knochen ist das Zement gefäßlos. Es wird von besonderen Zellen, den *Zementoblasten/Zementozyten* gebildet. Die Zementozyten haben Ähnlichkeit mit den Osteozyten. Ebenso wie diese sind sie auch in der verkalkten Grundsubstanz „eingemauert".

Das Wurzelzement ist nicht gleichmäßig strukturiert. Es lassen sich drei Zementarten unterscheiden:

— *Azellulär-afibrilläres Zement:* Es enthält weder Zellen noch kollagene Fibrillen und kommt nur im Bereich der Schmelz-Zement-Grenze vor.
— *Azellulär-fibrilläres Zement:* Es enthält eine Vielzahl kollagener Fibrillen und Faserbündel, jedoch keine Zementozyten und kommt an den Seitenflächen im oberen Drittel der Wurzel vor.
— *Zellulär-fibrilläres Zement:* Es enthält sowohl Zementozyten als auch zahlreiche Kollagenfibrillen und kommt im mittleren und unteren Wurzeldrittel bzw. in den Bifurkationsräumen der Zähne vor.

Auch im Zement lassen sich Anlagerungs- oder Wachstumslinien feststellen: *Salter-Linien.* Von den drei Zahnhartsubstanzen ist das Zement am wenigsten mineralisiert (Mineralgehalt etwa 60%). Es ist weicher als Dentin und etwa ebenso hart wie Knochen.

Zusammenfassung

Binde- und Stützgewebe verleihen dem Körper seine Eigenform, bilden Stütz- und Grundgerüste sowie Schutz- und Hüllschichten für Organe. Neben diesen vorwiegend mechanischen Funktionen stehen weitere Aufgaben im Stoffwechsel, im Stofftransport, im Flüssigkeitshaushalt des Organismus sowie bei Abwehrprozessen und bei der Regeneration.

A. Grundstruktur

Relativ weitmaschige Zellverbände aus Fibroblasten/Fibrozyten, die untereinander nicht oder nur durch ihre Fortsätze in Verbindung stehen. Große Bedeutung hat die Interzellularsubstanz: Fasersysteme und Grundsubstanz.

B. Bauelemente der Binde- und Stützgewebe

Zellen. Ortsfeste Zellen sind Fibroblasten/Fibrozyten; als freie Zellen kommen vor: Histiozyten, Mastzellen, Lymphozyten, Plasmazellen, Monozyten, Granulozyten.

Kollagene Fasern. Lineare Strukturproteine, Tropokollagenmoleküle (je drei Polypeptidketten)-, Protofibrillen-, Mikrofibrillen-, Kollagenfibrillen-, kollagene Fasern. Sie erfüllen vorwiegend mechanische Aufgaben und sind nahezu undehnbar. Begrenzte Dehnungsmöglichkeit in der Gesamtstruktur: Faserbündel im Ruhezustand leicht gewellt, Scherengitteranordnung.

Retikuläre Fasern. Dünner als Kollagen, chemisch diesem ähnlich (hoher Kohlenhydratanteil); gröbere Fasern verhalten sich färberisch wie Kollagen, feinere Fasern nur durch Versilberung darstellbar (argyrophile Fasern); sie bilden Stützgerüste in Organen und zarte Fasergitter um Kapillaren, Drüsenendstücke, Milzsinus, Fettzellen, Nierenkanälchen, Muskelzellen und Nervenfasern.

Elastische Fasern. Reversibel dehnbar bis zu 150% der Ausgangslänge; verzweigte Fasern. Sie bilden Netze und gefensterte Membranen in Blutgefäßwänden, kommen auch in Organkapseln, im elastischen Knorpel oder als elastische Bänder vor.

Grundsubstanz. Mikroskopisch homogen, visköse (sol- oder gelartig) Beschaffenheit; Gemisch von Porteoglykanen; wichtig für Stoffaustausch (Diffusionsstrecke) und Flüssigkeitsbindung (Gewebsspannung, Wasserhaushalt).

C. Formen der Binde- und Stützgewebe

Embryonales Bindegewebe
Mesenchym. Lockeres Gewebe aus basophilen Zellen, von dem alle Binde- und Stützgewebe abstammen, undifferenzierte Interzellularsubstanz, zahlreiche Mitosen.
Gallertiges Bindegewebe. In Nabelschnur und Chorionplatte (Wharton-Sulze), Kollagengeflechte und gallertige Grundsubstanz, locker liegende Zellen.

Retikuläres Bindegewebe

Verzweigte Retikulumzellen mit großen, rundlich-ovalen hellen Kernen, Fähigkeit zur Phagozytose; Vorkommen: Knochenmark, Milz, Lymphknoten, Lamina propria des Darms, Tonsillen.

Fettgewebe

Weißes Fettgewebe (univakuolär). Polygonale oder kugelige Zellen, schmaler Zytoplasmasaum, randständige Kerne, zentral ein großer Fetttropfen (Paraplasma), Basalmembran, einzelne Fettzellen sind überall im lockeren Bindegewebe zu finden, größere Gruppen von Fettzellen sind in Läppchen gegliedert. Speicherfett (Depotfett) v. a. subkutan, Strukturfett (Baufett), z. B. Nierenfettkapsel, Fettkörper in der Augenhöhle.

Braunes Fettgewebe. Stets mehrere Fettvakuolen im Zytoplasma, Kern liegt zentral, zahlreiche vegetative Nervenfasern; Vorkommen v. a. beim Neugeborenen: Wärmeproduktion.

Lockeres faseriges Bindegewebe

Keine darstellbare Eigenform, verbreitet im Organismus, weiträumige Maschengeflechte aus kollagenen, retikulären und elastischen Fasern, Umhüllung von Gefäßen und Nerven, als submuköse Verschiebeschicht in der Wand von Hohlorganen, im Stroma parenchymatöser Organe, Füllgewebe zwischen Organen und Organteilen.

Straffes faseriges Bindegewebe

Eng beisammenliegende faserige Elemente, Zellen und Grundsubstanz treten zurück.

Geflechtartiges straffes Bindegewebe. Dicke, sich kreuzende Kollagenfaserbündel, wenige flache Zellen; Vorkommen: Organkapsel, Gelenkkapsel, harte Hirnhaut, Faszien, Aponeurosen, Periost, Perichondrium; Sonderform: Cornea.

Parallelfaseriges straffes Bindegewebe. Sehnen, Bänder. Durch Querbrücken vernetzte Kollagenfibrillen sind parallel und schraubenförmig angeordnet: Sehnenfasern. Zwischen ihnen liegen flache Tendinozyten (Flügelzellen). Mehrere Sehnenfasern bilden ein Primärbündel, das von lockerem Bindegewebe (Peritendineum internum) umhüllt wird. Die Sehne besteht aus mehreren Primärbündeln und ist von Peritendineum externum und Paratendineum umgeben. Sehnenscheiden an Stellen starker Beanspruchung.

Elastische Bänder. Dicht gelagerte, verzweigte elastische Fasern mit Gitterwerken aus kollagenen und retikulären Fasern; Vorkommen: Nackenband, Ligamenta flava zwischen den Wirbelbögen, Stimmband.

Knorpel

Gefäßlos, trägt eine Knorpelhaut (Perichondrium) aus kollagenen und elastischen Fasern, welche Gefäße und Nerven führt.

Hyaliner Knorpel. Bläulich durchscheinend, Chondrone (Knorpelzellgruppen), Chondrozyten in Lakunen, die durch eine Knorpelkapsel begrenzt werden. Letztere geht in einen Zellhof über, der alle Zellen eines Chondrons umschließt. Zwischen den Chondronen liegt die Interterritorialsubstanz. In ihr befinden sich kollagene Fasersysteme, welche aber nur in polarisiertem Licht sichtbar sind, da sie durch ihren hohen Gehalt an Chondroitinschwefelsäure „maskiert" sind. Vorkommen: Embryonales Skelett, Nasenknorpel, Rippenknorpel, Schild- und Ringknorpel des Kehlkopfes, Knorpelspangen und -stücke in Luftröhre und größeren Bronchien, Gelenkknorpel (trägt kein Perichondrium).

Elastischer Knorpel. Gelblich, leicht trüb, weich und biegsam, starke elastische Fasernetze in der Interterritorialsubstanz, daneben wenige „maskierte" Kollagenfasern, weniger Grundsubstanz als beim hyalinen Knorpel. Chondrozyten kommen meist einzeln vor, mehrzellige Chondrone sind selten. Vorkommen: Kehlkopf (z. B. Epiglottis), Ohrknorpel, Knorpelstückchen in der Wand der kleinsten Bronchien.

Faserknorpel (kollagenfaseriger Knorpel). Nur wenige, einzeln liegende Chondrozyten, stark verflochtene Kollagenfaserbündel, sehr wenig Grundsubstanz, daher Maskierung nur am Rande der Lakunen, der Knorpel ist sehr widerstandsfähig. Vorkommen: Symphyse, Bandscheiben, Gelenkknorpel des Kiefergelenks und der Schlüsselbeingelenke, Gelenkscheiben (die Zellen produzieren kein Chondroitinsulfat).

Knochen
Stützgerüst des Körpers, Mineralspeicher.

Zellen. Osteoblasten produzieren Knochengrundsubstanz; Osteozyten: Verzweigte Zellen in Knochenhöhlen, ihre Fortsätze liegen in Canaliculi, durch welche benachbarte Lakunen in Verbindung stehen. Osteoklasten: Mehrkernige Zellen, welche Knochensubstanz abbauen. Sie liegen in Howship-Resorptionslakunen.

Interzellularsubstanz. Grundsubstanz mit Kollagengeflechten, durch Einlagerung von Kalksalzen (Hydroxylapatitkristalle) verfestigt. Im Faserknochen (Geflechtknochen) sind die Kollagenfasern zu Geflechten, im Lamellenknochen zu lamellären Systemen orientiert. Mit bloßem Auge unterscheidet man am Knochen eine homogen erscheinende Randschicht, die Substantia compacta (Kortikalis), und ein aus Knochenbälkchen bestehendes Schwammwerk (Substantia spongiosa).

Struktur der Substantia compacta eines Röhrenknochens (Schichtenfolge von außen nach innen):
— Periost (Knochenhaut): Gefäß- und nervenführendes Bindegewebe, mit dem Knochen durch Sharpey-Fasern verbunden
— Äußere Grundlamellen: Parallel zum Periost verlaufend
— Havers-Lamellen (Speziallamellen): Etwa 15—20 Lamellen umgeben einen zentralen, gefäßführenden Havers-Kanal, bilden als Osteon die strukturelle Grundeinheit des Lamellenknochens. Volkmann-Kanäle verlaufen als lamellenlose Querverbindungen zwischen den Havers-Kanälen und zwischen diesen und dem Periost. Zwischen den Lamellen liegen Osteozyten. Nach außen sind die Osteone durch Kittlinien begrenzt.
— Schaltlamellen: Sie liegen in den Zwickelräumen zwischen den Osteonen; Reste älterer, zum großen Teil abgebauter Osteone.

— Innere Grundlamellen: Verlauf parallel zur inneren Begrenzung der Markhöhle und zu den äußeren Grundlamellen.

Knochenbildung (Ossifikation). Bei der direkten oder desmalen Ossifikation entsteht der Knochen direkt aus dem Bindegewebe. Mesenchymzellen wandeln sich zu Osteoblasten und beginnen mit der Bildung von Grundsubstanz. Auf diese Weise entstehen die platten Schädelknochen, die meisten Gesichtsknochen und z. T. die Schulterblätter und die Schlüsselbeine.

Die chondrale Ossifikation ist Knochenbildung auf knorpeliger Grundlage:
— Perichondrale Ossifikation: Anbau einer Knochenmanschette um den aus hyalinem Knorpel vorgebildeten Knochen zwingt die Knorpelzellen zu längsorientiertem Wachstum und sorgt auch für die Dickenzunahme des Knochens.
— Die Umwandlung der Knorpelvorstufe in Knochen bezeichnet man als enchondrale Ossifikation:
— Rasche Teilung der Knorpelzellen, säulenförmige Anordnung, Umwandlung der Chondrozyten in blasige Zellen
— Einwanderung von Gefäßen und Osteoklasten, vom Periost ausgehend
— Abbau des Knorpels
— Osteoblasten bilden Knochengrundsubstanz und lagern sie an die nicht abgebauten Reste der verkalkten Knorpelgrundsubstanz an.

Zahnhartgewebe
Schmelz (Enamelum dentis). Vor dem Durchbruch der Zähne durch Ameloblasten gebildet, die härteste Substanz im Körper. Bestandteile: 95% Mineral (Hydroxylapatitkristalle), 1% organische Substanz, 4% Wasser; strukturelle Grundeinheit: Schmelzprismen, Wachstumslinien: Retzius-Streifen.
Dentin (Zahnbein, Substantia eburnea). Umgibt als Hauptmasse des Zahnes die Pulpahöhle; wird von Odontoblasten gebildet, welche an der inneren Dentinoberfläche liegen; die Fortsätze dieser Zellen befinden sich in Dentinkanälchen, die das Dentin bis zu seiner äußeren Oberfläche (Schmelz-Dentin-Grenze oder Dentin-Zement-Grenze) durchziehen. Das um die Kanälchen angeordnete peritubuläre Dentin ist stärker mineralisiert als das zwischen den Kanälchen gelegene intertubuläre Dentin. Das Manteldentin ist eine schmale Schicht an der äußeren Dentinoberfläche, es ist gleichzeitig das älteste Dentin, die Kanälchen sind hier besonders verzweigt. Das Prädentin befindet sich dagegen in Odontoblastennähe und ist noch nicht oder nur unvollständig verkalkt. Zwischen beiden Schichten liegt das zirkumpulpale Dentin. Wachstumslinien im Dentin: v. Ebner-Linien. Dentinbestandteile: 70% anorganische Substanz, 20% organische Substanz, 10% Wasser.
Zement. Bedeckt die Oberfläche der Zahnwurzel, wird von Zementoblasten gebildet, dient zur Befestigung des Zahnes in der Alveole, desmodontale Faserbündel (Kollagen) spannen sich zwischen dem Wurzelzement und dem Alveolarknochen aus. In beiden Strukturen sind sie als Sharpey-Fasern verankert. Das Zement ist in Zusammensetzung und Struktur die knochenähnlichste der drei Zahnhartsubstanzen.

5
Muskelgewebe

Übersicht:

Bewegung, die Fähigkeit des Zytoplasmas zur Kontraktion (lat. contrahere: zusammenziehen), ist eine Grundeigenschaft lebender Zellen. In den Muskelzellen ist diese Eigenschaft besonders ausgeprägt. Sie sind Träger aller Bewegungsvorgänge in vielzelligen Organismen. Dieser Funktion entspricht ihr hoher Gehalt an den kontraktilen Proteinen Actin und Myosin. Dies sind metaplasmatische Strukturen, die man als Myofibrillen (griech. mys: Muskel) in den Muskelzellen findet.

Nach histologischen und funktionellen Merkmalen unterscheidet man drei Arten des Muskelgewebes:

Arten des Muskelgewebes

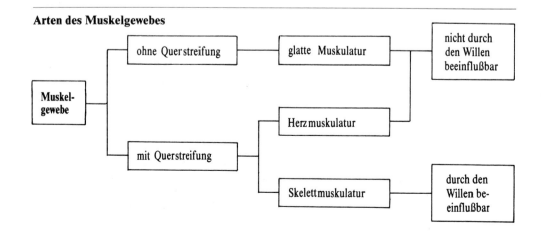

5.1
Glatte Muskulatur

Das glatte Muskelgewebe besteht aus länglichen, vorwiegend spindelförmigen Zellen (Abb. 39, S. 94). Beim Menschen sind sie im allgemeinen 50—200 µm lang (in Blutgefäßen nur 15—25 µm) und 5—10 µm dick. Ihre Länge kann aber beträchtlich größer sein: Im schwangeren Uterus werden sie bis zu 800 µm lang.

Der Ausdruck „glatte Muskulatur" bedeutet, daß die Zellen dieses Gewebes keine Querstreifung zeigen, also glatt sind. Es fehlt ihnen nämlich die für die Skelettmuskulatur typische, streng parallele und regelmäßige Anordnung der Myofibrillen.

Die stäbchenförmigen, fein strukturierten Zellkerne haben stumpfe Enden. Stellenweise zeigen sie Einkerbungen. Der Nucleolus ist immer deutlich zu sehen. Jede Muskelzelle hat nur einen Zellkern. Dieser liegt stets in der Mitte der Zelle. Wenn die Muskelzelle sich stark kontrahiert, nimmt der Kern eine geschlängelte oder sogar eine schraubig gewundene Gestalt an. Die Kerne haben eine Länge von etwa 10—25 µm. An den Polen des Kernes befindet sich eine dreieckige Zone, die von Myofilamenten frei ist, das sog. *Endoplasma*. Hier liegen die Zellorganellen (Mitochondrien, Golgi-Felder, endoplasmatisches Retikulum, Lysosomen) besonders dicht.

Unmittelbar unter der Zellmembran (*Sarkolemma*, griech. sarx: Fleisch) befindet sich ein dünner Zytoplasmasaum, in dem vor allem Ribosomen, abgeplattete glattwandige Säckchen des endoplasmatischen Retikulums und viele mikropinozytotische Vesikel liegen. Letztere sind an den Enden der spindelförmigen Zellen besonders zahlreich vorhanden.

Im Zytoplasma findet man längsorientierte *Myofilamente*. An der Innenseite der Zellmembran wie auch im Zellinneren liegen feingranulierte Verdichtungszonen, die aus dem Protein Actin bestehen. Zwischen ihnen sind ebenfalls Myofilamente ausgespannt. Diese *Befestigungsplatten* liegen relativ weit auseinander. Während der Kontraktion nähern sie sich einander, dabei wird die Zelle verkürzt.

Die Muskelzellen sind von einer *Basallamina* umgeben. Sie lagern sich im Gewebsverband im allgemeinen so aneinander, daß ihre breiteren kernhaltigen Mittelabschnitte zwischen den spitz zulaufenden Enden der Nachbarzellen zu liegen kommen. In seltenen Fällen sind auch glatte Muskelzellen an ihren Enden verzweigt.

Außerhalb der Zelle, im Extrazellulärraum, liegen kollagene, retikuläre und elastische Fasern. Glatte Muskelzellen haben die Eigenschaft, vor allem elastische Faserelemente zu produzieren. In der Lamina basalis verankern sich retikuläre Mikrofibrillen, welche die Muskelzelle mit elastischen und kollagenen Fasern verbinden und so die Kontraktionskräfte der Muskelzellen auf die Fasernetze übertragen. Glatte Muskelzellen sind nicht regenerationsfähig.

Die Zellen können mit ihrer gesamten Oberfläche Reize aufnehmen. Die Muskelzellen eines Zellverbandes sind untereinander durch *Nexus* verbunden. Im Nexusbereich fehlt die Basallamina. Die Nexus entsprechen elektrischen Synapsen. Die bioelektrischen Kontraktionsimpulse können so in relativ kurzer Zeit an alle durch Nexus verbundenen Muskelzellen weitergegeben werden, so daß sich alle diese Zellen synchron kontrahieren.

Die glatte Muskulatur wird vom vegetativen Nervensystem innerviert. Man findet im Gewebe zwei verschiedene Arten von Nervenendigungen:
— Frei im Interstitium endigende Nerven. Sie haben keinen Kontakt zu den Muskelzellen und kommen sehr zahlreich vor.
— Nervenendigungen, welche die Zellmembran berühren und dabei die Basallamina durchdringen, ohne aber Kontakte nach Art einer Synapse zu bilden. Sie kommen seltener vor.

Glatte Muskelzellen findet man vor allem in der Wand von Hohlorganen, deren lichte Weite verändert (reguliert) werden muß oder deren Inhalt durch rhythmische Kontraktionen der Wand (Peristaltik) weiterbefördert werden soll.

Glatte Muskulatur kommt vor: Speiseröhre (unterer Teil), Magen- und Darmwand, Blut- und Lymphgefäße, Gallenblase, Harnleiter, Harnblase, Ductus deferens, Penis, Nebenhodengang, Vagina, Uterus, Eileiter, Haut (Musculi erectores pilorum zur Aufrichtung der Haarbälge).

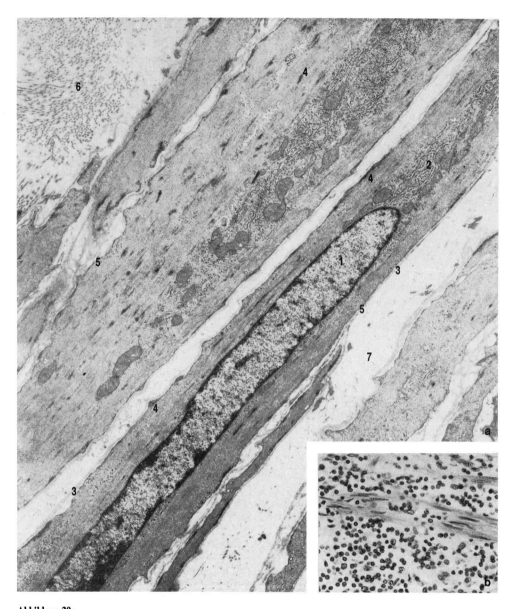

Abbildung 39:
Glatte Muskulatur.
a) Muskelzellen, elektronenmikroskopische Aufnahme (Vergr. 10 000 x);
b) Muskelzellen im Gewebe (Vergr. 350 x).
1 Zellkern; 2 Endoplasma; 3 Basalmembran; 4 Befestigungsplatten; 5 Sarkolemma; 6 Kollagenfasern; 7 Interzellularräume

5.2
Skelettmuskulatur

Die quergestreifte Skelettmuskulatur stellt mengenmäßig den größten Teil des Muskelgewebes dar. Sie bildet den aktiven Bewegungsapparat (Extremitäten- und Körperwandmuskulatur). Auch die mimische Muskulatur des Gesichtes und des Halses, die Zungen-, Schlund- und Kehlkopfmuskulatur, das Zwerchfell, die Beckenbodenmuskulatur sowie äußere Augenmuskeln und die Mittelohrmuskeln gehören zum Typ der quergestreiften Skelettmuskulatur.

Das Muskelgewebe besteht aus langen bandförmig-zylindrischen Zellen mit stumpf zulaufenden Enden. Sie sind 10—100 µm dick. Ihre Länge kann, je nach dem Muskel, in dem sie vorkommen, bis zu mehreren Zentimetern betragen. Jede Muskelzelle (Muskelfaser) enthält viele Hunderte bis Tausende von Zellkernen, die alle randständig liegen, d. h. dicht unter der Zellmembran. Die Kerne sind 8—10 µm lang, elliptisch, etwas abgeplattet und eingekerbt. Sie ordnen sich parallel zur Faserlängsachse an. Die Kerne enthalten relativ wenig Heterochromatin sowie 1—2 deutlich sichtbare Nucleoli.

5.2.1
Myofibrillen, Myofilamente

Die Myofibrillen als kontraktile Elemente der Skelettmuskulatur durchziehen die gesamte Länge der Zelle. Ihnen entspricht die auf Querschnitten durch die Skelettmuskelzelle sichtbare Felderzeichnung (*Cohnheim-Felderung*). Alle Strukturelemente der Myofibrillen liegen jeweils auf gleicher Höhe. Da sie unterschiedlich anfärbbar sind, ergibt sich so die *Querstreifung,* das auffallendste Merkmal der Skelettmuskelzelle. Jede der 0,5—2 µm dicken Myofibrillen besteht aus zahlreichen Myofilamenten.

Im Querstreifungsmuster entsprechen die stark angefärbten *A-Segmente* (stärker doppelbrechende, d. h. anisotrope Segmente) den nebeneinanderliegenden, etwa 10 nm dicken Myosinfilamenten. Zwischen zwei A-Segmenten liegt jeweils ein schwach gefärbtes *I-Segment* (schwächer doppelbrechendes, isotropes Segment), das aus 5—7 nm dicken Actinfilamenten besteht.

Die Myosin- und Actinfilamentbündel werden jeweils durch Stützstrukturen verbunden: In der Mitte des I-Segments liegt der feine *Z-Streifen (Telophragma)*. Gleichermaßen liegt in der Mitte des A-Segments der zarte, dunklere *M-Streifen (Mesophragma)*.

An beiden Enden der Myosinbündel (also der A-Segmente) ragen die Actinfilamente zwischen die dickeren Myosinfilamente hinein. So ergibt sich eine stärkere Anfärbbarkeit in den beiden Randzonen des A-Segments (d. h. in den Überlappungsbereichen von Actin- und Myosinfilamenten), während in der Mitte, also links und rechts vom M-Streifen, ein etwas hellerer Bereich zu sehen ist, die *H-Zone (Hensen-Zone)*. Die dunkler gefärbten Übergangszonen begrenzen also die innerhalb des A-Segments gelegene H-Zone, welche frei von Actinfilamenten ist.

Die beschriebene Aufeinanderfolge von Actin- und Myosinbündeln wiederholt sich über die gesamte Länge der Myofibrillen in der Muskelzelle. Die zwischen zwei Z-Streifen liegende Strecke wird als *Sarkomer* bezeichnet. Man versteht darunter die kleinste kontraktile Einheit der Skelettmuskelzelle. Innerhalb eines Sarkomers folgen somit aufeinander: die Zonen bzw. Streifen Z-I-A-H-M-H-A-I-Z. Die Abfolge ist symmetrisch und verhält sich spiegelbildlich zum M-Streifen (Abb. 40, S. 96).

5.2.2
Kontraktion

Kontraktion und Erschlaffung der Muskelzellen erklärt man als Gleitvorgang. Bei der Kontraktion gleiten die Actinfilamente zwischen die Myosinfilamente hinein. Dabei kommt es zu vorübergehenden Bindungen zwischen den Actinfilamenten und den Seitenarmen der Myosinfilamente. Diese Bindungen lösen sich nach kurzer Zeit, um sich an nachfolgenden Bindungsstellen erneut zu bilden. Der Prozeß hat eine gewisse Ähnlichkeit mit dem Seilziehen, wenn immer wieder nachgefaßt werden muß, um das Seil näher an sich heranzuziehen.

Der Kontraktionsvorgang ist energieabhängig, außerdem sind Ca^{2+}-Ionen erforderlich.

Wenn die Muskelzelle erschlafft, bewegen sich die Actinfilamente wieder zurück,

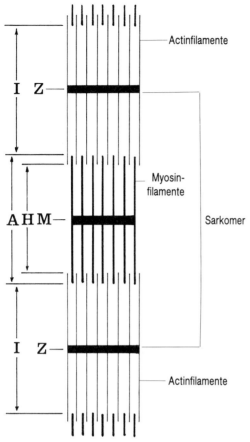

Abbildung 40:
Anordnung der kontraktilen Proteine in quergestreiften Muskelzellen

wobei sie aber nie völlig zwischen den Myosinfilamenten herausgleiten.

Bei diesen Vorgängen wird das Querstreifungsmuster verändert. Wenn sich die Muskelzelle kontrahiert, werden das I-Segment und die H-Zone schmäler, gleichzeitig verbreitert sich die Überlappungszone zwischen Actin- und Myosinfilamenten (der dunklere Rand des A-Segments), während das A-Segment als ganzes nicht verändert wird. Die Z-Streifen nähern sich einander, d. h. die Sarkomerlänge ist kürzer geworden.

5.2.3
L-System
Jede Myofibrille ist in Höhe des A- und I-Segments von einem Röhrchensystem umgeben. Die Tubuli stehen untereinander in Verbindung und sind längs (longitudinal) zur Myofibrille orientiert. An der Grenze zwischen A- und I-Segment münden alle Röhrchen in sog. *Terminalzisternen* ein, ringförmige Hohlräume, die einen größeren Durchmesser besitzen als die längsverlaufenden Tubuli und rechtwinkelig zur Myofibrille verlaufen. Das L-System ist eine besondere Form des glatten endoplasmatischen Retikulums. Es wird auch als *sarkoplasmatisches Retikulum (SR)* bezeichnet. Das L-System dient als Calciumspeicher. Während der Kontraktion verlassen die Calciumionen die membranumhüllten Hohlräume. In der Erschlaffungsphase werden sie wieder in das SR aufgenommen (Abb. 41).

5.2.4
T-System
Zwei benachbarte Terminalzisternen des L-Systems berühren einander nicht. Zwischen ihnen liegen immer die Röhrchen des T-Systems (Durchmesser ca. 50 nm), die transversal zu den Myofibrillen angeordnet sind. Die Tubuli des T-Systems sind Einstülpungen der Zellmembran (Sarkolemma), ihr Inhalt besteht aus Extrazellulärflüssigkeit, also nicht aus Zytoplasma der Muskelzelle. Zwei Terminalzisternen mit dem dazwischenliegenden T-Tubulus werden als *Triade* bezeichnet (Abb. 41).

Das T-System dient der Erregungsleitung. Bioelektrische Impulse breiten sich rascher über die Membran aus als über das Zytoplasma. Um daher eine möglichst synchrone Kontraktion aller Myofilamente einer Zelle zu erreichen, sorgt das T-System für eine gleichzeitige Ausbreitung der Membranerregung auch zu den zentral in der Zelle liegenden Myofibrillen, die sich sonst später kontrahieren würden als die dicht an der Zellmembran gelegenen.

5.2.5
Sarkoplasma
Gegenüber den Myofibrillen tritt das Sarkoplasma (Zytoplasma der Muskelzelle) mengenmäßig zurück. Das Grundzytoplas-

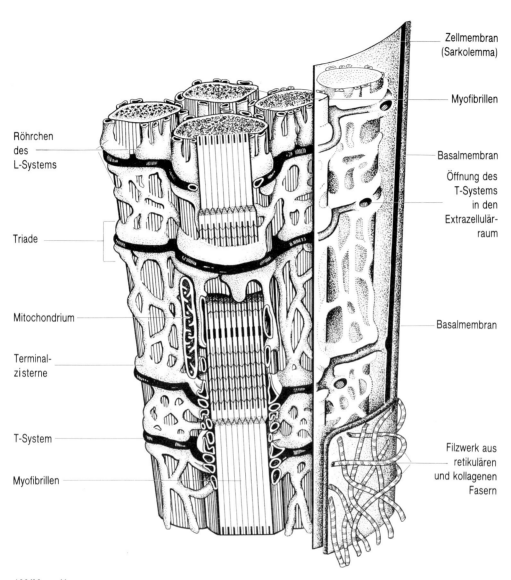

Abbildung 41:
Skelettmuskelzelle (Strukturschema)

ma und die Organellen sind hauptsächlich in Kernnähe und zwischen den Myofibrillen angeordnet. In Nachbarschaft der Kerne liegen kleinere Golgi-Felder, Mitochondrien (Sarkosomen), wenig granuläres ER und einige freie Ribosomen. Zentriolen sind nicht vorhanden. Außer im Kernbereich und in Nähe der Zellmembran sind zahlreiche Mitochondrien reihenartig zwischen den Myofibrillen angeordnet. Im solartigen Grundplasma sind Glykogenkörnchen als leicht mobilisierbare Energievorräte und Myoglobin vorhanden. Letzteres dient als O_2-Speicher und bedingt neben dem Hämoglobin des Kapillarblutes die rote Eigenfarbe der Muskulatur. Das Myoglobin ist strukturell dem Hämoglobin verwandt.

5.2.6
Sarkolemma (Myolemma)

Die Zellmembran steht über ihre Glykokalix mit der Basallamina in Verbindung, welche die gesamte Muskelzelle einhüllt. An ihrer Außenseite ist die Lamina basalis von einem Filzwerk aus retikulären und kollagenen Fasern gleich einem Strumpf umgeben (Abb. 41, S. 97). Wie bei glatten Muskelzellen findet man auch unterhalb der Zellmembran von Skelettmuskelzellen zahlreiche mikropinozytotische Bläschen.

5.2.7
Rote und weiße Muskelfasern

Zwischen den Zellen verschiedener Muskeln können Unterschiede hinsichtlich des Mengenverhältnisses der Zellbestandteile (Gehalt an Myofibrillen und Organellen) bestehen, die ihrerseits auch funktionelle Verschiedenheiten bedingen (Tab. 2).

Man unterscheidet sog. „weiße" und „rote" Muskeln. Auch innerhalb desselben Muskels kommen rote und weiße Fasern vor. Ihre Verteilung ist genetisch bestimmt. In histologischen Präparaten lassen sich die beiden Faserarten nur mit Spezialfärbungen differenzieren. Es bestehen auch kaum ultrastrukturelle Unterschiede.

Weiße Muskelfasern kontrahieren sich rascher, ermüden aber auch früher als rote, da ihre Energievorräte und Oxidationsmöglichkeiten geringer sind. Rote Muskelfasern sind dagegen für Dauerkontraktionen eingerichtet.

5.2.8
Satellitenzellen, Regeneration

Den Skelettmuskelfasern liegen seitlich Satellitenzellen so eng an, daß sich die Muskelzellmembran nach innen vorwölbt. Die Kerne der Satellitenzellen sind reicher an Heterochromatin als die Kerne der Muskelzellen. Die Satellitenzellen besitzen Zentriolen, sie sind zur DNA-Synthese und zur Mitose fähig. Zusammen mit der Muskelzelle, der sie zugeordnet sind, liegen sie unter einer gemeinsamen Basallamina.

Trotz ihres hohen Differenzierungsgrades besitzen die Skelettmuskelzellen die Fähigkeit zur Regeneration. Makrophagen dringen durch die Basallamina vor und phagozytieren die Trümmer im zerstörten Bereich der Muskelzelle. Einige Tage spä-

Tabelle 2:
Unterschiede zwischen weißen und roten Muskelfasern

Parameter	Weiße Muskelfaser	Rote Muskelfaser
Durchmesser	größer	kleiner
Oberfläche	glatt	mit Vorwölbungen (durch Organellenanhäufung unter der Zellmembran bedingt)
Myofibrillen	mehr	weniger
Sarkoplasma	weniger	mehr
Mitochondrien	weniger	wesentlich mehr und crista-reichere Mitochondrien
Myoglobin	weniger	mehr (größere O_2-Reserve)
Kapillardichte um die Muskelzelle	geringer	größer
Kontraktionsgeschwindigkeit	größer	geringer
Kontraktionsdauer	kürzer, raschere Ermüdung, schnellere Erschlaffung	länger

ter wandern entweder unbeschädigte Kerne aus dem nicht verletzten Teil der Zelle in den zerstörten Teil ein und bilden dort zunächst eine zentrale Kernreihe, oder aber die Satellitenzellen beginnen sich zu teilen und überbrücken den Defekt. Danach beginnt die Synthese neuer Myofibrillen. Nach deren Abschluß wandern die Kerne wieder in ihre periphere Lage.

5.2.9
Bündelung der Muskelzellen, Blutversorgung

Zwischen den einzelnen Muskelzellen liegt ein feines, lockeres Bindegewebe, das *Endomysium*. Es führt Blut- und Lymphgefäße sowie Nervenfasern an die Muskelzellen

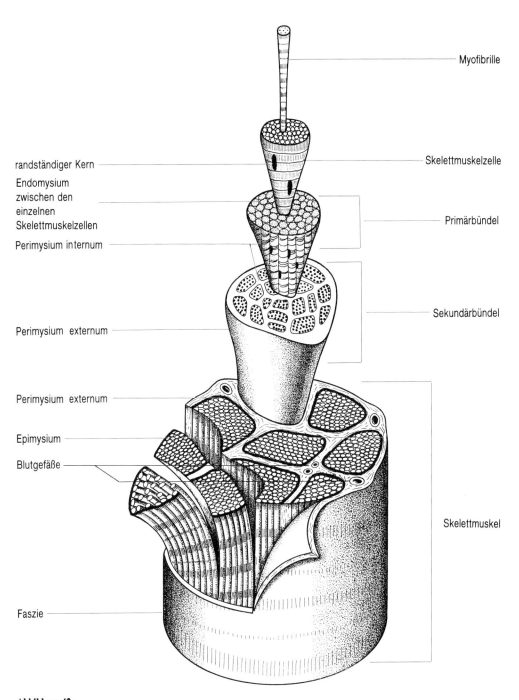

Abbildung 42:
Bündelung der Muskelzellen eines Skelettmuskels (nach oben in zunehmender Vergrößerung)

heran. Mehrere Muskelzellen werden durch das *Perimysium internum,* zarte bindegewebige Netze, zu einem *Primärbündel* vereinigt. Das Primärbündel ist die kleinste funktionelle Einheit eines Skelettmuskels. Mehrere dieser Bündel werden vom *Perimysium externum,* einer Hülle aus lockerem Bindegewebe, welche Gefäße und Nerven führt, zu einem *Sekundärbündel* zusammengefaßt. Mehrere Sekundärbündel schließlich bilden einen Muskel, der zunächst außen vom lockeren *Epimysium* umhüllt ist, welches das Skelettmuskelgewebe mit der aus straffem Bindegewebe bestehenden *Faszie* als der festen äußeren Umhüllung des Muskels verbindet (Abb. 42).

Der intensive Muskelstoffwechsel und der hohe Energiebedarf bedingen eine intensive Blutversorgung und die hohe Kapillardichte der Skelettmuskulatur. Die Kapillaren sind vorwiegend längsparallel zu den Muskelzellen orientiert, haben aber zahlreiche Querverbindungen. Die Gesamtlänge der Muskelkapillaren eines Menschen wird auf ca. 80 000 km geschätzt, bei einer durchschnittlichen Muskelmasse von 20—30 kg.

5.2.10
Verbindung zwischen Muskel und Sehne

Die Skelettmuskeln enden in einer Sehne, die am Periost befestigt ist und in den Knochen einstrahlt. Die Sehne dient zur Übertragung der im Muskel erzeugten Kontraktionskraft auf den passiven Bewegungsapparat. Dies erfordert eine feste und doch elastische Verbindung zwischen den Kollagenfasern und den Muskelzellen: Das relativ weiche Muskelgewebe, das zu großen Längenänderungen befähigt ist, muß intensiv mit dem festen Sehnengewebe, welches diese Eigenschaften nicht besitzt, verbunden werden.

An den stumpfen Enden der Muskelzellen befinden sich zahlreiche rillenartige, längsgerichtete Einsenkungen und röhrchenförmige Einstülpungen, die alle von der Basalmembran ausgekleidet sind. So ergibt sich eine bedeutende Oberflächenvergrößerung des Zellendes. Die kollagenen Mikrofibrillen der Sehne dringen in diese Einsenkungen ein und lagern sich auch seitlich dem Zellende an. Dabei kommen sie auf eine längere Strecke in engen Kontakt mit der Sarkolemmoberfläche. Dort werden dann die Kollagenfibrillen durch retikuläre Mikrofibrillen schlingenartig mit der Basallamina verbunden.

5.3
Herzmuskulatur

5.3.1
Arbeitsmuskulatur

Die Myokardschicht des Herzens besteht aus Herzmuskelgewebe. Die Zellen haben einerseits Gemeinsamkeiten mit der glatten Muskulatur (Abb. 43) (Zahl und Lage der Kerne) und andererseits mit der Skelettmuskulatur (Querstreifung, T- und L-System).

Der rundlich-ovale (linsenförmige) Kern liegt im Zentrum der Zelle. Er ist etwa 12 μm lang, relativ blaß und besitzt auffallende Kernporen. An seinen Polen werden die Myofibrillen auseinandergedrängt. In den so entstandenen Zwichenräumen von dreieckiger Gestalt herrscht eine große Plasma- und Organellendichte (*Endoplasma*): Mitochondrien, Golgi-Felder, ER, Ribosomen, Glykogen, Lipidgranula. In den Herzmuskelzellen der Vorhöfe findet man hier zusätzlich sog. *Atrialgranula,* membranumhüllte Partikel von ca. 40 μm Durchmesser; Funktion und Zusammensetzung sind unbekannt. Die Mitochondriendichte ist in Herzmuskelzellen größer als in Skelettmuskelzellen. Es kommen auch zweikernige Herzmuskelzellen vor.

Die Myofibrillen entsprechen in Aufbau und Funktion denen in der Skelettmuskelzelle, sie sind aber weniger deutlich voneinander abgegrenzt. Zwischen ihnen liegen ebenfalls zahlreiche Mitochondrien in straßenförmiger Anordnung. In den interfibrillären Räumen findet man viele Glykogengranula.

Das T- und L-System ist auch in der Herzmuskelzelle vorhanden. Es bestehen aber Unterschiede: Der Durchmesser der T-Röhrchen ist größer (100—200 nm), sie liegen nur in Höhe der Z-Streifen, so daß pro Sarkomer nur ein einziges L-System besteht. Die Tubuli des L-Systems sind weniger regelmäßig angeordnet als in der Skelettmuskelzelle. Terminalzisternen fehlen. Die Enden der L-Röhrchen haben sackför-

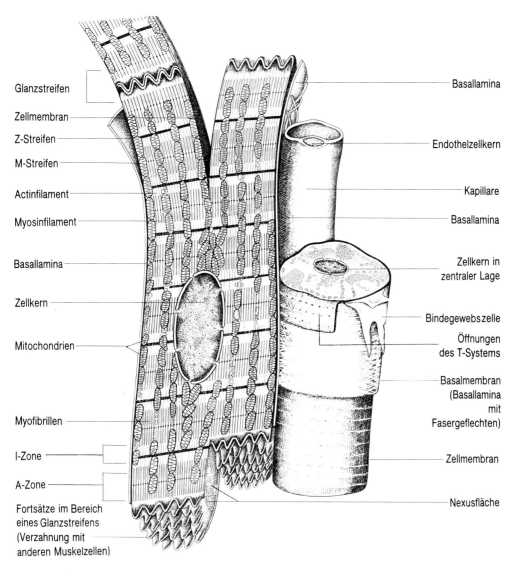

Abbildung 43:
Herzmuskelzellen des Arbeitsmyokards (Strukturschema)

mige Erweiterungen, mit denen sie die T-Röhrchen berühren; dabei entstehen weniger häufig triadenartige Kontakte.

Herzmuskelzellen sind verzweigt und durch diese Verzweigungen untereinander in spitzem Winkel verbunden, so daß ein muskuläres Netzwerk entsteht. Als Besonderheit fallen die *Glanzstreifen (Disci intercalares)* auf. Sie liegen stets am Ort eines Z-Streifens, also an einem Sarkomerende.

Häufig befinden sie sich an den Verzweigungsstellen der Herzmuskelfasern. Im ungefärbten Zupfpräparat fallen sie durch ihren starken Glanz auf, im gefärbten Präparat durch ihre stärkere Anfärbbarkeit (bes. bei Eisenhämatoxylin). Die Glanzstreifen sind interzelluläre Grenzlinien. Die dazwischenliegenden Interzellulärräume sind 20—30 nm breit. Sie enthalten eine glykoproteidreiche Kittsubstanz. Selten verlaufen die Glanzstreifen geradlinig durch die Muskulatur, meist sind sie treppenartig abgestuft, wobei der querverlaufende Abschnitt stark verzahnt ist und desmosomale Kontaktzonen enthält, während der andere, längsgerichtete Teil glatt ist. An den querverlaufenden Teilen des Glanzstreifens finden sich in den beiden angrenzenden Zellen Zytoplasmaverdichtungen, die *Fasciae adhaerentes,* an denen die Actinfilamente verankert sind. Die längsgerichteten Zellgrenzen sind als Nexus ausgebildet: etwa 2 nm breite Spalträume. Sie dienen der schnellen Überleitung der Kontraktionsimpulse von einer Muskelzelle auf die andere. Die Basallamina der Herzmuskelzellen ist etwas schwächer entwickelt als bei den Skelettmuskelzellen.

Die Herzmuskelfasern sind verhältnismäßig locker angeordnet. In den Maschen des netzartigen Verbandes liegen zahlreiche Blut- und Lymphkapillaren und das reichlich entwickelte *Endomysium,* ein lockeres, relativ faserreiches Bindegewebe. Jede Muskelzelle hat zu mindestens einer Kapillare Kontakt.

5.3.2
Reizleitungssystem
Eine Besonderheit der Herzmuskulatur ist das Reizleitungssystem, genauer: *Erregungsbildungs- und -leitungssystem (ERLS).* Einzelheiten zu Struktur und Funktion finden sich in den Lehrbüchern der makroskopischen Anatomie und der Physiologie.

Die Zellen dieses Systems (Abb. 44) sind keine Nervenzellen, sondern besonders differenzierte Herzmuskelzellen. Es handelt sich dabei um kettenartig aneinandergereihte Zellen, die etwa 100 µm lang

und 50 µm breit sind. Oft enthalten diese Zellen zwei Kerne. Das Zytoplasma ist relativ hell und organellenreich. Es enthält kleine Mitochondrien, Glykogenansammlungen und einen gut entwickelten Golgi-Apparat. Die Zellen besitzen nur wenige Myofibrillenbündel, die meist längs, aber auch, vor allem dicht unter der Zellmembran, schräg oder spiralförmig verlaufen können. Das ER ist nur spärlich ausgebildet. Ein T-System fehlt. Die ERLS-Zellen leisten mit ihrer eigenen Myofibrillen-Ausstattung zwar keine für die Herzfunktion wesentliche Arbeit, können sich aber damit wenigstens räumlich dem Kontraktionsrhythmus des Herzens anpassen. Die Zellen sind untereinander in komplizierter Weise verzahnt und mit Desmosomen und Nexusregionen verbunden. Ähnlich den Zellen der Arbeitsmuskulatur sind sie von einer Basallamina und einem faserigen Filzwerk umgeben.

Die jeweils letzte Zelle einer Reizleitungsfaser (Purkinje-Faser) verbindet sich mit einer Zelle der Arbeitsmuskulatur ebenfalls über Nexus. Die einzelnen Zellen der Arbeitsmuskulatur stehen, wie oben beschrieben, auch über Nexus untereinander in Verbindung, so daß sich die Herzmuskelerregung planmäßig ausbreiten kann. Es hat aber nicht jede Herzmuskelzelle Kontakt zu einer Reizleitungsfaser. Die Endausbreitung der Erregung geschieht also von einer Arbeitsmuskelzelle zur anderen.

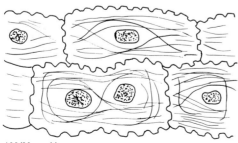

Abbildung 44:
Zellen des Erregungsbildungs- und -leitungssytems

Zusammenfassung

Muskelzellen sind die Träger aller Bewegungsvorgänge in vielzelligen Organismen. Ihr hoher Gehalt an den kontraktilen Proteinen Actin und Myosin befähigt sie zu dieser Aufgabe. Eine sinnvolle Muskelaktion setzt eine koordinierte und abgestufte Kontraktion der Muskulatur voraus. Muskelzellen werden durch bioelektrische Impulse veranlaßt, sich zu kontrahieren.

Man unterscheidet drei Arten des Muskelgewebes: Glatte Muskulatur, Skelettmuskulatur und Herzmuskulatur. In Tab. 3 sind die wesentlichen Unterschiede dieser Muskelarten zusammengestellt.

Tabelle 3:
Unterschiede zwischen glatter Muskulatur, Skelettmuskulatur und Herzmuskulatur

Parameter	Glatte Muskulatur	Skelettmuskulatur	Herzmuskulatur
Form der Zellen	spindelförmig	bandförmig	verzweigt
Abmessungen	50 – 200 µm lang 5 – 10 µm dick	mehrere cm lang (durchschnittlich 1 – 4 cm), 10 – 100 µm dick	50 – 150 µm lang, 10 – 30 µm dick
Anzahl der Kerne pro Zelle	ein Kern	Hunderte bis Tausende	ein Kern
Lage der Kerne in der Zelle	zentral	randständig	zentral
Querstreifung	nein	ja	ja
T-System	fehlt	dünnere Tubuli in Höhe der Grenze zwischen A- und I-Segment	dickere Tubuli in Höhe der Z-Streifen
L-System	fehlt	ein System in jedem A- und I-Segment, mit Terminalzisternen	ein System pro Sarkomer, ohne Terminalzisternen
Besonderheiten			Glanzstreifen (Disci intercalares)
Innervation	vegetatives Nervensystem	motorisches Nervensystem	autonome Erregungsbildung und -leitung (ERLS), vegetative Beeinflussung

Fortsetzung S. 104

Tabelle 3 (Fortsetzung):

Parameter	Glatte Muskulatur	Skelettmuskulatur	Herzmuskulatur
Erregungsübertragung Neuromuskulärer Kontakt	kontaktfreie Nervenendigungen zwischen den Muskelzellen, seltener direkte Kontakte zur Muskelzellmembran; Nexus	motorische Endplatten (synaptischer Kontakt)	Nexus zwischen den ERLS-Zellen, zwischen diesen Zellen und der Arbeitsmuskulatur und zwischen den Arbeitsmuskelzellen
Vorkommen	Muskelschicht in der Wand von Hohlorganen	aktiver Bewegungsapparat	Herz (Myokard)
Regenerationsfähigkeit	keine	ja, unter Beteiligung der Satellitenzellen	keine

6
Nervengewebe

Übersicht:

6.1
Allgemeines

Erregbarkeit ist eine der Grundeigenschaften lebender Zellen. Im hochdifferenzierten Nervengewebe der vielzelligen Organismen sind die Fähigkeiten der Erregungsbildung, der Weiterleitung bioelektrischer Impulse und der Informationsverarbeitung besonders ausgeprägt.

Das Nervensystem nimmt daher auch im menschlichen Organismus eine besondere Stellung ein, da es die Grundlage des bewußten Erlebens, des Gedächtnisses, des Denkens, der Phantasie, der Kreativität und der Intelligenz darstellt, um nur die wichtigsten Funktionen zu nennen, die den Menschen zu dem machen, was er ist, in positivem wie in negativem Sinne.

Das Nervensystem kann Reize, d. h. Informationen aufnehmen, speichern und verarbeiten. Damit greift es regelnd und steuernd in die Funktionen anderer Organe ein, faßt den Organismus zu einem sinnvollen Ganzen zusammen und setzt ihn in vielfache Beziehungen zu seiner Umwelt.

Man unterscheidet das *sensomotorische (somatische) System,* dessen Leistungen zum größten Teil auf der Ebene des Bewußtseins geschehen, vom *vegetativen Nervensystem.* Letzteres regelt vorwiegend die Funktionen der inneren Organe, ohne daß seine Tätigkeit dem Menschen im einzelnen bewußt würde. Es kann auch vom Individuum nicht willentlich beeinflußt werden.

Zwischen beiden Systemen bestehen aber intensive Verbindungen. Vieles beeinflußt und bedingt sich gegenseitig. Die Übergänge sind kontinuierlich.

Dazu kommt noch das endokrine System als eine weitere Möglichkeit der Steuerung von Körperfunktionen, Stoffwechselschritten und Wachstumsprozessen. Das endokrine System wird besonders vom Vegetativum entscheidend beeinflußt. Seine Informationsträger sind die Hormone, chemische Botenstoffe, welche von endokrinen Drüsenzellen produziert und auf dem Blutweg zu den Zielorganen gebracht werden, wo sie die entsprechenden Wirkungen auslösen.

Dieser mehr funktionellen Gliederung des Nervensystems steht eine andere gegenüber, bei welcher topographische Gesichtspunkte im Vordergrund stehen: Man unterscheidet das *zentrale Nervensystem (ZNS)*, zu dem Gehirn und Rückenmark zählen, vom *peripheren Nervensystem (PNS)*. Dieses umfaßt die Spinalganglien, die peripheren Nerven (Spinal- und Hirnnerven), afferente und efferente Nervenendigungen sowie vegetative Ganglien (Nervenzellanhäufungen außerhalb des ZNS).

Histologisch und funktionell kann man im Nervengewebe zwei Hauptgruppen unterscheiden:
— Die eigentlichen Nervenzellen (Neurone)
— Das Gliagewebe (Neuroglia)

6.2
Nervenzellen

6.2.1
Struktur
6.2.1.1 Nervenzellkörper (Perikaryon). Die *Nervenzellen (Neurozyten, Neurone)* befinden sich vor allem in der grauen Substanz des Gehirns und des Rückenmarks sowie in den Sinnesorganen und in den Ganglien des PNS.

Sie sind unterschiedlich groß und zeigen einen außerordentlichen Formenreichtum. Nahezu jedes Neuron besitzt einen oder mehrere Fortsätze. Diese gehen vom kernhaltigen Teil der Nervenzelle aus, den man auch als *Perikaryon* bezeichnet. Es ist das Stoffwechselzentrum der Nervenzelle. Seine irreversible Schädigung ist mit dem Tod der Zelle gleichbedeutend.

Nervenzellen besitzen in den meisten Fällen einen großen, bläschenförmigen Kern, der relativ arm an Heterochromatin ist. Der Nucleolus ist deutlich zu sehen. Mehrkernigkeit ist bei Nervenzellen selten.

Der Kern liegt meist zentral im Perikaryon, bei vegetativen Neuronen aber häufig auch exzentrisch. Im Perikaryon ist um den

Zellkern die basophile *Nissl-Substanz (Tigroid)* schollig verteilt. Dabei handelt es sich um Membransysteme des granulären ER (Abb. 45 u. 46, S. 108). In Kernnähe befinden sich weiterhin gut sichtbare Golgi-Felder. Zentriolen sind in den Nervenzellen des Erwachsenen meist nicht mehr vorhanden. Längliche Mitochondrien und Lysosomen sind diffus im Zytoplasma verteilt. Lichtmikroskopisch ist die Darstellung von *Neurofibrillen* möglich. Sie durchziehen das Perikaryon und die Fortsätze. Neurofibrillen sind Aggregate aus Mikrofilamenten (Neurofilamenten) und Mikrotubuli (Neurotubuli).

In vielen Nervenzellen sind Pigmente nachweisbar: Melanin, Eisen, Lipofuscin. Die funktionelle Bedeutung dieser Pigmente ist nicht bekannt. An bestimmten Stellen des Hirnstammes ist die Pigmentierung so stark ausgeprägt, daß sie schon makroskopisch erkennbar wird: Substantia nigra (Melanin), Nucleus ruber (Eisen).

Bestimmte Nervenzellen haben die Fähigkeit, Hormone zu bilden und abzusondern: *Neuroendokrine (neurosekretorische) Zellen.* Auf bioelektrische Impulse reagieren diese Zellen mit sekretorischen Aktivitäten. Das Neurosekret wird im Perikaryon gebildet und wandert dann in Sekretgranula im Axon entlang, welches perlschnurartige Verdickungen besitzt (Herring-Körper). An den Axonendigungen wird es dann nach Bedarf in Kapillarnähe (Perikapillarraum) ausgeschieden.

6.2.1.2 Nervenzellfortsätze. Die Gestalt der Nervenzellen wird im wesentlichen durch Anzahl und Form ihrer Fortsätze bestimmt. Man kann danach eine Einteilung der Neurone vornehmen, wobei aber klar ist, daß dies nur eine grob-orientierende Gruppierung sein kann, die keineswegs der tatsächlichen Formenvielfalt gerecht wird:

Apolare Nervenzellen. Sie bilden keine eigentlichen Fortsätze aus, sind aber, wie alle Nervenzellen, funktionell polarisiert, d. h. sie haben einen Rezeptor- und Effektorpol (ähnlich den Ein- und Ausgangskontakten bestimmter elektronischer Bauelemente). Allenfalls tragen sie Sinneshärchen.

Vorkommen: Sinneszellen im Innenohr und in den Geschmacksknospen.

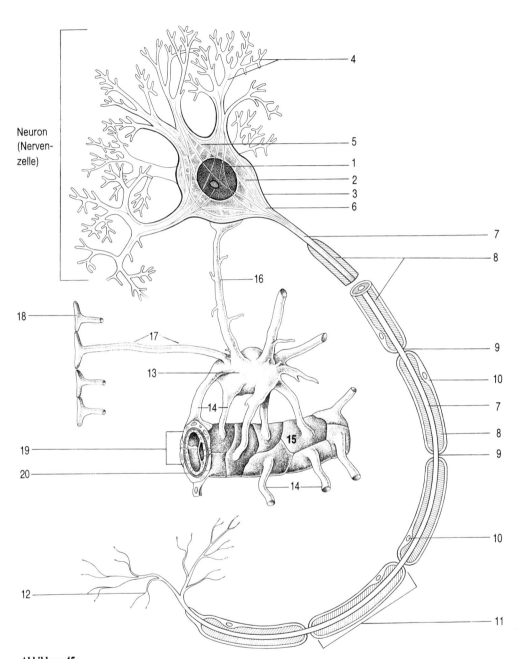

Neuron
(Nerven-
zelle)

Abbildung 45:
Multipolare Nervenzelle und Astrozyten (Schemazeichnung).
1 Zellkern der Nervenzelle; 2 Perikaryon; 3 Zellmembran; 4 Dendriten; 5 Neurofibrillen; 6 Axonhügel (Ursprungs-kegel); 7 Axon; 8 Markscheide (Myelinschicht); 9 Ranvierscher Schnürring (Nodium); 10 Schwann-Zelle; 11 Inter-nodium; 12 Endausbreitung des Axons; 13 Astrozyt; 14 Astrozytenfortsätze, die zu Blutgefäßen ziehen; 15 platten-förmig verbreiterte Enden der Astrozytenfortsätze bilden die Membrana limitans gliae perivascularis; 16 Astrozyten-fortsätze, die eine Nervenzelle berühren; 17 Astrozytenfortsätze, die zur Oberfläche des ZNS ziehen; 18 die platten-förmigen Enden der Astrozytenfortsätze bilden an der Oberfläche des ZNS (unterhalb der Pia mater) die Membrana limitans gliae superficialis; 19 Kapillare; 20 Basallamina

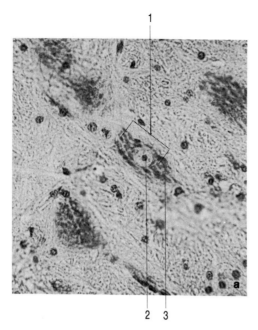

1

2 3

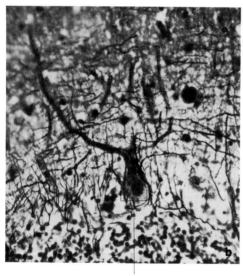

1

Abbildung 46:
Nervenzellen (Neurone) (Vergr. ca. 350 x)
a) Neuron aus dem Hirnstamm: Dargestellt ist vor allem das Perikaryon.
b) Purkinje-Zelle (Kleinhirn): Dargestellt sind vor allem die Nervenzellfortsätze.
1 Perikaryon; 2 Zellkern mit Nukleolus; 3 Nissl-Schollen

Unipolare Nervenzellen mit einem Fortsatz, der als Neurit (siehe unten) anzusehen ist.
Vorkommen: Sinneszellen der Retina (Netzhaut), Riechzellen in der Regio olfactoria der Nasenschleimhaut.

Bipolare Nervenzellen. Diese Zellen haben zwei Fortsätze, die das Perikaryon an gegenüberliegenden Seiten verlassen und die sich nur funktionell (Axon und Dendrit), nicht aber histologisch unterscheiden.
Vorkommen: Netzhaut, Innenohr.

Pseudounipolare Nervenzellen. Ein Fortsatz verläßt die Zelle und gabelt sich nach kurzem Verlauf in zwei Äste (Axon und Dendrit) mit ungleichem Durchmesser. Die Zellen entwickeln sich aus bipolaren Nervenzellen in der Form, daß beide Fortsätze durch asymmetrisches Wachstum in ihrem Anfangsteil vereint werden. Die Unipolarität ist also nur vorgetäuscht.
Vorkommen: Vorwiegend Spinalganglienzellen, aber auch andere Ganglienzellen.

Multipolare Nervenzellen (Abb. 45, S. 107, u. 46). Die Zellen besitzen mehr als zwei, meist aber zahlreiche Fortsätze, die sich auch histologisch in zwei Typen unterscheiden lassen: Axon und Dendrit. Die große Masse der Nervenzellen gehört dieser Gruppe an.
Vorkommen: Im ZNS sind alle Neurone multipolar.
Funktionell und morphologisch kann man also bei dem Bauelement „Zellfortsatz" einer Nervenzelle zwei Arten unterscheiden:

Dendriten (griech. dendron: Baum). Bei den multipolaren Nervenzellen beobachtet man mehrere bzw. viele kürzere Fortsätze, die breitbasig aus dem Perikaryon entspringen und sich in dessen Umgebung baumartig ausbreiten. Die Dendriten verzweigen sich und werden dabei immer dünner. Dadurch ergibt sich eine starke Vergrößerung der Oberfläche des Neurons, so daß ein großes Rezeptorareal entsteht (Abb. 45, S. 107). Aus der Oberfläche der Dendriten können zahlreiche *dendritische Dornen (Spinae)* hervorgehen, die etwa 0,2 μm lang sind und mit einer Verdickung enden.

Dendriten haben grundsätzlich die gleiche Organellenausstattung wie das Perikaryon, mit Ausnahme des Golgi-Apparates und der Lysosomen. In den feineren Verzweigungen der Dendriten fehlt dann auch das rauhe ER, und die Neurofibrillen treten zurück.

Axon oder Neurit (griech. axon: Achse). Ein Fortsatz der Nervenzelle, das Axon, ist meist durch seine Länge besonders ausgezeichnet. Es entspringt vom Perikaryon am *Ursprungskegel (Axonhügel).* Das Grundzytoplasma der Nervenzelle geht hier in das *Axoplasma* über. In diesem befinden sich Mitochondrien, Lysosomen, glattes ER und Vesikel, deren Inhalt optisch leer oder granulär erscheint. Weiterhin enthält das Axon Neurofilamente und besonders Neurotubuli. Im Bereich des Axons wird die Zellmembran der Nervenzelle als *Axolemma* bezeichnet (Abb. 45, S. 107).

Das Axon kann Seitenäste *(Kollateralen)* abgeben. Sie sind dünner als das Axon selbst und meist rechtwinkelig zu diesem orientiert. Mit Ausnahme des *Initialsegments,* einer kurzen Strecke, die sich an den Axonhügel anschließt, wird das Axon von Gliazellen umhüllt.

Es gibt Axone unterschiedlichen Durchmessers; er schwankt zwischen 0,5 und 20 μm, bleibt aber — anders als bei den Dendriten — bis zur Endverzweigung im wesentlichen gleich. Die Länge des Axons kann 1 m überschreiten.

Vom Perikaryon ausgehend besteht ein kontinuierlicher zentrifugaler Axoplasmastrom, der verschiedene Zytoplasmabestandteile weiterleitet (1,5 mm/Tag). Daneben gibt es einen schnelleren Axoplasmatransport, durch den unter Energieaufwand Überträgersubstanzen und deren Abbauenzyme bis zum Axonende bewegt werden (250—400 mm/Tag). Es gibt auch einen Zytoplasmarückstrom aus dem Axon in Richtung Perikaryon. An diesen Transportvorgängen könnten die Neurotubuli und das glatte ER beteiligt sein.

Das Axon ist der zentrifugal leitende Fortsatz der Nervenzelle. Die Erregung geht vom Ursprungskegel und vom Initialsegment aus. Die Art der Umhüllung des Axons beeinflußt wesentlich die Leitungsgeschwindigkeit.

6.2.2
Synapsen

Vor der elektronenmikroskopischen Ära waren verschiedene Anatomen der Ansicht, alle Nervenzellen hingen untereinander zusammen, sie bildeten ein „Synzytium", es gäbe also keine Zellgrenzen zwischen ihnen. Heute weiß man, daß dies nicht zutrifft. Jede Nervenzelle ist mit allen ihren Fortsätzen ohne Unterbrechung von einer Zellmembran umhüllt und stellt somit eine separate biologische Einheit dar. Zwischen den einzelnen Neuronen gibt es unzählige Verbindungen zur Übertragung elektrischer Erregungen, aber es besteht kein unmittelbarer Übergang, also kein direkter Zytoplasmastrom von einer Nervenzelle in eine andere.

Die Endaufzweigungen der Axone besitzen Verdickungen, mit denen sie der Zellmembran anderer Neurone sehr nahe kommen. Diese Kontaktstellen zur interzellulären Erregungsübertragung werden als **Synapsen** bezeichnet. Nach ihrer Lage unterscheidet man:
— *Axodendritische Synapsen:* Zwischen dem Axon der einen und dem Dendriten einer anderen Nervenzelle
— *Axosomatische Synapsen:* Zwischen dem Axon der einen und dem Perikaryon einer anderen Nervenzelle
— *Axoaxonische Synapsen:* Zwischen dem Axon der einen und dem Axon, dem Axonhügel oder dem Initialsegment am Axon einer anderen Nervenzelle.

Neben diesen interneuronalen Synapsen gibt es synaptische bzw. synapsenähnliche Kontakte zwischen efferenten Axonen und
— Skelettmuskelzellen: Motorische Endplatten
— glatten Muskelzellen (siehe Abschn. 5.1, S. 93)
— Drüsenzellen: Neuroglanduläre Synapsen.

Bei allen den genannten Synapsen dient eine chemische *Überträgersubstanz (Transmitter)* als funktionelles Bindeglied zwischen den an der Synapsen beteiligten Nervenzellen. Diesen *chemischen Synapsen* werden die *elektrischen Synapsen* gegenübergestellt. Letztere bewirken als *Nexus* (siehe Abschn. 2.4.4.4, S. 30) die elektrische Kopplung benachbarter Zellen. Die elektrische Erregung kann in beiden Richtungen verzögerungsfrei von einer Zelle auf die andere übergehen. Solche Nexus finden sich besonders in der glatten Muskulatur und in der Herzmuskulatur, im Nervensystem aber wesentlich seltener.

6.2.2.1 Bauplan einer chemischen Synapse.

Das kolbig aufgetriebene *Axonende (Endknöpfchen, bouton)* einer Nervenzelle legt sich dicht dem Perikaryon, dem Axon oder einem Dendriten einer anderen Nervenzelle an, wobei sich dann die *präsynaptische Membran* des Endknöpfchens und die *postsynaptische Membran* der Empfängerzelle gegenüberstehen. Zwischen beiden Membranen liegt der *synaptische Spalt,* der eine Breite von 20—35 nm hat. In dem Spalt befinden sich Glykoproteine in gerichteter Anordnung. Das Endknöpfchen enthält mehrere kugelige oder ovale *synaptische Vesikel* unterschiedlicher Größe, in welchen die Transmittersubstanz gespeichert ist. Die Vesikel sind möglicherweise Abspaltungen des glatten ER. Die präsynaptische Membran trägt auf ihrer Innenseite eine Gitterstruktur mit annähernd sechseckigen Maschen, in welche sich die synaptischen Vesikel einlagern können. Häufig befindet sich

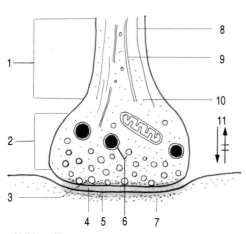

Abbildung 47:
Bauplan einer Synapse (Schemazeichnung).
1 Axon; 2 Axonende (bouton); 3 präsynaptische Membran; 4 synaptischer Spalt; 5 postsynaptische Membran; 6 synaptische Vesikel verschiedener Gestalt; 7 Verdickung der postsynaptischen Membran; 8 Neurofilamente; 9 Neurotubuli; 10 Axonplasma; 11 Richtung der Informationsübertragung

an der postsynaptischen Membran eine Verdickung durch Substanzanlagerung (Abb. 47). In anderen Fällen beobachtet man unter der normal ausgebildeten postsynaptischen Membran eine membranumhüllte, flache Vakuole, die *subsynaptische Zisterne.*

Nach ihrer **Gestalt** unterscheidet man verschiedene Formen der Synapsen (Abb. 48):

— *Einfache Synapsen:* Das Endknöpfchen berührt eine glatte postsynaptische Membran ohne besondere Differenzierungen (Abb. 48a).
— *Invaginierte Synapsen:* Im Bereich der postsynaptischen Membran besteht eine Einsenkung in das Zytoplasma der Empfängerzelle, in welche das Endknöpfchen hineinragt (Abb. 48b).
— *Einfache, verzweigte oder verzahnte Dornsynapsen:* Die Empfängerzelle bildet eine oder mehrere einfache oder auch verzweigte dornartige Ausstülpungen, die vom Endknöpfchen umfaßt werden (Abb. 48c—e).
— Cristaförmige Synapsen: Die Empfängerzelle bildet eine kammartige Leiste, an die von beiden Seiten Endknöpfchen herantreten (Abb. 48f).
— *Polysynaptische Endigungen:* Mehrere Endknöpfchen verschiedener Neurone berühren einander und bilden so einen Komplex von synaptischen Kontakten (Abb. 48h).
— *En-passant-Synapsen:* Ein Axon berührt die Empfängerzelle nicht mit einem Endknöpfchen, sondern gewissermaßen im Vorbeiziehen, bildet eine Synapse an der Kontaktstelle aus und läuft dann zu einem anderen Neuron weiter (Abb. 48g).

6.2.2.2 Funktion der Synapsen.

Über die Axonmembran trifft ein Impuls am Endknöpfchen ein. Er bewirkt, daß sich mehrere Synapsenvesikel in die ca. 50 nm breiten Maschen des präsynaptischen Gitters einlagern. Sie kommen dabei in direkten Kontakt zur präsynaptischen Membran. Durch feine Diffusionskanälchen schütten sie ihren Inhalt, die Transmittersubstanz, in den synaptischen Spalt aus. Die Moleküle diffundieren durch diesen Spaltraum zur postsynaptischen Membran, wo sie sich an spe-

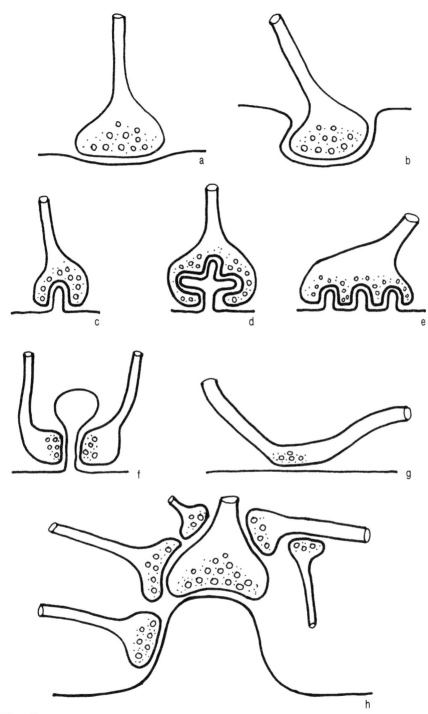

Abbildung 48:
Formen der Synapse.
a) Einfache Synapse; **b)** invaginierte Synapse; **c)** einfache Dornsynapse; **d)** verzweigte Dornsynapse; **e)** verzahnte Dornsynapse; **f)** cristaförmige Synapse; **g)** En-passant-Synapse; **h)** polysynaptischer Komplex

zifische Rezeptoren anheften (Schlüssel-Schloß-Prinzip). Wenn sich genügend Transmittermoleküle an die Rezeptoren gebunden haben, entsteht an der postsynaptischen Membran ein neues Aktionspotential, das sich auf der Zellmembran ausbreitet und auf die Empfängerzelle eine erregende Wirkung ausübt. An anderen Synapsen bewirkt die Transmittersubstanz dagegen eine Hyperpolarisation an der Membran der Empfängerzelle, d. h. das negative Membranruhepotential nimmt weiter zu.

Man kann also zwischen erregenden (exzitatorischen) und hemmenden (inhibitorischen) Synapsen unterscheiden.

Synapsen haben eine Ventilwirkung: Die Übertragung der Erregung ist nur in einer Richtung möglich, also nur von der prä- auf die postsynaptische Membran.

Es gibt allerdings den seltenen Typ der reziproken Synapsen: Hier können die Impulse in beiden Richtungen fließen, d. h., es sind zwei entgegengesetzt gerichtete Synapsen in ein- und derselben morphologischen Einheit zusammengefaßt.

Die Wirkung der Transmittersubstanzen an den Rezeptoren der postsynaptischen Membran ist zeitlich begrenzt durch Abbau der Transmittermoleküle und Rücktransport in den präsynaptischen Bereich, wo sie dann neu zusammengefügt und wieder in den synaptischen Bläschen gespeichert werden.

Als Transmittersubstanzen sind bekannt: Acetylcholin, Noradrenalin, Adrenalin, Dopamin, Histamin, Serotonin, Glutaminsäure, γ-Aminobuttersäure und weitere Monoaminocarbonsäuren. In jeder Nervenzelle kommt allerdings nur eine Transmittersubstanz vor, die dann an der Empfängerzelle entweder erregend oder hemmend wirkt. Möglicherweise kann ein- und dieselbe Überträgersubstanz an verschiedenen Zellen gegensätzliche Wirkungen hervorrufen, so daß es nicht von der Transmittersubstanz abhängt, ob eine Synapse erregend oder hemmend wirkt, sondern von Lage und Funktion der Synapse.

6.2.3
Nervenfaserbündel

Im peripheren Nervensystem laufen die Axone nicht einzeln durch das Gewebe, sie sind vielmehr in unterschiedlicher Zahl zu Nervenfaserbündeln zusammengefaßt. Ein solches Bündel wird vom *Perineurium* umhüllt. Es besteht aus 3—15 konzentrischen Lagen von sehr flachen Epithelzell-Lamellen von je 0,1—0,3 µm Dicke. An ihren schrägen Überlappungsflächen sind die einzelnen Epithelzellen dieser Lamellen durch ca. 5 Zonulae occludentes verbunden. Jede Lamelle trägt auf beiden Seiten eine Basallamina. Zwischen den einzelnen Schichten liegen kollagene Mikrofibrillen in längsgerichteter Anordnung. Die Epithelzellen enthalten außerordentlich viele mikropinozytotische Vesikel, nur wenige Organellen und einen sehr flachen Zellkern, der reich an Heterochromatin ist. Die perineuralen Epithellamellen bilden eine Diffusionsbarriere zwischen den Nervenfasern und dem umgebenden Bindegewebe. Man bezeichnet sie neuerdings auch als *Blut-Nerven-Schranke*.

Innerhalb des Perineuriums befinden sich die einzelnen Axone in leicht gewelltem Verlauf, begleitet von ihren Schwann-Zellen und eingebettet in ein zartfaseriges Bindegewebe, das *Endoneurium* (Abb. 49). Mehrere solcher Faserbündel (Primärbündel) werden durch das *Epineurium* zu einem peripheren Nerven (Spinal- oder Hirnnerven) zusammengefaßt, wie er aus der makroskopischen Anatomie bekannt ist.

Das Epineurium bildet einerseits eine äußere Hülle aus kollagenen Fasern, die ebenfalls längsorientiert und leicht gewellt verlaufen. Andererseits füllt es als lockeres Bindegewebe, das Fettzellen und Blutgefäße enthält, den Raum zwischen den einzelnen Primärbündeln aus. Nach außen wird der Nerv schließlich noch vom *Paraneurium* umhüllt, einem lockeren faserigen Bindegewebe, das als Verschiebeschicht dient und den Nerven in das allgemeine Körperbindegewebe einfügt.

6.2.4
Regeneration

Infolge ihres hohen Differenzierungsgrades haben die Neurone die Fähigkeit verloren, sich zu teilen. Nach der Geburt reift das Nervengewebe zwar noch weiter aus (Größenzunahme der Nervenzellen, zunehmende Verzweigung der Dendriten, Ausbildung von Synapsen, Markscheidenbildung), neue Nervenzellen entstehen aber nicht mehr.

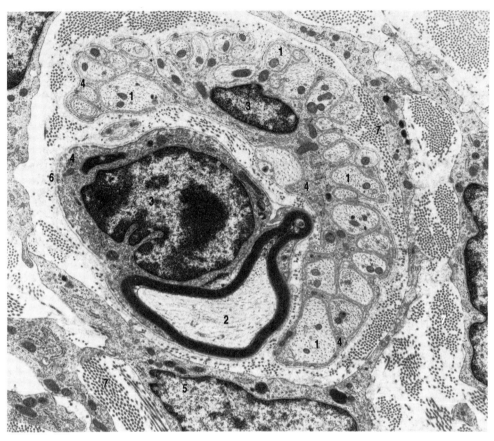

Abbildung 49:
Axone innerhalb des Perineuriums (elektronenmikroskopische Aufnahme, Vergr. 10 000 x)
1 Nicht myelinisierte Axone; 2 myelinisiertes Axon; 3 Zellkern der Schwann-Zelle; 4 Zytoplasma der Schwann-Zelle; 5 Bindegewebszelle des Endoneuriums; 6 Basalmembran; 7 kollagene Fibrillen

Nervenzellen leben günstigenfalls so lange wie der Gesamtorganismus. Durch irreversible Schäden ausgefallene Neurone können nicht mehr ersetzt werden. Wenn auch die Nervenzelle als ganze nicht regenerieren kann, eine Regeneration durchtrennter Axone ist unter bestimmten Voraussetzungen möglich.

Eine durchschnittene Nervenfaser verliert sofort in ihrem distal von der Verletzungsstelle gelegenen Abschnitt die Fähigkeit zur Reizleitung. Der abgetrennte Neurit zerfällt innerhalb weniger Tage einschließlich seiner Myelinscheide *(Waller-Degeneration)*. Nach 3—4 Wochen ist er einschließlich seiner Endausbreitungen verschwunden. In aufsteigender Richtung zerfällt das Axon im allgemeinen nur bis zum nächstgelegenen Ranvier-Schnürring. Die Schwann-Zellen bleiben dagegen erhalten. Die Durchtrennung des Axons kann allerdings auch das Perikaryon beeinflussen:
— Anschwellung des Zellkörpers
— Vorübergehendes Schwinden der Nissl-Schollen (Tigrolyse)
— Verlagerung des Kerns an die Peripherie des Perikaryons (Fischaugenzellen)
Liegt der Schädigungsort nicht allzu nahe am Perikaryon, so erholt sich die Zelle meist sehr rasch.

Die Zerfallsprodukte des degenerierten Axons werden von den Bindegewebszellen des Endoneuriums etwa innerhalb von zwei Monaten vollständig phagozytiert.

Bereits in der ersten Woche nach der Schädigung beginnen sich die Schwann-Zellen am proximalen und am distalen Stumpf zu teilen. Sie nähern sich einander und überbrücken als *Zellbänder (Bünger-Bänder)* die Verletzungsstelle. Vom proximalen Stumpf ausgehend, wächst das Axon nach distal vor. Es benutzt dabei die erhalten gebliebenen Gliazellen als Leitschiene, um seinen Weg zum Erfolgsorgan zu finden. Pro Tag rückt das Axon um 1—2 mm vor, wobei sich gleichzeitig auch neue Markscheiden ausbilden.

Während der Regenerationsphase, also vom Zeitpunkt der Verletzung bis zur erneuten Kontaktaufnahme des Axons mit seinem Erfolgsorgan (z. B. Skelettmuskel), kommt es zur *Inaktivitätsatrophie* dieses Organs.

Die zeitliche Länge der Regenerationsphase wird durch die Entfernung zwischen der Verletzungsstelle und dem Endorgan bestimmt. In der anschließenden Reifungsphase, die etwa 6 Monate dauert, nimmt das neu ausgesproßte Axon an Dicke zu, und die Markscheide erlangt ihre ursprüngliche Beschaffenheit wieder zurück. Mitochondrienzahl und Stoffwechsel der Nervenzelle sind während dieser Zeit erhöht.

Die erfolgreiche Regeneration eines durchtrennten Axons hat zwei wesentliche Voraussetzungen:
— Das Perikaryon muß intakt geblieben sein.
— Zwischen proximalem und distalem Stumpf darf sich keine Bindegewebsnarbe ausgebildet haben, also die Leitschiene der Schwann-Zellen darf nicht unterbrochen worden sein.
Die chirurgische Nervennaht hat nur den Sinn, die Regeneration der durchtrennten Axone zu erleichtern, d. h. sie zu unterstützen, den richtigen Weg zu ihren Erfolgsorganen zu finden.

Wenn z. B. nach einer Amputation kein Endorgan und keine Glia-Leitschiene mehr vorhanden sind, so bilden sich an der Amputationsstelle durch die vergeblichen Regenerationsversuche der proximalen Axonstümpfe sog. *Amputationsneurome* aus. Diese bestehen aus Gliawucherungen und aussprossenden, sich durchflechtenden Nervenzellfortsätzen. Eine Regeneration durchtrennter Axone im ZNS ist nicht möglich.

6.3
Neuroglia

Als hochspezialisiertes Gewebe ist das Nervengewebe nicht in das allgemeine Körperbindegewebe eingebettet. Es besitzt ein eigenes Bindegewebe, die Neuroglia. Sie bildet Stützgerüste und begleitet die Nervenfasern als isolierende Hülle. Für den Stoffwechsel des Nervengewebes hat die Glia eine wichtige Bedeutung: Zwischen Kapillaren und Neuronen sind immer Gliazellen eingeschoben. Außerdem hat die Glia wichtige Aufgaben bei pathologischen Veränderungen im Nervengewebe: Phagozytose, Regeneration, Narbenbildung.

Man unterscheidet zwischen dem Gliagewebe des ZNS und der peripheren Glia. Im Gegensatz zu den Nervenzellen haben sich die Gliazellen ihre Teilungsfähigkeit bewahrt.

6.3.1
Glia des ZNS
Im ZNS sind Nerven- und Gliazellen sehr dicht gelagert. Zwischen den einzelnen Zellen bleiben nur schmale Interzellularräume (ca. 20 nm).
Man unterscheidet:

6.3.1.1 Astrozyten (griech. aster: Stern). Astrozyten (Abb. 45, S. 107) sind sternförmig verzweigte Zellen, die mit ihren Fortsätzen untereinander in Verbindung stehen und so ein dreidimensionales Gerüstwerk im ZNS bilden. Sie sind Stützzellen des Nervengewebes. Außerdem treten ihre Fortsätze an die Kapillaren heran und hüllen mit ihren plattenartig verbreiterten Fortsatzenden die Gefäße ein. Die so gebildete *Membrana gliae limitans perivascularis* entspricht der *Blut-Hirn-Schranke*. Die Astrozyten kontrollieren also den Stoffaustausch zwischen Blut- und Nervenzelle. Außerdem grenzen sie das Gewebe des ZNS gegen die Organoberfläche, d. h. gegen die weiche Hirnhaut (Pia mater) ab. Die fußförmigen Astrozytenfortsätze bilden auch hier eine dichte Grenzschicht, die *Membrana gliae limitans superficialis*. Die Astrozytenfüßchen stehen durch Zonulae occludentes untereinander in Verbindung. Astrozyten haben außerdem noch die Fähigkeit zur Speicherung und zur Phagozytose.

Morphologisch unterscheidet man:
— *Protoplasmatische Astrozyten (Kurz-strahler).* Sie kommen vorwiegend in der grauen Substanz des Gehirns und des Rückenmarks vor. Die großen runden Kerne sind arm an Heterochromatin. Hauptsächlich in Kernnähe, aber auch in den Fortsätzen findet man Gliafibrillen. Sie entsprechen den Tonofibrillen anderer Zellen und erfüllen wahrscheinlich mechanische Aufgaben. Die relativ kurzen Ausläufer der Zellen bilden die oben beschriebenen Grenzmembranen. Weiterhin fallen im Zytoplasma Ansammlungen von Glykogengranula auf. Die Organellenausstattung der Zellen ist eher mäßig.
— *Faserige oder fibrilläre Astrozyten (Langstrahler).* Dieser Astrozytentyp kommt vorwiegend in der weißen Substanz des ZNS vor. Die Zellen besitzen etwa 20—40 längere und kürzere Ausläufer, die auch verzweigt sein können. Die Fortsätze schieben sich zwischen die Axone der weißen Substanz ein, kürzere Querfortsätze erreichen Kapillaren. Die Zellkerne sind extrem arm an Heterochromatin. Auch bei den faserigen Astrozyten kommen Gliafibrillen und Glykogenansammlungen vor sowie einige Lysosomen.
— *Flügelartige Astrozyten.* Sie kommen in der Körnerschicht des Kleinhirns vor. Ihre Fortsätze sind nicht rund wie bei den anderen Astrozyten, sondern flügel- oder blattähnlich. Mit diesen umhüllen sie Nervenzellen und Kapillaren sowie auch größere Synapsenkomplexe, die sie möglicherweise mit Energie versorgen.

6.3.1.2 Oligodendrogliazyten. Die meist ovalen Zellen besitzen einen großen Kern, der reich an Heterochromatin ist. Rauhes ER, Ribosomen und Golgi-Felder sind zahlreich vorhanden. Das Zytoplasma erscheint daher wesentlich dunkler als das der Astrozyten. Oligodendrogliazellen besitzen nur wenige kegel- oder plattenförmige Ausläufer, mit denen sie die Myelinscheiden der Axone im ZNS bilden. Ein Oligodendrogliazyt kann — im Gegensatz zur Schwann-Zelle — immer für mehrere Axone die Markscheiden liefern.

6.3.1.3 Mesogliazellen (Hortega-Zellen). Überall im ZNS, aber vorwiegend in der Umgebung der Kapillaren treten diese Zellen auf, die nach dem spanischen Histologen Pio del Rio Hortega (1892—1945) benannt worden sind. Sie haben eine variable, meist langgestreckte Gestalt und einen ellipsoidalen Kern, der wenig Heterochromatin enthält. Hortega-Zellen besitzen ungleichmäßig gestaltete, manchmal büschelähnliche Fortsätze. Charakteristisch ist das Vorhandensein von peripheren Vakuolen, Lysosomen, Phagolysosomen und Restkörperchen.
Die Mesogliazellen sind beweglich. Beim Untergang von Nervenzellen phagozytieren sie die Zelltrümmer. Sie können Lipide, Eisen und Pigmente speichern.
Ihre Herkunft ist nicht geklärt. Man diskutiert die Abstammung von Perizyten der Kapillaren oder von Monozyten.

6.3.1.4 Ependymzellen. Die Ependymzellen (griech. ependyma: Überzug) bilden als einschichtige Lage iso- bis hochprismatischer Zellen die epitheliale Auskleidung der Liquorräume (Ventrikel) des Gehirns und des Zentralkanals im Rückenmark. Der runde Kern der Ependymzellen liegt zentral oder basal. An der Oberfläche der Zellen befinden sich Mikrovilli und büschelartig angeordnete Kinozilien. Manche Ependymzellen berühren mit einem Fortsatz die tiefer im Gewebe liegenden Kapillaren, man nennt sie *Tanyzyten.* Die Zellen sind durch Schlußleistensysteme untereinander verbunden. Das Ependym bedeckt also die Nervenzellen, die mit dem Liquor cerebrospinalis nicht in Berührung kommen. Einige Nervenzellen besitzen aber Ausläufer, die mit Kinozilien versehen sind und die sich zwischen den Ependymzellen nach oben schieben, so daß sie in den Liquorraum hineinragen: *Liquorkontaktneurone.* Ihre Funktion ist noch unbekannt. Weiterhin gibt es Neurone, die auf der Ependymoberfläche liegen. Ihre marklosen Fortsätze breiten sich zwischen den Kinozilienbündeln der Ependymzellen aus. Sie besitzen an verschiedenen Stellen Anschwellungen, die reich an Mitochondrien sind und synaptischen Kontakt zu den Ependymzellen haben. Die Funktion dieser Zellen ist ebenfalls unklar (Abb. 50, S. 116).

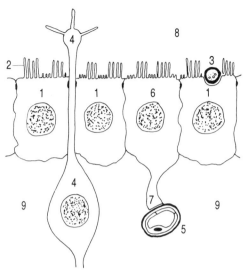

Abbildung 50:
Ependymzellen (Schemazeichnung).
1 Ependymzellen; 2 Oberflächendifferenzierung (Mikrovilli, Kinozilien); 3 supraependymal (im Liquorraum) gelegenes markloses Axon; 4 Liquorkontaktneuron; 5 Kapillare; 6 Tanyzyt; 7 basaler Fortsatz des Tanyzyten berührt die Kapillare; 8 Liquorraum; 9 Gewebe des zentralen Nervensystems (Neurone, Axone, Dendriten, Gliazellen).

6.3.2
Glia des peripheren Nervensystems
6.3.2.1 Schwann-Zellen (Lemnozyten). Diese Zellen umhüllen die Axone der peripheren Nerven und grenzen sie mit einer Basalmembran vom gefäßführenden Endoneurium ab (siehe Abschn. 6.2.3, S. 112).

Marklose (nichtmyelinisierte) Fasern senken sich in das Zytoplasma einer Schwann-Zelle ein und werden von ihm gänzlich oder zum größten Teil umschlossen. Die Axone liegen allerdings in bezug auf die Schwann-Zelle nicht intrazellulär, sondern sind vom Plasmalemma der Schwann-Zelle umhüllt, welches entsprechende Einstülpungen bildet. Jede der linear aneinandergereihten Zellen kann 6—12 Axone aufnehmen. Der runde Kern der Schwann-Zelle liegt zentral,

die Organellenausstattung ist relativ bescheiden (Abb. 51a).

Die Erregung der Nervenzelle (Aktionspotential) wird bei der marklosen Faser kontinuierlich weitergeleitet, „kriecht" also gewissermaßen an der Axonmembran entlang. Entsprechend gering ist auch die Leitungsgeschwindigkeit dieser Faserart: 0,5—2,5 m/sec.

Bei den **markhaltigen (myelinisierten) Nervenfasern** umhüllt jede Schwann-Zelle nur ein einziges Axon, welches von ihr mit einer Myelinhülle (Markscheide) umgeben wird. Der Zellkern ist hier ellipsoidal-bohnenförmig gestaltet und liegt exzentrisch (Abb. 51b).

Bei der Bildung der Markscheiden liegt zunächst die Schwann-Zelle dem Axon einseitig an. Dann sinkt das Axon in die Zelle ein und wird bald völlig von ihr umhüllt. Dabei bildet sich eine Duplikatur der Schwann-Zellmembran, das *Mesaxon*. An mehreren Stellen verklebt jetzt die Axonmembran mit der Zellmembran der Schwann-Zelle. Dann beginnt die Rotation des Axons um seine Längsachse (nach anderen Autoren soll die Schwann-Zelle um das stillstehende Axon rotieren). Dabei wickelt sich das Mesaxon um den Nervenzellfortsatz herum, bis dieser schließlich von einer größeren Zahl spiralig verlaufender Myelinlamellen (= Plasmalemm der Schwann-Zelle) umgeben ist.

Je nach Länge des Axons sind u. U. sehr viele Schwann-Zellen an dessen Myelinisierung beteiligt. Jede Schwann-Zelle versorgt dabei nur eine Teilstrecke von 0,2—1,5 mm. Zwischen dem Ende der einen und dem Beginn der nächsten Schwann-Zelle ist somit die Myelinhülle unterbrochen. Diese Stellen erscheinen auch auf lichtmikroskopischen Längsschnitten durch Nerven als Einschnürungen der Myelinschicht. Man bezeichnet sie nach einem französischen Anatomen als *Ranvier-Schnürringe* oder *Nodien.* Der Abstand zweier Nodien, das *Internodium,* entspricht also der Länge einer Schwann-Zelle.

Abbildung 51:
Schwann-Zellen.
a) Schwann-Zelle bei einem myelinisierten Axon; **b)** Schwann-Zelle bei einem nichtmyelinisierten Axon

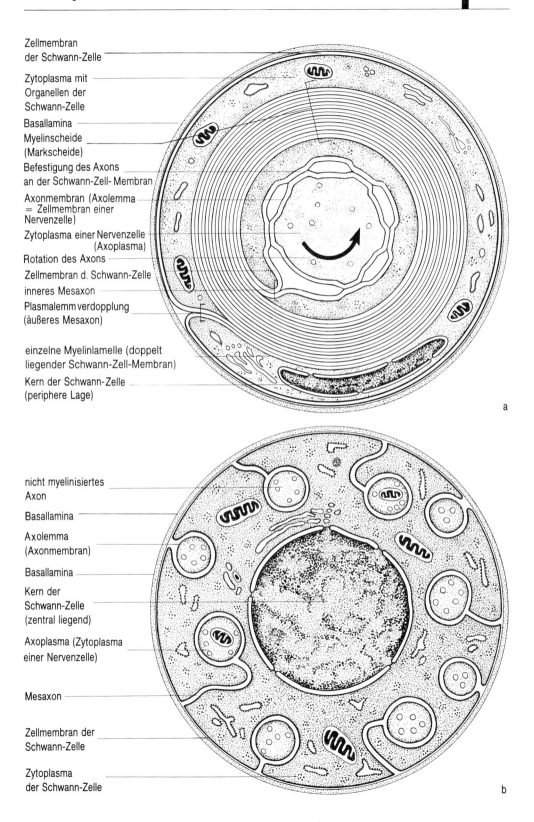

Zellmembran
der Schwann-Zelle

Zytoplasma mit
Organellen der
Schwann-Zelle

Basallamina

Myelinscheide
(Markscheide)

Befestigung des Axons
an der Schwann-Zell- Membran

Axonmembran (Axolemma
= Zellmembran einer
Nervenzelle)

Zytoplasma einer Nervenzelle
(Axoplasma)

Rotation des Axons

Zellmembran d. Schwann-Zelle

inneres Mesaxon

Plasmalemm verdopplung
(äußeres Mesaxon)

einzelne Myelinlamelle (doppelt
liegender Schwann-Zell-Membran)

Kern der Schwann-Zelle
(periphere Lage)

a

nicht myelinisiertes
Axon

Basallamina

Axolemma
(Axonmembran)

Basallamina

Kern der
Schwann-Zelle
(zentral liegend)

Axoplasma (Zytoplasma
einer Nervenzelle)

Mesaxon

Zellmembran der
Schwann-Zelle

Zytoplasma
der Schwann-Zelle

b

Das Axon ist am Ranvier-Schnürring verdickt. Die Myelinlamellen der beiden benachbarten Schwann-Zellen enden hier mit Taschenbildungen. Am Schnürring verzahnen sich fingerförmige Ausläufer der Schwann-Zellen und kommen in Kontakt mit der Axonmembran. Der Bereich der Ranvier-Schnürringe ist gegenüber der Endoneuralscheide von einer durchgehenden Basalmembran abgegrenzt.

Die energieabhängigen Prozesse der Erregungsleitung sind bei den myelinisierten Fasern auf die Ranvier-Schnürringe beschränkt. Das Aktionspotential springt gewissermaßen von einem Schnürring zum nächsten: *Saltatorische Erregungsleitung* (lat. saltus: Sprung).

Die Leitungsgeschwindigkeit markhaltiger Axone hängt neben der Dicke der Myelinschicht auch von der Länge der Internodien und vom Durchmesser des Axons ab. Am schnellsten leiten myelinreiche dicke Axone mit langen Internodien: Es werden Geschwindigkeiten bis zu 120 m/sec erreicht. Bei den markarmen Fasern liegen die Leitungsgeschwindigkeiten zwischen 3 und 15 m/sec.

Innerhalb der Schwann-Zellen sind lichtmikroskopisch die *Schmidt-Lantermann-Einkerbungen* als schräge „Einschnitte" in der Myelinschicht zu sehen. Es handelt sich dabei um Stellen, wo die Myelinlamellen getrennt voneinander verlaufen, so daß sich zwischen ihnen Zytoplasma der Schwann-Zelle befindet. Es ist vorstellbar, daß auf diese Weise bei Biegebeanspruchungen des Nerven die Plastizität der Axone gesichert werden soll. Im ZNS, wo keine mechanischen Beanspruchungen der Nervenfasern auftreten, fehlen diese Strukturen.

6.3.2.2 Amphizyten (Mantelzellen, Satelittenzellen). Als Fortsetzung der Schwann-Zellen umgeben diese Gliazellen als einschichtige Lage platter Zellen epithelartig die peripheren Ganglienzellen. Dabei liegen sie direkt dem Perikaryon an. Zwischen beiden Zellarten befindet sich keine Basalmembran, wohl aber zwischen Amphizyten und umgebendem Gewebe. Die Amphizyten vermitteln, ähnlich wie die Astrozyten im ZNS, den Stoffaustausch zwischen Kapillaren und Nervenzellen.

Zusammenfassung

A. Allgemeines

Im Nervengewebe der vielzelligen Organismen sind die Fähigkeiten der Erregungsbildung, der Weiterleitung bioelektrischer Impulse und der Informationsverarbeitung besonders ausgeprägt. Das Nervensystem ist die Grundlage des bewußten Erlebens, des Gedächtnisses, des Denkens, der Phantasie, der Intelligenz und der schöpferischen Fähigkeiten des Menschen.

Gliederung in sensomotorisches (somatisches) und vegetatives Nervensystem sowie in zentrales Nervensystem (Gehirn und Rückenmark) und peripheres Nervensystem.

B. Nervenzellen (Neurone)

Struktur
Perikaryon (Stoffwechselzentrum), Nissl-Substanz (rauhes ER), Neurofibrillen, Pigmente;
Fortsätze (Dendriten) bilden ein großes Rezeptorareal, sie leiten zentripetal, sie entspringen breitbasig aus dem Perikaryon und sind meist stark verzweigt;
Axon (Neurit). Länge bis zu 1 m und mehr, Durchmesser bleibt konstant, entspringt am Axonhügel (Ursprungskegel), Axoplasmaströmungen, Axone leiten zentrifugal, können Seitenäste haben

(Kollateralen), von Schwann-Zellen umhüllt. Nach der Anzahl der Fortsätze unterscheidet man: Apolare, unipolare, bipolare, pseudounipolare und multipolare Nervenzellen.

Synapsen

Kontaktstellen zwischen Nervenzellen zur Überleitung elektrischer Impulse. Elektrische Synapsen (Nexus).
Chemische Synapsen. Übertragung der Erregung mittels chemischer Transmittersubstanzen, Ventilfunktion. Bau: Endknöpfchen, prä- und postsynaptische Membran, synaptischer Spalt; großer Formenreichtum: Einfache, invaginierte, verzweigte, verzahnte oder cristaförmige Synapsen, polysynaptische Komplexe und En-passant-Synapsen.

Nervenfaserbündel

Primärbündel. Verschiedene Axone werden zu Leitungsbündeln zusammengefaßt und vom **Perineurium** umhüllt (3—15 konzentrische Lagen von flachen Epithelzell-Lamellen = Blut-Nerven-Schranke).
Endoneurium. Zartes Bindegewebe umgibt innerhalb des Perineuriums die einzelnen Axone mit ihren Schwann-Zellen.
Das **Epineurium** (faseriges Bindegewebe) faßt mehrere Primärbündel zu einem peripheren Nerven zusammen und bildet auch dessen Hülle, es ist gefäßführend.
Der Nerv wird nach außen noch vom **Paraneurium** umhüllt.

Regeneration

Neurone verlieren postnatal ihre Teilungsfähigkeit, können also auch nicht regenerieren. Es besteht aber eine beschränkte Regenerationsfähigkeit für durchtrennte Axone, wenn das Perikaryon unverletzt geblieben ist und zwischen proximalem und distalem Stumpf keine Bindegewebsnarbe entstanden ist. Der proximale Axonstumpf sproßt aus und sucht Kontakte zum Erfolgsorgan, wobei die erhalten gebliebene Reihe der Schwann-Zellen als Leitschiene dient. Während der Regenerationsphase: Inaktivitätsatrophie des Erfolgsorgans.

C. Gliagewebe

Die Neuroglia ist ein spezifisches Bindegewebe des Nervensystems. Sie bildet Stützgerüste und umhüllt Nervenzellen und deren Fortsätze. Außerdem hat sie wichtige Funktionen im Stoffwechsel des Nervengewebes und bei pathologischen Veränderungen: Phagozytose, Regeneration, Narbenbildung.

Glia des ZNS

Astrozyten. Sternförmig verzweigte Zellen bilden ein dreidimensionales Gerüstwerk, umhüllen mit ihren Fortsätzen Kapillaren (Blut-Hirn-Schranke) und grenzen das ZNS gegen die Hirnhäute ab. Man unterscheidet protoplasmatische Astrozyten (Kurzstrahler, vorwiegend in der grauen Substanz) von faserigen Astrozyten (Langstrahler, vorwiegend in der weißen Substanz) und flügelartigen Astrozyten (im Kleinhirn).

Oligodendrogliazyten. Die Zellen haben wenige Ausläufer, sie bilden die Myelinscheiden im ZNS.

Mesogliazellen (Hortega-Zellen). Vielgestaltige Zellen mit Fortsätzen, beweglich, sie können phagozytieren und speichern.

Ependymzellen. Einschichtige Lage hochprismatischer Zellen, epitheliale Auskleidung der Liquorräume des ZNS; manche Ependymzellen berühren mit einem Fortsatz tiefer liegende Kapillaren: Tanyzyten. Liquorkontaktneurone ragen zwischen den Ependymzellen in die Liquorräume hinein.

Glia des PNS

Schwann-Zellen. Sie umhüllen die Axone peripherer Nerven; marklose (nicht myelinisierte) Fasern senken sich in das Zytoplasma einer Schwann-Zelle ein und werden von ihm umhüllt, kontinuierliche Impulsleitung, geringe Leitungsgeschwindigkeit. Bei markhaltigen (myelinisierten) Fasern umhüllt eine Schwann-Zelle nur ein einzelnes Axon. Zahlreiche Lagen von Zellmembranmaterial der Schwann-Zelle bilden die Myelinscheide. An der Grenze zwischen zwei Schwann-Zellen: Ranvier-Schnürringe; saltatorische Erregungsleitung, hohe Leitungsgeschwindigkeiten.

Amphizyten. Sie umgeben als einschichtige Lage platter Zellen epithelartig die Zellkörper der peripheren Ganglienzellen.

B
HISTOLOGIE DER ORGANE UND ORGANSYSTEME

7
Kreislaufsystem

Übersicht:

7.1
Herz

Die Herzwand ist aus drei Schichten aufgebaut:
— Endokard (Innenschicht)
— Myokard (Muskelschicht)
— Epikard (Außenschicht)

7.1.1
Endokard

Die Hohlräume des Herzens werden vom Endokard ausgekleidet. Es erstreckt sich über die gesamte innere Oberfläche des Herzens und geht kontinuierlich in das Endothel der Blutgefäße über.

Das Endokard zeigt einen geschichteten Aufbau:
— Endothel aus flachen, polygonalen Zellen
— Stratum subendotheliale: Eine dünne Schicht aus feinfaserigem Bindegewebe
— Stratum myoelasticum: Dickere Schicht

aus kollagenen und vielen elastischen Fasern, die auch glatte Muskelzellen enthält
— Tela subendocardialis: Lockeres Bindegewebe, welches Endokard und Myokard verbindet, es enthält Blutgefäße und Purkinjefasern (Bestandteile des Reizleitungssystems). Das übrige Endokard ist gefäßfrei.

Die drei zuletzt genannten Schichten werden auch als Lamina propria zusammengefaßt.

Das Endokard der Vorhöfe ist dicker als im Kammerbereich. Am dicksten ist es dort, wo Blutgefäße einmünden. Die Klappen des Herzens bestehen aus einem derbsehnigen Fasergewebe (Klappenskelett), das ihnen Festigkeit verleiht. Auf beiden Seiten sind sie von Endokard überzogen, welches fest mit dem Bindegewebe verbunden ist. Normale Herzklappen sind gefäßfrei. Da sie nur passiv durch den Blutstrom bewegt werden (Druckunterschiede), enthalten sie keine Muskulatur und sind folglich auch nicht innerviert.

Die Sehnenfäden (Chordae tendineae), welche die freien Ränder der Segelklappen an den Kammerwänden verankern, sind von Endokard überzogen.

7.1.2
Myokard

Die Muskelschicht des Herzens besteht aus quergestreiften Herzmuskelzellen (vgl. Abschn. 5.3, S. 100, und Abb. 43, S. 101). Sie stellt die Hauptmasse des Organs dar. Zwischen den Muskelfasern befindet sich zartes kollagen-elastisches Bindegewebe (Endomysium) mit zahlreichen Blut- und Lymphgefäßen. Die Kammermuskulatur ist rechts 2—4 mm, links 9—12 mm dick. Entsprechend der geringeren Pumpleistung ist auch das Vorhofmyokard wesentlich dünner als das Kammermyokard. Beide Muskelbereiche sind durch das straffe bindegewebige und elektrisch nicht leitende „Herzskelett" voneinander getrennt. Man versteht hierunter die kollagenfaserige Ventilebene des Herzens, welche die Klappenansatzringe (Anuli fibrosi) enthält und an der auch die Myokardfasern mit kurzen Sehnen befestigt sind.

Die Muskulatur verläuft, vom Herzskelett ausgehend, in vorwiegend schrägen Außenzügen zur Herzspitze, bildet dort einen Wirbel (Vortex cordis) und geht dann in mittlere Ringzüge über, die sich in äußeren Längszügen fortsetzen.

Von den Herzmuskelzellen (Arbeitsmyokard) ist das Gewebe des Erregungsbildungs- und Leitungssystems (ERLS) zu unterscheiden (vgl. Abb. 44, S. 102). Die zytologischen Kriterien dieser spezialisierten Herzmuskelzellen sind im Abschnitt 5.3 erläutert. Zum ERLS gehören:

— Sinusknoten (als Taktgeber des Herzrhythmus)
— Sinuatriale Leitungsbündel (zur Erregungsausbreitung in den Vorhöfen)
— Atrioventrikularknoten (Verzögerung der Erregung, damit die Vorhofkontraktion zeitlich vor der Kammerkontraktion ablaufen kann)
— Tawara-Schenkel (zwei Leitungsbündel, welche die Myokarderregung vom AV-Knoten in die beiden Kammern leiten)

— Purkinje-Fasern (als Endstrecken des Systems).

7.1.3
Epikard, Perikard

Die Außenfläche des Myokards wird vom glatten Epikard, dem viszeralen Blatt des Herzbeutels überzogen. Es besteht aus einer serösen Haut, die sich aus einem einschichtigen, je nach Dehnungszustand platten bis isoprismatischen Epithel und einer darunterliegenden Lamina propria aus kollagenen Faserbündeln und elastischen Netzen zusammensetzt. Vom Myokard ist das Epikard durch das subepikardiale Bindegewebe getrennt. Dieses enthält vegetative Nervenfasern, Blut- und Lymphgefäße sowie Fettgewebe.

Das Epikard geht etwa an der Eintrittsstelle der großen Gefäße in das Perikard (das parietale Blatt des Herzbeutels) über, so daß zwischen beiden Blättern ein kapillärer Spaltraum, das *Cavum pericardii,* entsteht, welcher den *Liquor pericardii* enthält, 10—20 ml einer klaren, gelblichen serösen Flüssigkeit.

Das Perikard besteht aus einer Tunica serosa (einschichtiges Plattenepithel, wie das Epikard) und einer Tunica fibrosa (straffes, faseriges Bindegewebe).

Perikard und Epikard bestimmen die Größe der Dehnbarkeit des Herzens während der Diastole, der Entspannungsphase des Organs.

7.2
Blutgefäße

7.2.1
Gemeinsamer Bauplan

Die Wand von Blutgefäßen ist je nach ihrer Beanspruchung durch den im Gefäß herrschenden Druck und nach funktionellen Besonderheiten in den verschiedenen Organen unterschiedlich gestaltet. Dennoch gibt es aber Gemeinsamkeiten. So haben Arterien und Venen einen dreischichtigen Aufbau der Gefäßwand (Abb. 52):

— *Tunica intima:* Glattwandige Innenauskleidung
— *Tunica media (Muskelschicht):* Sie wirkt der Dehnung des Gefäßes durch den Blutdruck entgegen und kann die Lumenweite aktiv verändern.

Abbildung 52:
Bauplan der Blutgefäße
(Schemazeichnung)

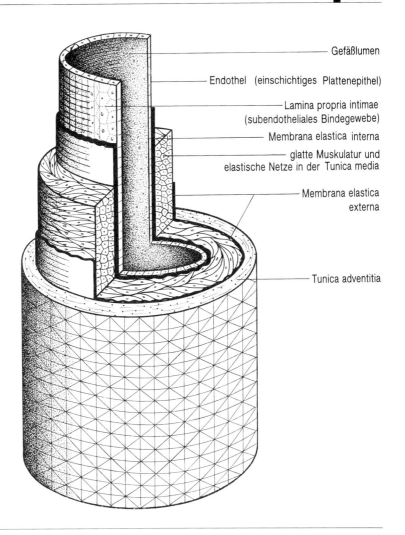

Gefäßlumen

Endothel (einschichtiges Plattenepithel)

Lamina propria intimae
(subendotheliales Bindegewebe)

Membrana elastica interna

glatte Muskulatur und
elastische Netze in der Tunica media

Membrana elastica
externa

Tunica adventitia

— *Tunica externa (Tunica adventitia):* Sie dient dem Einbau des Gefäßes in das umgebende Gewebe und schützt vor äußeren Einwirkungen, insbesondere bei Längsdehnungen.

Bauelemente von Blutgefäßen:
— *Epithel:* Auskleidung der Gefäße als *Endothel*
— *Bindegewebe:* Kollagenfasern in Scherengitteranordnung, elastische Fasern und elastische Netze
— *Muskulatur:* Glatte Muskelzellen in vorwiegend ringförmiger Anordnung
— *Nerven:* Vegetative Fasern zur Innervierung der glatten Gefäßmuskulatur

Die **Ernährung** der Gefäßwand ist auf verschiedenen Wegen möglich:

— Durch Diffusion aus dem im Lumen strömenden Blut bei kleinen, dünnwandigen Gefäßen und bei der Innenschicht (etwa ⅓ der Wandstärke) größerer Gefäße
— Durch besondere ernährende Gefäße: *Vasa vasorum.* Bei größeren Gefäßen bilden diese ein Netz in der Tunica adventita mit Ästen, die in die Tunica media vordringen.

Blutgefäße haben eine sehr gut ausgeprägte Fähigkeit zur Regeneration und Neubildung. Dies ist eine unerläßliche Voraussetzung bei der Heilung von Gewebsdefekten, aber auch eine Bedingung für das rasche Wachstum bösartiger Tumoren.

7.2.2
Arterien

Arterien sind Gefäße, in denen das Blut vom Herzen wegströmt. Im kleinen Kreislauf enthalten sie desoxygeniertes (O_2-armes) Blut, im großen Kreislauf oxygeniertes (O_2-reiches) Blut. Die Arterien gehören zum Hochdruckteil des Kreislaufes. Der normale arterielle Mitteldruck beträgt ca. 100 mm Hg.

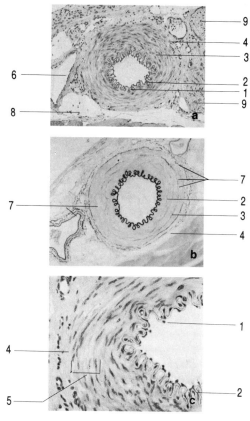

7.2.2.1 Arterien vom muskulären Bautyp.
Mittlere und kleinere Arterien des großen Kreislaufes zeigen einen klaren Schichtenbau (Abb. 52, S. 125, u. 53):

Tunica intima
— *Endothel:* Einschichtiges Plattenepithel
— *Lamina propria intimae:* Zartes Bindegewebe mit häufig längsorientierten retikulären, kollagenen und elastischen Fasern; besonders an Verzweigungen und Gefäßabgängen können auch Längsmuskelzüge vorhanden sein.
— *Membrana elastica interna:* Flächige Verdichtung der längsparallelen elastischen Fasern, Grenze zur Media

Tunica media. Engliegende glatte Muskelzellen sind ringförmig angeordnet oder in Schraubentouren mit kleinem Steigungswinkel, dazwischen relativ wenig Bindegewebe.

Tunica externa (Tunica adventitia). Faseriges Bindegewebe (Kollagen, elastische Fasern) verläuft in steilen, sich spitzwinkelig kreuzenden Schraubentouren.

An der Grenze zwischen Media und Adventitia kann eine Membrana elastica externa vorkommen, die meist aber nicht so deutlich ausgebildet ist wie die Membrana elastica interna.

Wenn bei Arterien keine Längsspannungen auftreten (z. B. bei Hirnarterien), ist die Tunica adventitia nur sehr schwach ausgebildet.

7.2.2.2 Arterien vom elastischen Bautyp.
Diese Form findet man besonders in der Aorta, den von ihr abzweigenden großen Arterien sowie in den Lungenarterien. Arterien vom elastischen Typ wirken als Energiespeicher, um den schubweisen Bluteinstrom in die großen Gefäße während der Systole des Herzens in eine kontinuierliche Strömung umzuwandeln. Bei dem hohen systolischen Blutdruck wird die Aorta stark ausgeweitet. Während der Diastole herrscht ein niedrigerer Druck, das Gefäß nimmt in-

Abbildung 53:
Aufbau der Arterien.
a) Arterie vom muskulären Typ (Vergr. ca. 140 x);
b) Darstellung der elastischen Elemente in der Gefäßwand mit Resorcin-Fuchsin (Vergr. ca. 140 x); **c)** Glatte Muskelzellen in der Tunica media einer Arterie (Vergr. ca. 350 x).
1 Kerne von Endothelzellen; 2 Membrana elastica interna; 3 Tunica media; 4 Tunica adventitia: 5 Kerne von glatten Muskelzellen in der Media; 6 begleitende Vene. Das Lumen der Vene entspricht in seiner Größe etwa dem der Arterie, aber die Gefäßwand der Vene ist wesentlich schwächer gebaut; 7 elastische Elemente (Fasernetze) in Tunica media und adventitia von Arterie und Vene; 8 Fettgewebe; 9 Nervenfaserbündel in Gefäßnähe

folge der hohen Wandelastizität seinen normalen Durchmesser wieder ein und gibt die Dehnungsenergie als Bewegungsenergie an das Blut weiter (Windkesselwirkung). Schichtenbau der Arterienwand:

Tunica intima. Sie entspricht den Arterien vom muskulären Bautyp; allerdings fehlt eine Membrana elastica interna.

Tunica media. Sie ist gegen die benachbarten Schichten nicht scharf abgegrenzt. Es ist reichlich Grundsubstanz vorhanden. Elastische Fasern sind in 50—70 fenestrierten lamellären Membranen angeordnet, die durch Verzweigungen miteinander in Verbindung stehen. Dazwischen liegen glatte Muskelzellen, welche die Spannung des elastischen Netzwerkes regulieren und einen spiraligen, schichtenweise wechselnden Verlauf haben.

Tunica externa. Diese Schicht ist sehr schmal. Sie besteht aus Kollagenfasern, die in steilen Schraubentouren verlaufen, und steht zum angrenzenden Bindegewebe nur in lockerem Kontakt. In der Tunica externa kommen außerdem vegetative Nervenfasern und Vasa vasorum vor.

7.2.2.3 Chemo- und Pressorezeptoren. In der Wand bestimmter Arterien kommen Gruppen von epithelartigen, dicht liegenden und organellenreichen Zellen vor, die man als sog. Paraganglien bezeichnet (z. B. Glomus caroticum an der Aufzweigungsstelle der Arteria carotis communis). Sie messen die Blutgasspannung, sodaß aufgrund der Meßwerte dieser Rezeptoren das Atemzentrum den O_2- und CO_2-Partialdruck regulieren kann.

Endigungen afferenter Nerven (häufig kolbenförmig ausgebildet) in der Gefäßwand registrieren den Blutdruck in bestimmten Gefäßen (z. B. Aortenbogen, Arteria carotis interna). Die Erregungen werden zum Kreislaufzentrum in der Medulla oblongata geleitet, welches dann über eine Änderung der Herzfrequenz oder der Vasomotorik auf den Blutdruck einwirken kann.

7.2.3
Arteriolen

Die kleinsten Äste des arteriellen Systems werden Arteriolen genannt. Sie haben einen Durchmesser von 15—60 µm. Das Endothel ist der feinen Membrana elastica interna direkt aufgelagert. Die Tunica media umfaßt wenige glatte Muskelzellen, meist nur eine Lage. Dennoch kann das Lumen stark verengt werden, so daß es im Bereich der Arteriolen zu einem steilen Druckabfall kommt. Die Tunica externa besteht nur aus einer dünnen Bindegewebsschicht, die lichtmikroskopisch kaum nachzuweisen ist (Abb. 54, S. 128).

7.2.4
Kapillaren

Diese kleinsten Gefäße bilden ein reich verzweigtes Maschenwerk (terminale Strombahn). Hier erfüllt sich der biologische Sinn des Kreislaufes: Stoffaustausch.

Die Arteriolen gehen unter Verlust ihrer Wandmuskulatur in Kapillaren über. Die kleinsten Kapillaren haben einen Durchmesser von ca. 6 µm, so daß die Erythrozyten nur in verformten Zustand passieren können. Das Lumen der größeren Kapillaren beträgt 20—30 µm.

Kapillaren anastomosieren miteinander. Der Vernetzungsgrad eines Kapillargebietes entspricht der Stoffwechselintensität des betreffenden Gewebes.

Nahezu überall im Körper befinden sich Kapillargebiete. Normalerweise fehlen aber Kapillaren in:
— Epithelien
— Zahnschmelz, Dentin und Wurzelzement
— Knorpel (ausgenommen die Knorpelhaut)
— Hornhaut (Cornea), Glaskörper und Linse des Auges
— Herzklappen.
Der Gesamtquerschnitt ist im Kapillargebiet wesentlich größer als im arteriellen Bereich. Daher sinken Blutdruck (auf 15 — 30 mm Hg) und Strömungsgeschwindigkeit (auf 0,05 cm/s), so daß genügend Zeit für den Stoffaustausch bleibt. Die gesamte Austauschfläche (Kapillaroberfläche) wird beim Menschen auf 6000 m² geschätzt.

Kapillaren besitzen eine Endothelauskleidung, die einer feinen elastischen Basal-

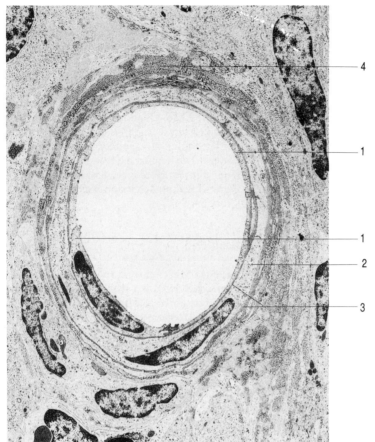

Abbildung 54:
Arteriole (Vergr. ca. 7 000 x)
1 Endothelzelle; 2 glatte
Muskelzelle; 3 Basalmembranen; 4 Kollagenfasern

lamina aufsitzt. Diese ist von retikulären Gitterfasergeflechten umsponnen. Meist findet man, ebenfalls von einer Basallamina umhüllt, *Perizyten (Rouget-Zellen)*, die mit plattem Zelleib und weit verzweigten Ausläufern teilweise die äußere Kapillaroberfläche bedecken. Möglicherweise handelt es sich dabei um Zellen des retikulären Bindegewebes (Abb. 55).

In der Ultrastruktur der Kapillarwand kann man drei Grundtypen unterscheiden (Abb. 56):

— Ununterbrochene Endothelauskleidung (0,1—0,2 µm dick), Überlappung der Zellränder an den Kontaktstellen, Zonulae occludentes zwischen den Endothelzellen; zahlreiche mikropinozytotische Vesikel im Endothel

— Endothel mit intrazellulären Poren: Durchmesser 70—80 nm; die Poren können offen oder durch ein ca. 40 µm dickes Diaphragma (Fenestration) verschlossen sein; die Basallamina ist kontinuierlich vorhanden, also auch im Bereich der Poren.

— Unvollständige Endothelauskleidung: Dünneres Endothel; Lücken von 0,1—0,5 µm Weite; keine Basallamina; dieser Typ kommt vor allem in den Lebersinusoiden vor.

Zwischen den hier erwähnten Kapillararten gibt es verschiedene Übergangsformen. Die Basallamina der Kapillaren ist im allgemeinen zwischen 30 und 50 nm dick, sie hat die Funktion eines Filters.

7.2.5
Venolen

Als Venolen (Venulen, postkapilläre Venen) bezeichnet man jene kleinsten Venen, in denen sich das aus den Kapillarnetzen kommende Blut sammelt. Von letzteren unter-

Abbildung 55:
Kapillare
(Vergr. 10000 x).
1 Endothelzelle; 2 Fene-
strationen; 3 Basalmem-
bran; 4 Perizyt; 5 Fibro-
zyt; 6 Kollagenfasern;
7 Interzellularraum

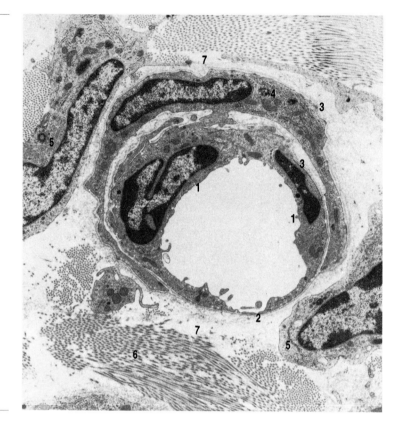

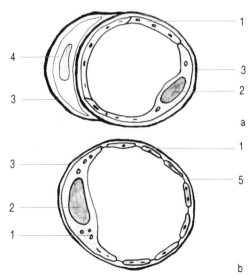

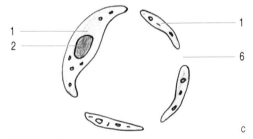

Abbildung 56:
Drei Typen der Ultrastruktur von Kapillaren (Schemazeichnung).
a) Kapillare mit ununterbrochener Endothelauskleidung und vollständiger Basalmembran;
b) Kapillare mit Endothelporen und vollständiger Basalmembran;
c) Kapillare mit unterbrochener Epithelauskleidung,
großen Lücken zwischen den Endothelzellen und feh-
lender Basalmembran.
1 Endothelzelle; 2 Kern einer Endothelzelle; 3 Basalmembran; 4 Perizyt; 5 Endothelpore; 6 Lücken zwischen den Endothelzellen

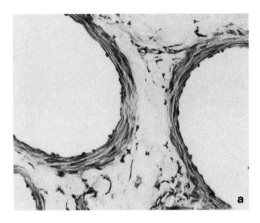

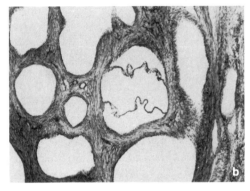

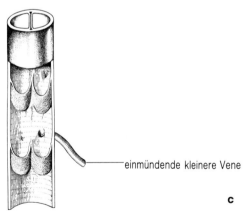

einmündende kleinere Vene

Abbildung 57:
Venen.
a) Venenwände (Vergr. ca. 280 x);
b) Venenklappen, Dickschnitt 50 μm (Vergr. ca. 140 x);
c) Venenklappen (Schema). Die gestrichelten Linien bezeichnen den Faserverlauf in der Tunica media.

scheiden sie sich durch ihr größeres Lumen (50—100 μm), den vermehrten Bindegewebsgehalt ihrer Wand und durch das Auftreten glatter Muskelzellen, während die Perizyten verschwinden.

7.2.6
Venen

Venen sind Gefäße, in denen das Blut zum Herzen strömt. Die Venen des großen Kreislaufs enthalten desoxygeniertes, die des kleinen Kreislaufs oxygeniertes Blut. Nach dem Durchströmen der Kapillargebiete steht das Blut nur noch unter einem geringen Druck. Pulsationen der Wand sind nicht mehr vorhanden. Die Venen bilden den Hauptteil des Niederdrucksystems im Kreislauf.

Die Gliederung der Venenwand in drei Schichten ist im Vergleich zu den Arterien relativ undeutlich ausgeprägt (Abb. 57):

Tunica intima. Sie umfaßt bei kleineren Venen nur das Endothel, bei größeren Venen ist sie immer schwächer als bei vergleichbaren Arterien. Sie kann auch bei ein und demselben Gefäß an verschiedenen Stellen unterschiedlich dick sein. Eine schwache Membrana elastica interna kommt gelegentlich auch bei Venen vor. Können auf eine Vene keine äußeren Kräfte einwirken, so besteht die Venenwand lediglich aus einer Intima (z. B. Milzvenen, Sinus durae matris). In größeren Venen kann die Intima längsverlaufende Muskelfaserbündel enthalten.

Tunica media. Zwischen den ringförmig angeordneten Muskelfasergruppen befinden sich kollagene Faserbündel und elastische Netze, die beide hauptsächlich längsorientiert sind. Am stärksten ist die Muskelschicht in den Venen der unteren Extremität ausgebildet, am schwächsten in den Hals- und Kopfvenen: Abhängigkeit vom hydrostatischen Druck.

Tunica externa. Diese Schicht ist bei den großen Venen am deutlichsten ausgebildet. Sie enthält vorwiegend längs angeordnete kollagene Faserbündel in Scherengitteranordnung und netzartig verzweigte Bündel glatter Muskulatur, ebenfalls in Längsorientierung.

Mittlere und größere Venen können *Venenklappen (Valvulae venosae)* besitzen. Diese meist zweiteiligen Taschenklappen gehen aus der Tunica intima hervor. Sie sind Endothelfalten (Duplikaturen) mit eingelagerten kollagenen Geflechten, die zur Versteifung dienen. Im Bereich der Klappen ist die Venenwand ausgebuchtet. Bei herzwärts gerichtetem Blutstrom legen sich die Klappen der Wand an und geben den Weg frei. Bei einer Strömungsumkehr entfalten sie sich, verschließen die Venenlichtung und verhindern damit ein Versacken des Blutes in der Peripherie. Bei übermäßiger Wanddehnung, wenn der hydrostatische Druck den Widerstand der Venenwand übersteigt, werden sie insuffizient: Bildung von Varizen.

Klappen fehlen in den Hohlvenen wie auch in den Venen von Leber, Nieren und Gehirn sowie in der Pfortader.

7.2.7
Arteriovenöse Anastomosen
Arteriovenöse Anastomosen sind Verbindungen zwischen dem arteriellen und dem venösen Teil des Kreislaufes unter Umgehung des entsprechenden Kapillargebietes. Mittels dieser Kurzschlüsse können Kapillargebiete vorübergehend von der Durchblutung ausgenommen werden, d. h. nur mit der zur Gewebserhaltung erforderlichen Mindestmenge durchblutet werden. Im Anastomosenbereich bestehen häufig besondere Vorrichtungen zur Regulierung des Blutstromes, z. B. längsorientierte Muskelpolster in der Intima (Sperrarterien, Drosselvenen).

7.3
Lymphgefäße

Das Lymphgefäßsystem ist ein Drainagesystem für den interstitiellen Raum. Es verläuft weitgehend venenparallel. Die Lymphe mündet über Sammelgefäße in die Venen des großen Kreislaufes ein.

Lymphgefäße sind fast in allen Geweben des Körpers vorhanden. Keine Lymphgefäße besitzen:
— Epithelien
— Knorpel
— Knochen und Knochenmark
— Zahnhartsubstanzen
— Nervengewebe
— Placenta.

7.3.1
Lymphkapillaren
Als Lymphkapillaren bezeichnet man die blind im Gewebe beginnenden Anfangsstrecken des Lymphgefäßsystems mit ausgeprägten Anastomosen. Ihre Wand ist im allgemeinen dünner als die Wand der Blutkapillaren. Die klappenlosen Gefäße haben ein stark wechselndes Kaliber und zahlreiche Ausbuchtungen. Die Lymphkapillaren bestehen aus einer geschlossenen Lage nicht gefensterter Endothelzellen, die von einem feinen gitterartigen Fasergeflecht umhüllt ist. Basallamina und Perizyten sind nicht vorhanden. In histologischen Präparaten werden die Lymphkapillaren meist nicht erkannt, weil sie kollabiert sind, d. h., es ist kein Lumen zu sehen.

7.3.2
Größere Lymphgefäße
Sie haben Ähnlichkeit mit dem Bau dünnwandiger Venen. Das Lumen ist im entfalteten Zustand weit. Es sind viele, meist zweiteilige Klappen vorhanden. Lumennahe kann Längsmuskulatur vorkommen. Die Wand ist reich an kollagenem Bindegewebe. Bei großen Lymphgefäßen ist ein dreischichtiger Wandaufbau erkennbar, der aber im allgemeinen noch undeutlicher ist als bei Venen. Es können eine mittlere Ringmuskelschicht und eine äußere Längsmuskelschicht vorhanden sein.

Zusammenfassung

A. Herz

Endokard. Einschichtiges Plattenepithel und Lamina propria (kollagene und elastische Fasern, glatte Muskelzellen).
Myokard. Quergestreiftes Herzmuskelgewebe, netzartiger Verband, Zellen des ERLS, reiche Kapillarentwicklung.

Epikard (viszerales Blatt). Einschichtiges Plattenepithel mit Lamina propria (kollagenes und elastisches Bindegewebe, reiche Versorgung mit Gefäßen und Nerven, Fettgewebe).
Perikard (parietales Blatt). Einschichtiges Plattenepithel mit straffer bindegewebiger Tunica fibrosa.

B. Blutgefäße

Grundbauplan. Tunica intima: Endothel, Lamina propria. Tunica media: Glatte Muskulatur in vorwiegend zirkulärer Anordnung, elastische Fasern. Tunica adventitia: Kollagenes und elastisches Bindegewebe, Vasa vasorum, vasomotorische vegetative Nerven.
Ernährung großer Gefäße. Innenschicht durch Diffusion aus dem strömenden Blut; Außenschicht durch besondere kleine Gefäße (Vasa vasorum).

Gefäßtypen
Arterien vom elastischen Typ (Aorta, große Arterien des Körpers). Ausgeprägte elastische Netze in der Tunica media.
Arterien vom muskulären Typ (Kleinere Arterien). Deutliche Membrana elastica interna zwischen Intima und Media, oft auch eine Membrana elastica externa zwischen Media und Adventitia.
Arteriolen. Durchmesser 15—60 μm, feine Membrana elastica interna, nur eine Lage glatter Muskelzellen, starker Blutdruckabfall.
Kapillaren. Durchmesser 6—20 μm, die Wand besteht nur aus geschlossenem oder gefenstertem Endothel und einer Lamina basalis; es sind auch Perizyten vorhanden, die aber keine geschlossene Zellage bilden; große verzweigte Netze, Stoffaustausch. Spezialfall: Leber- und Milzkapillaren. Arteriovenöse Anastomosen zur Umgehung von Kapillargebieten. Kapillarfreie Gewebe: Epithel, Zahnhartsubstanzen, Knorpel, Hornhaut, Herzklappen.
Venolen. Durchmesser 50—100 μm; kleine Venen, die das aus den Kapillaren kommende Blut sammeln; Endothel, Bindegewebe, Auftreten glatter Muskelzellen.
Venen. Grundsätzlich gleicher Wandbau wie Arterien, aber (blutdruckbedingt) geringere Wandstärke und lockerer Wandbau, Vorkommen von Klappen.

C. Lymphgefäße

Lymphkapillaren. Beginnen blind im Gewebe, stark wechselndes Kaliber, sehr dünne Wand: Endothel und Fasergeflechte, klappenlos, keine Basalmembran.
Größere Lymphgefäße. Ähnlicher Bau wie dünne Venen, weites Lumen, Klappen.
Große Lymphgefäße. Dreischichtiger Wandbau wie Venen.

8
Blut, Knochenmark und lymphatisches System

Übersicht:

8.1
Aufgaben des Blutes

Das Blut besteht aus einem flüssigen Anteil, dem *Blutplasma,* und den darin suspendierten Zellen, den *Blutkörperchen.* Normalerweise beträgt der Anteil des Plasmas ca. 55% und der der Blutkörperchen 45% des gesamten Volumens. Das Blut kann als flüssiges Gewebe aufgefaßt werden, das die verschiedenen Teile des Körpers verbindet. Seine Menge macht etwa 6—8% des Körpergewichts aus.

Die Aufgaben des Blutes sind außerordentlich vielseitig und können hier nur kurz angedeutet werden: Blut vermittelt den *Transport* von Gasen (Sauerstoff, Kohlendioxid), Nährstoffen, Stoffwechselendprodukten, Hormonen usw. Es dient der Regulierung des Ionenhaushaltes und damit der Aufrechterhaltung des *Säure-Basen-Gleichgewichts* im Körper. Durch *Abwehrstoffe* (Antikörper) und durch die auf verschiedene Aufgaben spezialisierten Blutzellen ist es an den Abwehrprozessen des Körpers entscheidend beteiligt. Weiter spielt Blut eine wichtige Rolle bei der Aufrechterhaltung einer konstanten *Körpertemperatur.*

Im Rahmen dieses Histologiebuches sollen nur die zellulären Bestandteile des Blutes kurz besprochen werden.

8.2
Zelluläre Bestandteile des Blutes

8.2.1
Rote Blutkörperchen (Erythrozyten)
Die Zahl der roten Blutkörperchen beträgt bei der Frau ca. 4,5 Mio/mm³, beim Mann 5 Mio/mm³. Die Erythrozyten (Abb. 58a) sind *kernlose, bikonkave Scheibchen* mit einem mittleren Durchmesser von 7,5 µm. Sie enthalten in hoher Konzentration den roten Blutfarbstoff *Hämoglobin,* dem die wesentliche Rolle beim Transport von Sauerstoff und Kohlendioxid durch das Blut zukommt und der die rote Farbe des Blutes bedingt.

Die Erythrozyten des Menschen, wie auch aller anderer Säugetiere, sind kernlos und können sich nicht mehr selbständig vermehren. Ihre Neubildung aus kernhaltigen Vorstufen (Erythroblasten) erfolgt im *Knochenmark.* Nach einer durchschnittlichen Lebensdauer von 120 Tagen werden sie von den Zellen des Retikuloendothelialen Systems, vor allem in der Milz, abgebaut.

8.2.2
Weiße Blutkörperchen (Leukozyten)
Die Zahl der Leukozyten ist viel geringer als die der Erythrozyten, normalerweise 5000—9000/mm³ Blut. Nur ein kleiner Teil der im Körper vorhandenen Leukozyten befindet sich jeweils vorübergehend im Blut.

Die weißen Blutkörperchen lassen sich weiter in *Granulozyten, Lymphozyten* und *Monozyten* unterteilen. Das Verhältnis der drei Zellarten beträgt beim Erwachsenen ca. 60 : 30 : 10.

8.2.2.1 Granulozyten.
Die Granulozyten besitzen einen gelappten Kern und im Zytoplasma lokalisierte Granula. An gefärbten (PAPPENHEIM, GIEMSA) Blutausstrichen können drei Arten von Granulozyten auf Grund der unterschiedlichen Anfärbung ihrer Granula unterschieden werden, nämlich *neutrophile, eosinophile und basophile Granulozyten.* Alle Granulozyten geben eine positive Peroxydase-Reaktion und können daher im Zweifelsfall dadurch von den bei dieser Reaktion stets negativen Lymphozyten unterschieden werden. Die Bildung der Granulozyten erfolgt im *Knochenmark.*

Neutrophile Granulozyten. Die neutrophilen Granulozyten (Abb. 58b) bilden mit 55—70% der weißen Blutkörperchen die relativ größte Fraktion der Leukozyten. Ihr Durchmesser beträgt 9—12 µm. Ihre Granula sind feinste Körnchen und zeigen bei der panoptischen Färbung nach PAPPENHEIM eine schwach rotviolette Tönung. Die Form des Zellkerns ist für die Diagnose der Leukozyten besonders wichtig. Bei den neutrophilen Granulozyten ist er *stark gelappt* und besteht meist aus 3, weniger häufig aus 2 oder 4 Segmenten, die durch feine Chromatinfäden verbunden sind *(segmentkernige neutrophile Granulozyten).* Neben segmentkernigen kommen schon unter normalen Verhältnissen bis zu 5% *stabkernige* Granulozyten vor, die als Jugendformen betrachtet werden. Verschiebt sich das Verhältnis der Zahl der segmentkernigen gegenüber den stabkernigen oder übersegmentierten Granulozyten, so spricht man von einer *„Links- bzw. Rechtsverschiebung"*.

Bei einer Linksverschiebung treten vermehrt stabkernige Granulozyten, d. h. Jugendformen, im Blut auf. Dies ist z. B. bei infektiösen Prozessen im Körper zu beobachten, bei denen infolge des erhöhten Bedarfs noch nicht voll ausgereifte Granulozyten aus dem Knochenmark überstürzt freigesetzt werden.

Die neutrophilen Granulozyten besitzen *amöboide* Beweglichkeit. Sie können auf bestimmte Reize hin *(Leukotaxis)*, wie z. B. Bakterien oder deren Zerfallsprodukte, die Blutkapillaren durchwandern *(Diapedese)* und in das Gewebe auswandern. Sie können kleine Fremdpartikel phagozytieren *(Mikrophagen)* und sie mittels ihrer Enzyme abbauen. Nach Degeneration werden die neutrophilen Granulozyten in *Eiterkörperchen* umgewandelt. Die dabei freiwerdenden proteolytischen Enzyme tragen zur Einschmelzung des umgebenden Gewebes bei.

Eosinophile Granulozyten. Die eosinophilen Granulozyten (Abb. 58c) (Durchmesser: 11—16 μm) sind durch das Vorkommen zahlreicher, relativ *größer* (0,5—1 μm) *Granula* charakterisiert, die sich mit *sauren Farbstoffen* (z. B. Eosin) intensiv anfärben. Der hufeisen- oder hantelförmige Kern wird durch dichte zytoplasmatische Granula oft weitgehend bedeckt. Im normalen Blut sind ca. 1—4% der weißen Blutkörperchen eosinophile Granulozyten. Sie kommen aber nicht nur im Blut vor, wo ihre Lebensdauer 1 bis 2 Wochen beträgt, sondern auch als freie Zellen im Bindegewebe. Die eosinophilen Granulozyten finden sich vermehrt bei *allergischen Erkrankungen* und bei Anwesenheit von *Parasiten* (z. B. Würmer). Wahrscheinlich können diese amöboid beweglichen Zellen Antigen-Antikörper-Komplexe aufnehmen und mittels ihrer Enzyme abbauen.

Basophile Granulozyten. Basophile Granulozyten (Abb. 58d) sind die *seltenste* Form (0,3—1%) der Granulozyten. Ihre Größe beträgt ca. 10 μm. Sie enthalten in großer Zahl basophile, blauschwarze Granula, die oft den gelappten Zellkern weitgehend überdecken können. In den Granula ist Heparin und Histamin enthalten. Man nennt diese Zellen daher auch Blutmastzellen. Ihre Lebensdauer beträgt einige Tage. Sie besitzen eine geringe Fähigkeit zur Diapedese, Migration und Phagozytose. Bei Vergiftungen sollen sie vermehrt vorkommen.

8.2.2.2 Lymphozyten. Im Blut des Menschen sind etwa 20—35% der weißen Blutkörperchen Lymphozyten (Abb. 58e). Das Gesamtgewicht aller Lymphozyten eines Erwachsenen wird auf etwa 1500 g geschätzt. Nur ein kleiner Teil davon, nämlich ca. 3 g sind jeweils im Blut suspendiert. Die übrigen befinden sich in den lymphatischen Organen, im Knochenmark oder als freie Zellen im lockeren Bindegewebe.

Lymphozyten besitzen eine geringe amöboide Beweglichkeit. Sie können aus

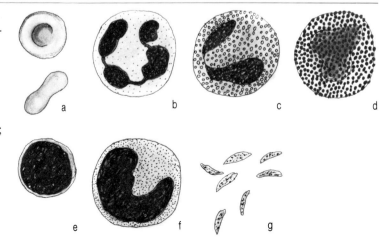

Abbildung 58:
Zellen des normalen Blutausstrichs.
a) Erythrozyten;
b) segmentkerniger, neutrophiler Granulozyt;
c) eosinophiler Granulozyt;
d) basophiler Granulozyt;
e) kleiner Lymphozyt;
f) Monozyt;
g) Thrombozyten

dem Blut in das Bindegewebe einwandern oder in den lymphatischen Organen in die Lymphbahn eintreten. Lymphozyten phagozytieren nicht. Sie sind aber durch die Bildung zellständiger Antikörper *(T-Lymphozyten)* bzw. nach Umwandlung in Plasmazellen (aus *B-Lymphozyten*) durch die Bildung humoraler Antikörper an den Abwehrprozessen des Körpers maßgeblich beteiligt. Lymphozyten sind z. B. die vorherrschende Zellform bei chronischen Entzündungen.

Morphologisch können nach der Größe zwei Gruppen von Lymphozyten unterschieden werden:

Kleine Lymphozyten. Kleine Lymphozyten besitzen eine Größe von 6—10 μm. Sie sind die weitaus überwiegende Lymphozytenform im Blut. Ihr runder, chromatinreicher Kern wird von einem schmalen, lichtmikroskopisch oft kaum wahrnehmbaren, basophilen Zytoplasmasaum umgeben.

Große Lymphozyten. Ihre Größe beträgt 10—15 μm. Der Kern ist weniger kompakt als bei den kleinen Lymphozyten, rund oder etwas eingebuchtet. Aufgrund ihres größeren Gehalts an Zytoplasma können sie mit Monozyten verwechselt werden.

8.2.2.3 Monozyten. Die Monozyten (Abb. 58 f, S. 135) sind die *größten weißen Blutkörperchen* (9—18 μm). Der Kern ist deutlich *eingebuchtet* und liegt gewöhnlich exzentrisch in der Zelle. Das basophile Zytoplasma enthält feinste Granula, die in Farbe und Form variieren. Die Monozyten weisen eine gute amöboide Beweglichkeit auf. Sie können größere Partikel aufnehmen und mittels ihrer lysosomalen Enzyme abbauen und werden daher auch *Makrophagen* genannt. In viel größerer Zahl als im Blut kommen sie als freie Zellen im Gewebe vor. Ihre Lebensdauer wird auf einige Monate geschätzt.

8.2.3
Thrombozyten (Blutplättchen)
Blutplättchen (Abb. 58 g) sind farblose, meist spindelförmige Körperchen von 1—4 μm Länge. Sie besitzen keinen Zellkern. Im Blut kommen

200 000—300 000/mm³ vor. Sie entstehen durch Abschnürung aus *Megakaryozyten* (Knochenmarksriesenzellen). Die Lebensdauer der Thrombozyten beträgt bis zu einer Woche.

Ihr Abbau erfolgt durch Zellen des Retikuloendothelialen Systems, vor allem in der Milz. Im Ausstrichpräparat erkennt man an den Thrombozyten eine zentrale Zone, die basophile Körnchen enthält *(Granulomer)*, die von einer hellen Zone *(Hyalomer)* umgeben wird. Das Granulomer stellt eine Ansammlung von Mitochondrien, Vakuolen und Glykogen dar. Bei Verletzungen des Endothels stülpen die Thrombozyten Fortsätze (Pseudopodien) aus, haften sich im veränderten Bereich an und agglutinieren (Bildung von Blutplättchenthromben). Bei dem Zerfall der Thrombozyten wird unter anderem *Thrombokinase* freigesetzt, wodurch die Blutgerinnung eingeleitet wird. Die Thrombozyten enthalten weiter Serotonin, das durch seine gefäßverengende Wirkung die Blutstillung in den kleinen Gefäßen unterstützt.

8.3
Knochenmark

Das Knochenmark füllt die Markhöhlen der Röhrenknochen und die Lücken zwischen den Spongiosabälkchen. Schon makroskopisch kann man nach der Farbe *rotes* und *gelbes Knochenmark* unterscheiden. In den ersten Lebensjahren findet man ausschließlich rotes, d. h. *blutbildendes Knochenmark*. Mit zunehmendem Lebensalter wird dieses vor allem in der Markhöhle der Röhrenknochen in gelbes Knochenmark (Fettmark) umgewandelt. Beim Erwachsenen findet man daher rotes Knochenmark nur mehr in den Epiphysen der Röhrenknochen sowie in den spongiösen Knochen des Rumpfes (Wirbel, Rippen, Brustbein, Becken) und in den Schädelknochen.

Die Gesamtmasse des Knochenmarks beträgt im Mittel 3,5 % des Körpergewichts, beim Erwachsenen also ca. 2600 g. Normalerweise ist ab dem 10. Lebensjahr gleichviel rotes und gelbes Knochenmark vorhanden. Im Bedarfsfall, z. B. bei schweren Blutverlusten, kann das Fettmark wieder in blutbildendes Knochenmark umgewandelt werden.

8.3.1
Rotes Knochenmark
(Medulla ossea rubra)

Das Grundgewebe des roten Knochenmarks (Abb. 59) wird von einem *retikulären* Bindegewebe, das viele Fettzellen enthält, gebildet. In diesem Maschenwerk liegen die Zellen der Granulo-, Erythro- und Thrombopoese. Auch vereinzelte Lymphfollikel kommen vor. Zwischen den Anteilen des retikulären Bindegewebes liegt ein gut ausgebildetes Gefäßnetz, das von Arteriae nutriciae, die in den Knochen eindringen, gespeist wird. Die Arterien zweigen sich bald in enge Kapillaren auf, die dann in dünnwandige, weite venöse *Sinusoide* (25—40 μm Durchmesser) übergehen. Die dadurch erzielte starke Erweiterung der Blutbahn führt zu einer entsprechenden Stromverlangsamung. Die Wand der Sinusoide besteht aus einem geschlossenen Endothel *(Uferzellen),* das sich durch seine Fähigkeit zur Phagozytose und Speicherung von gewöhnlichen Gefäßendothelien unterscheidet. Die ausgereiften Blutzellen durchqueren dieses Endothel auf ihrem Weg in die Blutbahn.

Als gemeinsame Stammzelle aller roten und weißen Blutkörperchen wird der *Hä-*

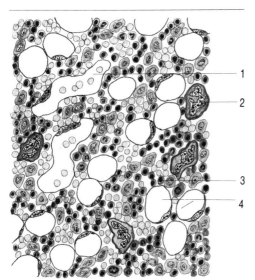

Abbildung 59:
Knochenmark (Schemazeichnung).
1 Venöser Blutsinus; 2 Megakaryozyten; 3 Erythroblasten; 4 Fettzellen

mozytoblast angesehen. Er besitzt einen dichten runden Kern und ein schmales basophiles Zytoplasma und zeigt in seinem Aussehen damit Ähnlichkeiten zu kleinen Lymphozyten. Aus dieser gemeinsamen Stammzelle gehen durch Teilung und Differenzierung die Stammzellen der einzelnen Bildungsreihen hervor.

8.3.1.1 Erythropoese (Bildung der roten Blutkörperchen). Die Erythropoese durchläuft 6 Reifungsstufen mit 4 Mitosen. Im Lauf der Erythropoese verlieren die Zellen zunehmend ihre ursprüngliche Basophilie. Durch zunehmende Einlagerung von Hämoglobin werden die Zellen der weiter fortgeschrittenen Stadien azidophil. Der azidophile Erythroblast stößt seinen pyknotischen Kern aus und wird damit zum Retikulozyt. Die vollständige Ausreifung der Zellen zu Erythrozyten dauert dann noch 3 Tage und findet somit zum Teil im peripheren Blut statt.

8.3.1.2 Granulopoese (Bildung der Granulozyten). Die gemeinsame Stammform aller Granulozyten ist der *Myeloblast.* Dieser ist im normalen Knochenmark nur selten zu beobachten und wird als eine ruhende Stammzelle betrachtet, auf die nur im Notfall zurückgegriffen wird. Normalerweise geht die Bildung der Granulozyten von den *Promyelozyten* aus. Die nächste Reifungsstufe ist der *Myelozyt.* Sein anfangs basophiles Zytoplasma wird durch den Verlust von Ribosomen zunehmend azidophil. Gleichzeitig bilden sich die spezifischen, neutrophilen, eosinophilen oder basophilen Granula aus. Bei *Metamyelozyten* ist der Kern bereits eingebuchtet. Sie leiten zu den jungen stabkernigen Granulozyten über. Mit zunehmender Reifung wird der Kern durch Einschnürungen untergliedert (segmentkerniger Granulozyt).

Reife Erythrozyten, Granulozyten und Monozyten werden im Knochenmark auf Vorrat gebildet und gespeichert. Bei Bedarf an diesen Zellen, z. B. bei akuter Entzündung, steht der Knochenmarkspeicher daher unmittelbar zur Verfügung.

8.3.1.3 Thrombopoese (Bildung von Blutplättchen). Die Bildung der Blutplättchen erfolgt durch die Knochenmarkriesenzellen, die *Megakaryozyten*. Infolge ihrer Größe (Durchmesser 40—60 μm und mehr) und ihrer zahlreichen Kerne sind sie leicht zu identifizieren. Der Bildungsmechanismus selbst ist noch nicht genau bekannt. Möglicherweise zerfallen die Megakaryozyten als ganzes, wobei aus einer Mutterzelle etwa 2000 Blutplättchen entstehen, oder die Thrombozyten werden als pseudopodienartige Fortsätze von den Megakaryozyten nacheinander abgeschnürt.

8.3.2
Gelbes Knochenmark
Mit zunehmendem Alter kommt es, wie schon erwähnt, zur Umwandlung des blutbildenden, roten Knochenmarks in gelbes Knochenmark *(Fettmark)*. Die Retikulumzellen lagern dabei Fett ein und werden so in Fettzellen umgewandelt. Bei Bedarf, z. B. bei größeren Blutverlusten, kann eine Rückdifferenzierung in blutbildendes Mark erfolgen.

8.3.3
Gelatinöses Knochenmark
Als Alterserscheinung und bei verschiedenen auszehrenden Krankheiten findet man gelatinöses Knochenmark. Statt Lipiden enthalten die Fettzellen eine gelatinöse Substanz.

8.4
Lymphatisches System

8.4.1
Allgemeiner Aufbau
Die lymphatischen Organe sind die Bildungsstätten für Lymphozyten. Sie spielen damit eine wesentliche Rolle bei den Abwehrprozessen des Körpers.
Zum lymphatischen System zählen:
— Die Lymphozytenansammlungen im Bindegewebe der Schleimhäute
— Lymphknoten
— Lymphfollikel der Milz (= weiße Pulpa)
— Tonsillen
— Thymus.
Das Grundgewebe der lymphatischen Organe ist ein retikuläres Bindegewebe. Nur beim Thymus ist das Grundgewebe epithelialer Herkunft (Epithel der 3. und 4. Schlundtasche).

8.4.1.1 Grundgerüst aus retikulärem Bindegewebe.
Die fixen Zellen des retikulären Bindegewebes, die *Retikulumzellen,* bilden mit ihren Fortsätzen ein dreidimensionales Maschenwerk, das durch Retikulinfasern ausgesteift wird und in das eine große Zahl von freien Zellen, hauptsächlich Lymphozyten, eingelagert ist. Die Zellkerne der Retikulumzellen sind hell, von ovaler Form und relativ chromatinarm. Die Retikulumzellen können Fremdpartikel phagozytieren und speichern. Auf bestimmte Reize können sie sich auch aus dem Zellverband lösen und sind dann amöboid beweglich.

8.4.1.2 Freie Zellen.
Die weitaus überwiegende Zahl der freien Zellen sind *Lymphozyten*. Sie sind stellenweise so dicht gelagert, daß sie die Retikulumzellen weitgehend verdecken. Weiter können an freien Zellen *Makrophagen* und *Plasmazellen* (vgl. Abb. 25) beobachtet werden. Unter den Lymphozyten herrschen die kleinen Lymphozyten vor, die durch einen kleinen dunklen Zellkern und einen schmalen Zytoplasmasaum gekennzeichnet sind. Die in geringer Anzahl vorhandenen großen Lymphozyten besitzen mehr basophiles Zytoplasma und zeigen nicht selten Mitosen.

8.4.2
Lymphfollikel
Das lymphoretikuläre Gewebe ist häufig in Form von kugeligen Knötchen (Folliculi lymphatici) angeordnet. Lymphfollikel können als Einzelgebilde (Solitärfollikel) auftreten, wie z. B. in den Schleimhäuten des Magen-Darm-Kanals und des Atmungstrakts. Sie können aber auch gehäuft und dicht zusammenliegen (Folliculi lymphatici aggregati), wie z. B. als Peyer-Plaques im Dünndarm (Ileum) oder im Wurmfortsatz.

8.4.2.1 Primärfollikel.
Liegen die kleinen Lymphozyten im Lymphfollikel gleichmäßig dicht verteilt, so spricht man von einem *Primärfollikel*. Die Follikel liegen als Primärfollikel vor, wenn ein Organismus noch nicht mit einem Antigen in Kontakt gekommen ist. Sie kommen daher bei Feten und Neugeborenen sowie bei steril aufgezogenen Tieren vor.

8.4.2.2 Sekundärfollikel. Zeigen die Lymphfollikel eine zentrale Aufhellung *(Reaktionszentrum),* das von einem dichten *Wall von Lymphozyten* außen umgeben wird, so bezeichnet man sie als *Sekundärfollikel.* Das helle Zentrum wird als morphologisches Anzeichen für eine Abwehrreaktion gegen ein Antigen gedeutet. Da in diesem zentralen Bereich auch eine lebhafte Bildung von Lymphozyten stattfindet, wird er auch „*Keimzentrum*" genannt. Im Reaktions- oder Keimzentrum liegen neben großen, basophilen Immunoblasten, die eine rege mitotische Aktivität erkennen lassen, des weiteren noch Makrophagen, Vorstufen von Plasmazellen sowie Retikulumzellen.

8.4.3
Lymphknoten (Nodus lymphaticus)
Die Lymphknoten (Abb. 60) sind rundliche bis bohnenförmige Gebilde, die funktionell in die *Lymphbahn* eingeschaltet sind. Ihre Größe ist unterschiedlich und reicht von wenigen Millimetern bis zu 2—3 cm.

8.4.3.1 Mikroskopischer Aufbau. Der Lymphknoten wird außen von einer Bindegewebskapsel umgeben, in der auch einzelne glatte Muskelzellen eingelagert sind. Von dieser Kapsel ziehen Bindegewebsstränge (Balken oder *Trabekel*) in das Innere und dann zum Hilus des Lymphknotens.

Das Grundgewebe (Stroma) des Lymphknotens wird von *retikulärem Bindegewebe* gebildet, in dessen Maschen zahlreiche Lymphozyten und Plasmazellen liegen. An einem Schnitt durch einen Lymphknoten lassen sich eine peripher gelegene Rinde (Substantia corticalis), die aus Primär- und Sekundärknötchen (Primär- und Sekundärfollikel) besteht, und ein zentral gelegenes *Mark* unterscheiden. Das Mark steht dabei mit den Lymphknötchen in direkter Verbindung und setzt sich aus verzweigten Marksträngen zusammen. Die Markstränge enthalten wie die Follikel der Rinde Retikulumzellen und eingelagerte Lymphozyten. Die erst nach Antigenkontakt entstandenen *Sekundärfollikel* enthalten vorzugsweise *B-Lymphozyten* (B-Zell-Region). B-Lymphozyten können sich auf antigenen Stimulus hin zu Plasmazellen

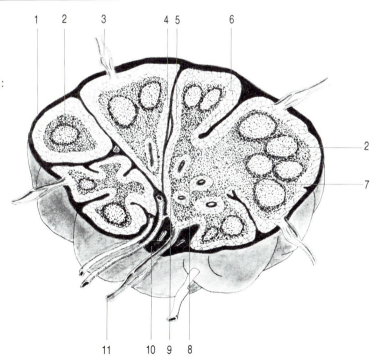

Abbildung 60:
Halbschematische Darstellung eines Lymphknotens.
1 Bindegewebskapsel; 2 Rinde mit Sekundärfollikel: 3 Vas afferens; 4 Trabekel; 5 Intermediärsinus; 6 Randsinus; 7 parakortikale Zone; 8 Mark; 9 Marksinus; 10 Hilus; 11 Vas efferens

differenzieren, die humorale Antikörper (Immunglobuline) produzieren. Für die B-Zell-Region sind auch besondere Retikulumzellen *("dendritische Retikulumzellen)* typisch. Diese besitzen lange Fortsätze, die mit den benachbarten Retikulumzellen mittels Desmosomen verknüpft sind.

Eine morphologisch nicht scharf begrenzbare Region zwischen Mark und Rinde wird als *parakortikale Zone* bezeichnet. Sie enthält vorwiegend vom Thymus geprägte Lymphozyten, sogenannte *T-Lymphozyten*. T-Lymphozyten besitzen zellständige Antikörper und sind für Immunreaktionen vom „verzögerten Typ", wie z. B. die Transplantationsabstoßung, verantwortlich. Die Retikulumzellen der parakortikalen Zone sind fingerartig miteinander verzahnt und werden daher *„interdigitierende Retikulumzellen"* genannt.

8.4.3.2 Sinussystem. An der konvexen Oberfläche erreichen zahlreiche zuführende Lymphgefäße *(Vasa afferentia)* den Lymphknoten. Sie durchbrechen die Kapsel und münden in den zwischen Kapsel und Rinde gelegenen *Randsinus* (Marginalsinus). Aus dem Randsinus wird die Lymphe über die *Intermediärsinus* durch das Rindengebiet zu den weiten und reichlich verzweigten *Marksinus* geleitet. Die in den Sinus des Hilusgebiet gesammelte Lymphe verläßt über ein oder mehrere abführende Lymphgefäße *(Vasa efferentia)* den Lymphknoten. Die Auskleidung des Sinussystems besteht aus einem lockeren Verband von Endothelzellen (Uferzellen). Eine Basalmembran ist unter den Uferzellen nicht vorhanden. Fortsätze von Retikulumzellen verlaufen quer durch die Lymphsinus und bilden eine Art von Reusensystem. In den Sinus liegen vor allem kleine Lymphozyten. Daneben kommen in kleinerer Zahl große Lymphozyten, Makrophagen, Granulozyten und Erythrozyten vor.

In den Lymphknoten wird die Lymphe gefiltert und mit Lymphozyten angereichert. Fremdpartikel, Infektionserreger, aber auch Tumorzellen werden vom Sinusendothel und den Retikulumzellen zurückgehalten und phagozytiert. Festgehaltene Krebszellen, die nicht vernichtet werden können, bilden dann in den Lymphknoten Tochtergeschwülste (Metastasen).

8.4.4
Milz (Lien, Splen)
8.4.4.1 Funktionen der Milz. Die Milz ist ein lymphoretikuläres Organ, das in den Blutkreislauf eingeschaltet ist. Sie ist eine Bildungsstätte für Lymphozyten, dient dem Abbau der Erythrozyten und fungiert im gewissen Umfang auch als Blutspeicher.

Die Milz wird außen von einer dehnungsfähigen, bindegewebigen Kapsel umgeben, die elastische Fasern und glatte Muskelzellen eingelagert enthält. Die äußere Begrenzung dieser Kapsel wird von einem einschichtigen Peritonealepithel gebildet. Von der Milzkapsel ziehen Bindegewebssepten in das Innere des Organs vor und unterteilen es unvollständig.

8.4.4.2 Rote und weiße Milzpulpa. In das bindegewebige Gerüstwerk der Milz ist eine weiche Zellmasse, die Milzpulpa eingelagert. An der Milzpulpa kann man eine weiße Pulpa und eine rote Pulpa unterscheiden.

Die weiße Pulpa umfaßt das lymphoretikuläre Gewebe der Milz und besteht aus den *Milzknötchen (Malpighi-Körperchen)* und den strangförmigen, *lymphatischen Mänteln* um die Arteriolen. Die Milzknötchen sind an der Schnittfläche der Milz schon mit freiem Auge als erhabene, stecknadelkopfgroße Knötchen erkennbar.

Das zwischen den Milztrabekeln lokalisierte, blutreiche retikuläre Bindegewebe erscheint an einem frischen Milzanschnitt rot und wird daher als *rote Pulpa* bezeichnet. Sie macht etwa 80% der Gesamtmasse der Milz aus und enthält neben zahlreichen Blutzellen ein weiträumiges System von postkapillären Blutgefäßen, die Milzsinus.

8.4.4.3 Blutgefäßsystem der Milz. Die Milz ist, wie schon erwähnt, in den Blutstrom eingeschaltet (Abb. 61). Schon vor dem Milzhilus zweigt sich die Milzarterie *(Arteria lienalis)* in mehrere große Äste auf, die dann in der Milz innerhalb von großen Bindegewebsbalken ziehen und deshalb auch als *Trabekelarterien* bezeichnet werden. Aus den Balken gelangen sie als *Pulpaarterien* in das Milzretikulum. Hier werden die Arterien von lymphatischem Gewebe, das strangförmig oder follikulär *(Follikelarterien)* angeordnet ist, umhüllt. In den strang-

Abbildung 61:
Gefäßverlauf in der Milz
(Schemazeichnung nach
KNOCHE [1979]).
1 Trabekelarterie; 2 Pul-
paarterie mit periarterieller Lymphscheide; 3 Follikelarterie durch
Lymphfollikel; 4 Pinselar-
terien; 5 Hülsenkapilla-
ren; 6 Sinussystem; 7 Tra-
bekelvene

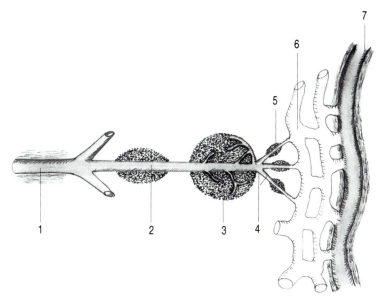

förmigen, lymphatischen Mänteln liegen
T-Lymphozyten, die zellständige Antikörper ausbilden können. In den Lymphfollikeln kommen dagegen vor allem B-Lymphozyten vor, die sich auf einen antigenen
Reiz hin zu Plasmazellen differenzieren
können. Die Follikelarterien werden auch
manchmal als *Zentralarterien* bezeichnet,
obwohl sie eher selten durch die Mitte eines Follikels ziehen.

Am Rand des Follikels teilt sich die
Follikelarterie pinselförmig in etwa 50
„Pinselarteriolen" auf, die in die rote Pulpa
ziehen und unter weiterer Aufteilung in Kapillaren übergehen. Die Kapillaren erhalten
eine dichte Hülle aus Retikulumzellen *(Hülsenkapillaren)*. Sie münden entweder in das
Maschenwerk der Retikulumzellen und
dann erst in die *Milzsinus (offener Kreislauf)*
oder seltener direkt in die Sinus *(geschlossener Kreislauf)*.

Das *Sinussystem* der Milz setzt sich aus
unterschiedlich weiten Sinus zusammen.
Die Wand der Sinus wird von länglichen,
verzweigten Endothelzellen gebildet. Sie
phagozytieren im Unterschied zu den retikulären Bindegewebszellen der Milz wenig
oder nicht. Zwischen den netzartig miteinander in Verbindung stehenden Endothelzellen (Uferzellen) bleiben kleine Räume
frei, die den Durchtritt von Blutzellen in

beiden Richtungen (retikuläres Bindegewebe — Sinus) zulassen.

Die von der weißen Milzpulpa gebildeten Lymphozyten erreichen auf diesem
Weg die Blutbahn. Andererseits gelangen
gealterte rote Blutkörperchen in das retikuläre Bindegewebe und werden dort abgebaut (Blutmauserung).

Aus den Milzsinus strömt das Blut
dann über *Pulpa*- und *Balkenvenen* in die
Vena lienalis.

8.4.5
Thymus (Bries)
8.4.5.1 Funktionen des Thymus. Der Thymus nimmt beim Aufbau des Immunsystems im menschlichen Körper eine zentrale Stellung ein. Die während der Fetalzeit
zunächst nur im Knochenmark gebildeten
Lymphozyten wandern in den Thymus ein.
Sie sind anfangs noch nicht immunkompe-
tent. Erst im Thymus erhalten sie eine spezifische Prägung, die sie zu *immunkompe-
tenten Lymphozyten* werden läßt. Auf dem
Blutweg gelangen sie in die Lymphknoten
und in die Milz und siedeln sich dort in den
sogenannten thymusabhängigen Regionen
dieser Organe an (in der parakortikalen Zone des Lymphknotens und in den periarteriellen Lymphscheiden der Milz). Diese
thymusgeprägten Lymphozyten (T-Lym-

phozyten) bilden zellständige Antikörper und spielen bei „Immunreaktionen vom verzögerten Typ" wie z. B. der Tuberkulinreaktion oder bei Transplantatabstoßung eine entscheidende Rolle.

8.4.5.2 Altersabhängige Ausbildung. Der Thymus ist nur während der Kindheit voll ausgebildet. Das hinter dem Brustbein gelegene Organ wird dann in der Pubertät unter dem Einfluß der Geschlechtshormone zurückgebildet *(Thymusinvolution).* Dabei wird das Thymusparenchym weitgehend durch Fettgewebe ersetzt (retrosternaler Fettkörper).

8.4.5.3 Mikroskopischer Aufbau. Der kindliche Thymus zeigt am histologischen Schnitt (Abb. 62) einen Läppchenbau, bei dem sich eine lymphozytenreiche und daher dunklere Rinde von dem relativ lymphozytenärmeren Mark deutlich abhebt.

Abbildung 62:
Übersicht des mikroskopischen Aufbaus des Thymus.
1 Pseudoläppchen mit Rinde (2) und Mark (3)

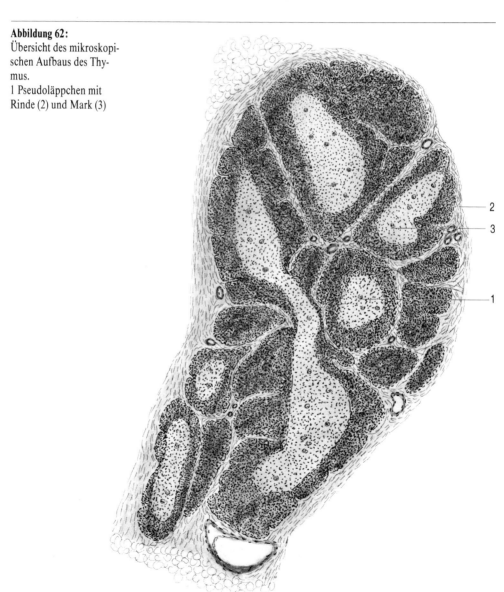

Bei einer dreidimensionalen Rekonstruktion zeigt sich, daß die Untergliederung in Läppchen unvollständig ist und alle eine Verbindung mit einem zentralen Markstrang aufweisen *(Pseudoläppchen)*.

Das Grundgerüst des Thymus wird von netzartig miteinander in Verbindung stehenden *Retikulumzellen* gebildet. Sie sind durch ihre hellen, großen und rundovalen Kerne relativ leicht von den Lymphozyten abgrenzbar. Da die Retikulumzellen des Thymus vom Entoderm der Schlundtaschen während der Embryonalentwicklung hervorgehen, wird der Thymus als ein *„lymphoepitheliales Organ"* bezeichnet.

Im dreidimensionalen Maschenwerk der Retikulumzellen liegen zahlreiche kleine Lymphozyten *(Thymozyten)*. Sie sind, wie schon erwähnt, besonders dicht in der dadurch dunkler erscheinenden *Rinde* gelagert. Im lymphozytenärmeren *Mark* treten charakteristisch aufgebaute Körperchen, die sogenannten Hassal-Körperchen, auf. Sie bestehen aus abgeflachten, scheibenförmig zusammengelagerten Retikulumzellen. Im Zentrum der *Hassal-Körperchen* (Abb. 63) sind häufig degenerative Veränderungen wie Kernpyknosen und Karyorrhexis zu erkennen. Die Funktion der Hassal-Körperchen ist noch nicht bekannt.

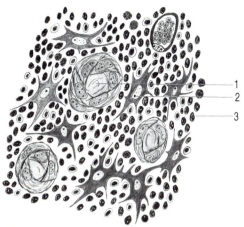

Abbildung 63:
Ausschnitt aus dem Mark des Thymus (Schemazeichnung)
1 Hassal-Körperchen; 2 Reticulumzellen; 3 Lymphozyten (Thymuslymphozyten)

8.4.6
Mandeln (Tonsillen)
8.4.6.1 Lage der Tonsillen. Die Tonsillen sind am Übergang der Mundhöhle in die tieferen Verdauungswege in Form des lymphatischen Rachenringes (Waldeyer-Schlundring) angeordnet.

Abbildung 64:
Mikroskopischer Aufbau der Gaumenmandel.
1 Epithel; 2 Sekundärknötchen; 3 Krypten

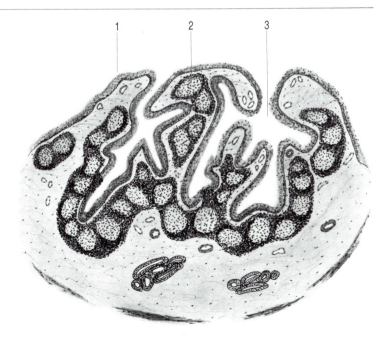

Dazu zählen:
— Zungenmandeln (Tonsillae lingualis)
— Gaumenmandeln (Tonsillae palatinae)
— Rachenmandeln (Tonsillae pharyngeae)
— Tonsillae tubariae, am Eingang in die Tuba auditiva.

8.4.6.2 Mikroskopischer Aufbau. Alle Mandeln zeigen im Prinzip einen gleichartigen Aufbau, der am Beispiel der *Gaumenmandel* kurz dargestellt werden soll (Abb. 64): Unmittelbar unter dem Epithel der Schleimhaut liegt eine mehr oder weniger deutlich ausgeprägte Ansammlung von lymphatischem Gewebe mit deutlich erkennbaren *Sekundärknötchen.* Gegen die Umgebung wird die Tonsille durch ein faserreiches, kapselartiges Bindegewebe abgegrenzt. Bei Operationen kann sie aus dieser Kapsel ausgeschält werden. Das Oberflächenepithel dringt in Form von blind endigenden Einstülpungen *(Krypten)* zwischen das lymphatische Gewebe vor. Im histologischen Schnittpräparat ist das die Krypten auskleidende mehrschichtige Plattenepithel oft so dicht mit Lymphozyten durchsetzt, daß es kaum noch als Epithel identifiziert werden kann. In den Krypten liegen oft Ansammlungen von abgestoßenen Epithelzellen, Lymphozyten und Granulozyten (Detrituspfröpfe). Von den Mandeln ziehen efferente Lymphbahnen zu den regionären Lymphknoten am Hals, die daher bei Erkrankungen der Tonsillen schmerzhaft anschwellen. Afferente Lymphgefäße finden sich bei den Tonsillen im Unterschied zu den Lymphknoten nicht.

Zusammenfassung

A. Blut
Geformter Anteil: Blutkörperchen 40—45 Vol.-%
Flüssiger Anteil: Blutplasma 55—60 Vol.-%

Blutkörperchen
Rote Blutkörperchen (Erythrozyten)
7,5 µm große, kernlose, bikonkave Scheibchen; enthalten den roten Blutfarbstoff *Hämoglobin,* der für den Gastransport verantwortlich ist; Lebensdauer: etwa 120 Tage; Bildung der Erythrozyten erfolgt nach der Geburt im Knochenmark; Abbau: Im Retikuloendothelialen System (RES), vor allem der Milz.
Weiße Blutkörperchen (Leukozyten)

Granulozyten
Neutrophile Granulozyten: Durchmesser ca. 9—12 µm; Kern der reifen neutrophilen Granulozyten ist *segmentiert,* derjenige der jugendlichen ist *stabförmig.* Im Zytoplasma liegen feine neutrophile Granula; ihre Bildung erfolgt im Knochenmark, ihre Lebensdauer im Blut beträgt nur einige Tage. Sie sind *amöboid beweglich* und können kleine Fremdpartikel *phagozytieren: Mikrophagen;* sie sind wichtig bei der Infektionsabwehr; nach ihrem Zugrundegehen werden sie in Eiterkörperchen umgewandelt.
Eosinophile Granulozyten: Durchmesser 11—16 µm; Kern *hufeisenförmig,* wird häufig von den dichten, groben, *eosinophilen Granula* teilweise überlagert. Sie phagozytieren Antigen-Antikörper-Komplexe; kommen vermehrt bei allergischen Entzündungen und bei Parasitenbefall vor.
Basophile Granulozyten: Durchmesser 10 µm; Kern ist *gelappt;* besitzen im Zytoplasma zahlreiche, grobe, *basophile Granula,* in denen Heparin und Histamin enthalten sind.

Lymphozyten
Nur ein kleiner Teil der Lymphozyten befindet sich jeweils im
Blut; der überwiegende Anteil liegt in den lymphatischen Organen.
Funktionelle Unterscheidung in:
— *T-Lymphozyten:* Bilden zellständige Antikörper.
— *B-Lymphozyten:* Nach Antigenkontakt differenzieren sie sich
   zu *Plasmazellen,* die *humorale Antikörper* bilden.
Morphologische Unterscheidung in:
— Kleine Lymphozyten: Durchmesser: 6—9 μm; kugeliger, chro-
   matinreicher Kern; schmaler basophiler Zytoplasmasaum
— Große Lymphozyten: Durchmesser: 10—15 μm; Kern kugelig
   oder eingebuchtet, wesentlich weniger kompakt als bei den
   kleinen Lymphozyten; breiterer basophiler Zytoplasmasaum

Monozyten
Durchmesser: 12—18 μm; größte Zellen des Blutes.
Kern: Bohnen- oder nierenförmig, liegt exzentrisch.
Zytoplasma: Basophil, mit feinsten Granula.
Monozyten können durch Diapedese die Blutgefäße verlassen,
sind gut amöboid beweglich, phagozytieren: *Makrophagen.*

Thrombozyten (Blutplättchen)
Durchmesser: 1—4 μm; farblose, spindelförmige Körperchen; ent-
stehen durch Abschnürung aus den *Knochenmarksriesenzellen
(Megakaryozyten).*
Aufbau: Zentral liegt basophile Zone mit Körnchen: Granulomer;
außen: helle Zone = Hyalomer.
Funktion: Wichtig für Blutgerinnung. Bei Verletzungen des Endo-
thels: Bildung von Blutplättchenthromben.

B. Knochenmark

Rotes Knochenmark
Grundgewebe: Retikuläres Bindegewebe, in dessen Maschenwerk
die Zellen der
— *Granulopoese* (Bildung der Granulozyten)
— *Erythropoese* (Bildung der roten Blutkörperchen)
— *Thrombopoese* (Bildung von Blutplättchen) und der
— *Lymphopoese* (Bildung von Lymphozyten) eingelagert sind.
Gemeinsame *Stammzelle* aller roten und weißen Blutkörperchen
ist der *Hämozytoblast.*
   Die weiten *Sinus* des Knochenmarks werden von Uferzellen
ausgekleidet, die zur Phagozytose und Speicherung von Substan-
zen befähigt sind.

Gelbes Knochenmark
Mit zunehmenden Alter lagern die Zellen des retikulären Bindegewebes vermehrt Fett ein und werden in Fettzellen umgewandelt.
Bei Bedarf (z. B. hohen Blutverlusten) kann das gelbe Mark wieder
in blutbildendes rotes Knochenmark umgewandelt werden.

C. Lymphatisches System

Lymphfollikel
Kugelförmige Ansammlungen von lymphatischem Gewebe in den Schleimhäuten des Magen-Darm-Traktes, Atmungstraktes etc.
Primärfollikel: Vor Antigenkontakt Lymphozyten gleichförmig verteilt.
Sekundärfollikel: Entstehen als Reaktion auf einen Antigenkontakt; besitzen helles Zentrum *(Reaktionszentrum oder Keimzentrum),* das außen von einem dichten *Lymphozytenwall* umgeben wird.

Lymphknoten
Bohnenförmige Organe von unterschiedlicher Größe (einige mm bis mehrere cm groß); außen Kapsel aus Bindegewebe. Bindegewebstrabekel unterteilen das Parenchym des Lymphknotens, das aus retikulärem Bindegewebe mit eingelagerten Lymphozyten besteht.
Am Schnitt durch einen Lymphknoten lassen sich unterscheiden:
— *Rinde mit Primär- und Sekundärknötchen* (B-Lymphozyten)
— *Parakortikale Zone* zwischen Rinde und Mark, enthält T-Lymphozyten
— *Mark:* Besteht aus Marksträngen
— *Sinussystem:* Randsinus, in den die zuführenden Lymphgefäße *(Vasa afferentia)* münden; Zwischensinus (Intermediärsinus); Marksinus, geht im Hilusbereich in das abführende Lymphgefäß *(Vas efferens)* über.
Im Lymphknoten wird die Lymphe gefiltert und mit Lymphozyten angereichert.

Milz (Lien; Splen)
Im Unterschied zu den Lymphknoten ist die Milz in den *Blutkreislauf* eingeschaltet; Milzkapsel; Trabekel.
Weiße Pulpa: Gesamtheit der Milzknötchen (B-Lymphozyten) und der periarteriellen Lymphscheiden (T-Lymphozyten).
Rote Pulpa: Zwischen weißer Milzpulpa und bindegewebigen Trabekel gelegen; besteht aus einem blutreichen retikulären Bindegewebe und den Milzsinus.
Blutgefäße der Milz. Arteria lienalis — Trabekelarterie — Pulpaarterie (mit periarterieller Scheide) — Follikelarterie (Zentralarterie) durch Milzkörperchen — Pinselarteriolen — Hülsenkapillaren — Milzsinus — Trabekelvenen — Vena lienalis = *geschlossener Kreislauf.*
Oder: Hülsenkapillaren — Milzretikulum — Milzsinus — Trabekelvenen — Vena lienalis = *offener Kreislauf.*
Funktionen der Milz:
— Bildung von Lymphozyten (Abwehrorgan)
— Abbau von Erythrozyten
— Im gewissen Umfang: Blutspeicher

Thymus (Bries)

Nimmt eine zentrale Stellung beim Aufbau des Immunsystems ein; ist nur während der Kindheit voll ausgebildet; während der Pubertät *unter dem Einfluß der Geschlechtshormone:* Rückbildung des Thymusparenchyms — *retrosternaler Fettkörper.*
Mikroskopischer Aufbau:
Pseudolobuli; Grundgerüst: Retikulumzellen von epithelialer Herkunft.
An einem Pseudolobulus lassen sich unterscheiden:
— Eine lymphozytenreiche *Rinde*
— Ein relativ lymphozytenärmeres *Mark,* in dem *Hassal-Körperchen* vorkommen

Mandeln (Tonsillen)

— Gaumenmandel (Tonsilla palatina)
— Rachenmandel (Tonsilla pharyngea)
— Zungenmandel (Tonsilla lingualis)
Prinzipiell gleichartiger Aufbau: Unter Einsenkungen des Epithels liegen Ansammlungen lymphoretikulären Gewebes mit Sekundärfollikeln: Lymphozyten durchwandern in großer Zahl das darüber gelegene Epithel.

9
Atmungsapparat

Übersicht:

Der Atmungsapparat besteht aus den Gasaustauschräumen der Lunge (Alveolarsystem) und den Luftwegen, welche die Aufgabe der Leitung, Reinigung, Befeuchtung und Erwärmung der Atemluft haben.

Die Schleimhaut der Atemwege ist im allgemeinen fest mit der Unterlage verbunden, eine besondere Verschiebeschicht fehlt. Nahezu die gesamten Luftwege sind mit einem mehrreihigen Flimmerepithel (respiratorisches Epithel) ausgekleidet, das auch zahlreiche schleimproduzierende Becherzellen enthält. Das Epithel ist unter normalen Bedingungen von einer Schleimschicht bedeckt, an welche sich die mit dem Luftstrom eingedrungenen Fremdkörper binden. Die Schleimschicht wird durch die Flimmerbewegungen der Kinozilien ständig rachenwärts befördert.

9.1
Nasenhöhle und Nasenrachenraum

9.1.1
Vestibulum nasi

Der Vorhof der Nase ist noch von mehrschichtigem verhornten Plattenepithel ausgekleidet (vgl. Abb. 17, S. 47), welches dann über einen schmalen Streifen von geschichtetem hochprismatischen Epithel in das respiratorische Epithel übergeht. Im vorderen Teil des Vestibulum nasi befinden sich viele kurze, aber starke Haare (Vibrissae), welche gröbere Partikel zurückhalten können. In der Haut des Vorhofes sind apokrine Schweißdrüsen (Glandulae vestibulares nasi) und Talgdrüsen vorhanden. Letztere kommen auch an der äußeren Haut der Nase besonders zahlreich vor. Die *Nasenflügel (Alae nasi)* enthalten hyalinen Knorpel und subkutan quergestreifte Muskelfasern.

9.1.2
Regio respiratoria

Der größte Teil der Nasenhöhle ist mit respiratorischer Schleimhaut ausgekleidet, die auch viele Becherzellen und mehrzellige endoepitheliale Schleimdrüsen enthält. Die Basalmembran ist deutlich zu sehen. Bindegewebspapillen sind nicht mehr vorhanden. Die Flimmerbewegungen der Kinozilien sind gegen die Choanen (Öffnungen der Nasenhöhle zum Schlund) gerichtet.

Die Lamina propria (subepitheliales Bindegewebe) ist sehr zellreich; es sind auch viele freie Zellen, besonders Lymphozyten, vorhanden. An mehreren Stellen der Nasenschleimhaut findet man in der Lamina propria Geflechte von weitlumigen Venen (Schwellkörper), deren Wand relativ muskelstark ist. Sie speisen ein dichtes Kapillarnetz und dienen zusammen mit diesem zur Vorwärmung der Atemluft. Die Lamina propria enthält weiterhin verzweigte seromuköse Drüsen, die Glandulae nasales.

Die Schleimhaut der Nase ist 0,5—3 mm dick. Ihre Oberfläche beträgt ca. 150 cm². Auch die Nebenhöhlen der Nase (Sinus paranasales) sind mit respiratorischer Schleimhaut ausgekleidet, die sich von der Schleimhaut der Nasenhöhle in einigen Punkten unterscheidet: Geringere Dicke, geringere Epithelhöhe, weniger Drüsen und Becherzellen, Venenplexus fehlen.

Der *Tränennasengang (Ductus nasolacrimalis),* der in den unteren Nasengang einmündet, ist von einem zweireihigen prismatischen Epithel ausgekleidet.

9.1.3
Regio olfactoria

Im Bereich der oberen Nasenmuschel und im obersten Teil der Nasenscheidewand ist ein kleiner Abschnitt als Riechschleimhaut (vgl. Abb. 106, S. 232) ausgebildet. Das Sinnesepithel ist mehrreihig und etwas dicker als das respiratorische Epithel. Es trägt keine Kinozilien. Die Basalmembran ist nur undeutlich ausgeprägt.

Im Sinnesepithel unterscheidet man drei Zellarten:

— *Stützzellen:* Sie überwiegen zahlenmäßig und nehmen die ganze Epithelhöhe ein, wobei sie in ihrem basalen Teil schmäler sind. Das Zytoplasma enthält Tonofibrillen und braune Pigmenteinla-

gerungen; die kleinen ellipsoidalen Kerne liegen etwa in der Zellmitte.
— *Riechzellen:* Sie sind schmal, mit einem spindelförmig erweiterten Mittelteil. Die Kerne sind kugelförmig und hell und liegen in unterschiedlichen Höhen. Ihre apikalen Fortsätze sind sehr schmal und ragen zwischen dem Schlußleistensystem der Stützzellen an die Epitheloberfläche. Ihre kolbenförmigen Enden tragen etwa 2 µm lange Riechhärchen. Die basalen Zellfortsätze durchdringen die Basallamina, werden in der Lamina propria von Schwann-Zellen umgeben und vereinigen sich zu den unmyelinisierten Riechnerven (Nervi olfactorii).
— *Basalzellen:* Kleine, im Schnitt dreieckförmige Zellen, möglicherweise dienen sie als Ersatz für die Stützzellen.

In der gefäßreichen Lamina propria liegen *Glandulae olfactoriae (Bowman-Spüldrüsen),* verzweigte tubuloalveoläre Drüsen. Sie gleichen zwar serösen Speicheldrüsen, doch produzieren sie auch Schleimsubstanzen. Die Endstücke haben ein größeres Lumen als bei den Speicheldrüsen.

9.1.4
Nasenrachenraum

Der nasale Teil des Schlundes (Pharynx) wird als Nasenrachenraum bezeichnet. Er trägt in seinem oberen Teil, der sich beim Schluckakt nicht mit dem Gaumensegel berührt, ebenfalls respiratorische Schleimhaut. Lymphatisches Gewebe (Tonsillen) kommt in dieser Region häufig vor.

9.2
Larynx (Kehlkopf)

Der Kehlkopf ist zum größten Teil mit mehrreihigem Flimmerepithel ausgekleidet. Das Vestibulum laryngis, der Kehldeckel und die Stimmfalten sind mit mehrschichtigem Plattenepithel überzogen. Die Lamina propria ist sehr zellreich (bes. Lymphozyten); es kommen auch Lymphfollikel vor. Elastische Fasernetze bilden die *Membrana fibroelastica laryngis.* Lumenwärts davon befinden sich seromuköse Drüsen (Glandulae laryngeae). Unter den elastischen Membranen liegen quergestreifte Muskelfaserbündel und die Kehlkopfknorpel. Die größeren sind hyalin, die kleinen meist elastisch. Der Knorpel des Kehldeckels (Epiglottis) ist stets elastisch.

9.3
Trachea (Luftröhre)

Die Trachea (Abb. 65) ist ein elastisches Rohr. Sechszehn bis zwanzig hufeisenförmige Spangen aus hyalinem Knorpel (Cartilagines tracheales) halten es dauernd offen. Die Spangen werden durch straffes kollagenelastisches Bindegewebe (Ligamenta anularia) in Scherengitteranordnung so verbunden, daß Längsstreckungen des Trachealrohres möglich sind.

Dieser Teil der Luftröhrenwandung, die *Tunica conjuntivocartilaginea* nimmt etwa ⅔ bis ¾ des Umfanges ein. Nach dorsal, zur Speiseröhre hin, ist die Trachea knorpelfrei: *Paries membranaceus*. Sie besteht hier aus einer bindegewebigen Membran, in die hauptsächlich querverlaufende, glatte Muskelfaserbündel (Musculus trachealis) eingebettet sind. In Höhe der Knorpelspangen liegen sie besonders dicht und sind an deren hinteren Enden am Perichondrium und

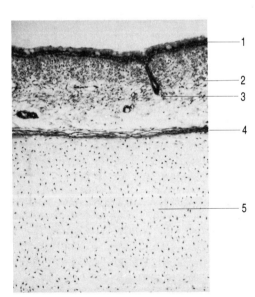

Abbildung 65:
Trachea (Vergr. ca. 140 x).
1 Epithel (mehrreihiges Flimmerepithel); 2 subepitheliales Bindegewebe; 3 Glandula trachealis; 4 Perichondrium des Trachealknorpels; 5 Cartilago trachealis (hyaliner Knorpel)

auch am Fasergewebe der Zwischenräume befestigt. Außerhalb der quer angeordneten Trachealmuskeln kommen auch noch Längsmuskelzüge vor.

Die Schleimhaut (Tunica mucosa) ist fest mit der Unterlage verbunden, unverschieblich und, mit Ausnahme der weicheren Hinterwand, nahezu faltenlos.

Das Trachealepithel ist ein mehrreihiges Flimmerepithel, dessen Basallamina sich färberisch besonders gut darstellt. Seromuköse *Glandulae tracheales* liegen im subepithelialen Bindegewebe. Sie sind häufiger in den bindegewebigen Zwischenräumen anzutreffen als im Bereich der Knorpelspangen. Besonders zahlreich liegen sie in der Paries membranaceus.

9.4
Bronchialsystem

9.4.1
Bronchien

Die Luftröhre verzweigt sich an der Bifurkation in die beiden extrapulmonalen Hauptbronchien *Bronchus principalis dexter* und *sinister),* welche in ihrem Bau mit der Trachea übereinstimmen, lediglich ihr Durchmesser ist kleiner. Innerhalb der Lunge verzweigen sich die Bronchien meist durch Gabelung (dichotome Aufteilung), wobei aus jedem Bronchus zwei kleinere hervorgehen, die sich ihrerseits wieder gabeln, usw.

Besondere Namen tragen nur die größeren Bronchien:
— *Bronchus lobaris* (für einen Lungenlappen)
— *Bronchus segmentalis* (für ein Lungensegment)

Im Vergleich zur Trachea hat sich der Wandbau geändert:

Tunica mucosa (Schleimhaut). Mehrreihiges Flimmerepithel mit Becherzellen; Lamina propria. Die Schleimhaut ist in den großen Bronchien noch immer unverschieblich und weitgehend faltenlos. In den mittleren und kleinen Bronchien ist sie dagegen lockerer mit der Unterlage verbunden. Deshalb kann sie sich, vor allem bei entspanntem Gewebe, in Längsfalten legen. Im histologischen Bild ergibt dies den typischen sternförmigen Querschnitt kleiner Bronchien. In

Abbildung 66:
Bronchiolus (Vergr. ca. 140 x).
1 Atemwegsepithel; 2 Ringmuskulatur; 3 begleitendes Gefäß (Ast der Arteria pulmonalis): 4 Lungengewebe

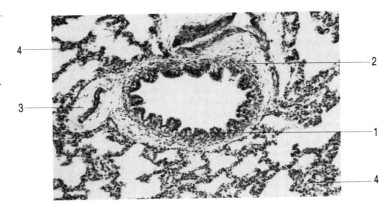

den kleineren Bronchien wird das Epithel immer niedriger und die Lamina propria immer schmäler.

Tunica muscularis. Netzartig zusammenhängende Muskelfaserbündel bilden eine mehr oder minder ringförmige Schicht und strahlen mit elastischen Sehnen in die Bindegewebsschicht ein.

Tunica conjunctivocartilaginea. In eine Bindegewebsschicht sind Knorpelplättchen oder Knorpelstückchen von unregelmäßiger Form eingefügt. In den größeren Bronchien bestehen sie aus hyalinem Knorpel. In den kleineren Ästen des Bronchialbaumes werden sie dagegen allmählich durch elastische Knorpel ersetzt. Die Fasersysteme sind in dieser Schicht vorwiegend längsorientiert. Durch Austausch von Fasern stehen sie mit dem interlobularen Bindegewebe in Verbindung.

Besonders zwischen den Knorpelstückchen liegen seromuköse *Glandulae bronchiales.* Ihre Ausführungsgänge ziehen schräg zum Lumen, sind oft ampullär erweitert und von Flimmerepithel ausgekleidet.

Der Bronchialschleim dient zur Befeuchtung der Atemluft. Außerdem bindet er eingedrungene Staubpartikelchen. Durch den rachenwärts gerichteten Zilienschlag des Flimmerepithels wird er kontinuierlich nach oben befördert.

Zwischen der Muskel- und der Bindegewebsschicht liegen Venengeflechte, die zur Erwärmung der Atemluft und möglicherweise auch zur Regulierung der Lumenweite beitragen.

9.4.2
Bronchioli
Die kleinsten Äste des Bronchialsystems werden als *Bronchioli* bezeichnet (Abb. 66). Ihr Durchmesser beträgt weniger als 1 mm. Sie liegen bereits innerhalb der Lungenläppchen. Die Ringmuskulatur ist kräftig entwickelt. Bei ihrer Kontraktion entstehen Schleimhautfalten, die das Lumen fast ganz verschließen können. In der Wand der Bronchioli fehlen Knorpelstückchen und Drüsen. Das mehrreihige Flimmerepithel wandelt sich in den Bronchioli zu kubischem Flimmerepithel. In den terminalen Bronchioli ist dann nur noch ein einfaches kubisches Epithel ohne Becherzellen vorhanden.

9.5
Lungengewebe

9.5.1
Struktur des Lungengewebes
Die Lunge zeigt einen wabigen Bau. Das histologische Bild ist gekennzeichnet durch die dünnwandigen *Lungenbläschen (Alveoli pulmonis),* die sich in alle Richtungen des Raumes erstrecken (Abb. 67, S. 152). Die morphologische Grundeinheit ist das *Lungenläppchen,* ein durch kollagen-elastisches Bindegewebe abgetrennter, formvariabler Bereich von Lungengewebe (Größe ca. 0,5—3 cm). Die Abtrennung der Läppchen ist an der Peripherie der Lunge deutlicher als im Zentrum des Organs. Der *Bronchiolus terminalis* teilt sich innerhalb eines Lungenläppchens in relativ weitlumige Äste, die *Bronchioli respiratorii (Bronchioli alveolares),* an denen schon vereinzelte Alveo-

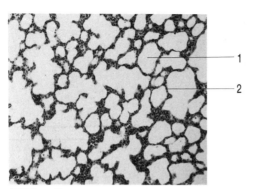

Abbildung 67:
Lungengewebe (Vergr. ca. 140 x).
1 Alveolarlichtung; 2 Trennwand zwischen den einzelnen Alveolen (enthält Alveolarepithel, Interstitium und Lungenkapillaren)

len sitzen können. Die Bronchioli respiratorii münden in die Ductuli *alveolares:* Zentrale Zugangsräume zu den an sie anschließenden Alveolen. Ihre Wand besteht eigentlich nur aus den dicht aneinanderliegenden, ringförmigen Zugängen zu den einzelnen Alveolen. In den sogenannten Basalringen, die jeden Alveoleneingang umfassen, kommen glatte Muskelzellen vor. Der Durchmesser einer Alveole beträgt 0,25—0,3 mm (Abb. 68).

Die Alveolarwand ist im Regelfall zwei benachbarten Alveolen gemeinsam. Ihr Grundgerüst wird von Fasernetzen gebildet, die vor allem aus elastischen, aber auch aus retikulären und kollagenen Fasern bestehen. Benachbarte Alveolen können durch Alveolarporen, feine Öffnungen von 10—15 µm Durchmesser, untereinander verbunden sein (Abb. 69).

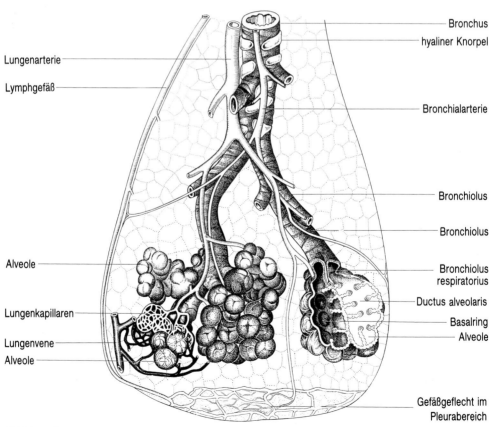

Bronchus
hyaliner Knorpel
Lungenarterie
Lymphgefäß
Bronchialarterie
Bronchiolus
Bronchiolus
Alveole
Bronchiolus respiratorius
Lungenkapillaren
Ductus alveolaris
Basalring
Lungenvene
Alveole
Alveole
Gefäßgeflecht im Pleurabereich

Abbildung 68:
Strukturzeichnung des Lungengewebes

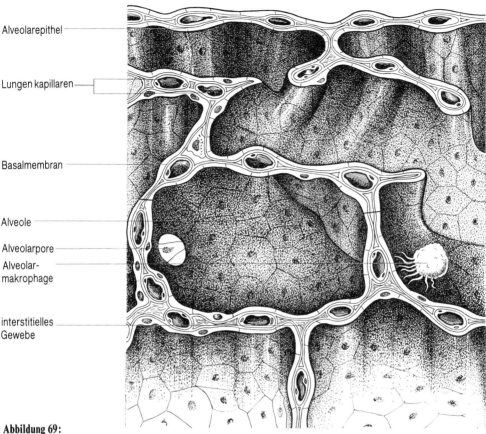

Alveolarepithel

Lungen kapillaren

Basalmembran

Alveole

Alveolarpore

Alveolar-
makrophage

interstitielles
Gewebe

Abbildung 69:
Struktur des Lungengewebes (Schemazeichnung in stärkerer Vergrößerung)

Jedes Lungenbläschen ist von einem feinen Netz aus den porenlosen Lungenkapillaren überzogen, so daß diese in den Alveolarsepten, also im Interstitium der Lunge, zu liegen kommen. Die Alveolen besitzen eine Innenauskleidung von einschichtigem, extrem flachem Plattenepithel. Im Lichtmikroskop kann man von ihm nur die kerntragenden Bereiche sehen. Außer diesen Deckzellen *(Pneumozyten Typ I)*, welche das Gasaustauschepithel bilden, kommen noch große Alveolarzellen vor *(Pneumozyten Typ II)*. Sie liegen meist in Nischen der Alveolarwand und werden daher auch als Nischenzellen bezeichnet. Ihre Oberfläche trägt einige Mikrovilli. Sie haben eine reiche Organellenausstattung und enthalten rundlich-ovale, opake Körperchen mit lamellärer Struktur, die als Phospholipide identifiziert worden sind.

Die Zellen produzieren den *Surfactant (Surfactin)*, einen oberflächenaktiven Phospholipidfilm, der das Alveolarepithel überzieht und so die Oberflächenspannung herabsetzt. Für die Dehnung der Lunge beim Einatmen ist daher weniger Muskelarbeit erforderlich, als beim Fehlen des Surfactant zu leisten wäre: Die Atemarbeit ist ökonomischer.

Die Pneumozyten Typ II können sich auch aus dem Zellverband lösen und zu Alveolarphagozyten werden. Es ist aber auch möglich, daß Histiozyten aus den interstitiellen Bindegewebsräumen oder Monozyten aus der Blutbahn in die Alveolen einwandern und sich hier zu Makrophagen wandeln.

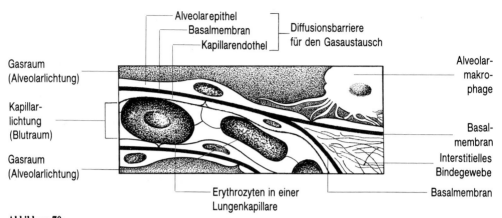

Abbildung 70:
Diffusionsbarriere zwischen Blut- und Gasraum in der Lunge (Schemazeichnung)

Vom Interstitium her kommen die Kapillaren der Alveolarlichtung sehr nahe, so daß die Basallamina der Kapillaren mit der Basallamina des Alveolarepithels an diesen Stellen zu einer einzigen Lage verschmilzt.

Die Trennwand zwischen Gas- und Blutraum (Blut-Luft-Schranke) besteht daher im günstigsten Fall aus drei Schichten:
— Alveolarepithel mit aufgelagertem Surfactant
— Gemeinsame Basallamina
— Kapillarendothel
Der Gasaustausch (O_2 von der Alveole in die Kapillaren, CO_2 von der Kapillare in die Alveole) geschieht durch Diffusion. Nach dem Diffusionsgesetz ist die diffundierende Gasmenge bei bestehendem Druckunterschied um so größer, je größer die Austauschfläche und je dünner die Diffusionsbarriere ist. In der Lunge sind beide Voraussetzungen gegeben: Die gesamte alveoläre Gasaustauschfläche beträgt ca. 100 m². Die oben beschriebene Trennwand zwischen Gas- und Blutraum ist etwa 0,2—0,4 μm dick (Abb. 70).

9.5.2
Gefäße der Lunge
Man unterscheidet in der Lunge einen Arbeitskreislauf (Lungenarterien und Lungenvenen) und einen besonderen Ernährungskreislauf zur Versorgung des Lungengewebes (Bronchialarterien und Bronchialvenen).

Die **Lungenarterien** (Äste der Arteria pulmonalis) gehören dem elastischen Typ an. Sie verlaufen mit den entsprechenden Bronchien bis zum Lungenläppchen. Dort sind sie dann nach dem muskulären Typ gebaut und regulieren den Blutzufluß.

Nach dem Gasaustausch, also nach der Passage des Lungenkapillarnetzes sammelt sich das Blut in kleinen, interlobulären Venen und schließlich in den Lungenvenen (Venae pulmonales), die an der Segment- bzw. Lappengrenze verlaufen. Erst die größeren Venenäste sind wieder in der Nähe der Bronchien und Pulmonalarterien zu finden.

Die **Bronchialarterien** sind nach dem muskulären Typ konstruiert. Sie entstammen direkt der Brustaorta. Ihre Tunica media ist relativ dick, da sie als einzige Lungengefäße dem Blutdruck des großen Kreislaufes (80—120 mm Hg) Widerstand leisten müssen. Zwischen Pulmonal- und Bronchialarterien bestehen direkte Querverbindungen (bronchopulmonale Anastomosen).

Die Lunge enthält viele Lymphgefäße. Diese begleiten die in den Bindegewebssepten liegenden Bronchien und Blutgefäße. In Bronchusnähe findet man vegetative Nervenfasern und vereinzelt auch Ganglienzellen.

9.6
Pleura (Brustfell)

Die Lungenoberfläche trägt einen glatten, faltenlosen Überzug durch die *Pleura pulmonalis,* eine seröse Haut. Sie besteht aus einem einschichtigen Plattenepithel (Mesothel), das durch eine subseröse Bindegewebsschicht an der Lunge befestigt ist. In der Subserosa liegen derbe Kollagenbündel und elastische Netze. Die Fasern strahlen in die interlobulären Bindegewebssepten des Lungengewebes ein.

Am Hilus der Lunge treten Bronchien und Gefäße in die Lunge ein. Dort setzt sich die Pleura pulmonalis kontinuierlich in die *Pleura parietalis* fort, welche die Innenwand des Brustkorbes (Thorax) bedeckt. Die parietale Pleura ist dicker als die pulmonale. Beide Pleurablätter umschließen die spaltförmige *Pleurahöhle (Cavum pleurae),* welche einerseits die Atemverschieblichkeit der Lunge gegen die Thoraxinnenwand gestattet, andererseits infolge der in ihr herrschenden Luftdruckverhältnisse das Zusammenfallen der gegen den elastischen Gewebswiderstand gedehnten Lunge verhindert.

Zusammenfassung

Der Atmungsapparat besteht aus den Gasaustauschräumen (Alveolarsystem) und den Atemwegen.

A. Atemwege
Funktionen: Leitung, Reinigung, Befeuchtung und Erwärmung der Atemluft.
Die Schleimhaut ist meist fest mit der Unterlage verbunden. Das mehrreihige Epithel trägt Kinozilien und enthält schleimproduzierende Becherzellen.
Zu den Atemwegen zählen:
— *Nasenhöhle und Nasenrachenraum* mit
    Vestibulum nasi
    Regio respiratoria und
    Regio olfactoria (Riechepithel) mit Stütz-, Riech- und Basalzellen
— *Larynx* (Kehlkopf)
— *Trachea* (Luftröhre): Elastisches Rohr, Knorpelspangen (hyaliner Knorpel), Paries membranaceus, Glandulae tracheales
— *Bronchien.* Wandbau:
    Tunica mucosa (Schleimhaut): Mehrreihiges Flimmerepithel mit Becherzellen, Lamina propria
    Tunica muscularis: Netzartig zusammenhängende Muskelfaserbündel bilden eine mehr oder weniger ringförmige Schicht
    Tunica conjunctivocartilaginea: Bindegewebsschicht mit Knorpelplättchen aus hyalinem Knorpel, in den kleinsten Bronchien zunehmend aus elastischem Knorpel; Glandulae bronchiales
— *Bronchioli:* Durchmesser weniger als 1 mm, Lage innerhalb der Lungenläppchen, Schleimhautfalten können bei der Kontraktion das Lumen verschließen, Knorpelstückchen sind nicht mehr vorhanden, das mehrreihige Flimmerepithel geht über kubisches Flimmerepithel in einfaches kubisches Epithel über.

B. Lungengewebe

Morphologische Grundeinheit: Lungenläppchen. Die dünnwandigen Lungenbläschen kennzeichnen das histologische Bild. Der Bronchiolus terminalis teilt sich in Bronchioli respiratorii, welche in die Ductuli alveolares münden, an denen traubenähnlich die Alveolen sitzen. Jede Alveole ist von einem feinen Netz aus den porenlosen Lungenkapillaren überzogen. Die epitheliale Auskleidung der Alveolen besteht aus einem extrem flachen einschichtigen Plattenepithel (Pneumozyten Typ I), neben denen auch große Alveolarzellen (Pneumozyten Typ II) vorkommen, welche den Surfactant produzieren und die auch phagozytieren können.

Die Trennwand zwischen Gas- und Blutraum (Blut-Luft-Schranke) besteht im günstigsten Fall nur aus drei Schichten: Alveolarepithel, Gefäßendothel und eine dazwischenliegende gemeinsame Basalmembran. Ihre Dicke beträgt 0,2—0,4 µm.

C. Lungengefäße

Zwei Kreisläufe: Arbeitskreislauf (Lungenarterien vom elastischen Typ und Lungenvenen); Bronchialkreislauf zur Versorgung des Lungengewebes (Bronchialarterien vom muskulären Typ und Bronchialvenen). Die Lunge enthält zahlreiche Lymphgefäße.

D. Pleura (Brustfell)

Eine seröse Haut (Pleura pulmonalis: einschichtiges Plattenepithel) überzieht die Lungenoberfläche als viszerales Blatt und geht am Lungenhilus in das parietale Blatt (Pleura parietalis) über. Verbindung mit der Unterlage (Lungengewebe und Thoraxinnenwand) durch subseröses (kollagen-elastisches) Bindegewebe. Beide Blätter umschließen die Pleurahöhle.

10
Verdauungstrakt

Übersicht:

10.1
**Mundhöhle (Cavum oris) und
Schlund (Pharynx)**

Die Mundhöhle besteht aus dem Vestibulum oris (Raum zwischen Wange, Lippen
und Zähnen) und der eigentlichen Mundhöhle (Cavum oris proprium), die hinter
der Zahnreihe liegt.

Die Mundhöhle ist mit einem mehrschichtigen unverhornten Plattenepithel
ausgekleidet, das allerdings an bestimmten
Stellen (Zahnfleisch, Zungenrücken) teilweise verhornen kann. Je nach seiner Beanspruchung ist das Mundhöhlenepithel unterschiedlich stark mit seiner bindegewebigen Unterlage (Lamina propria) verbunden.
Diese ist reich an elastischen Fasern und
geht kontinuierlich in eine Submukosa
über, die aus grobfaserigem Bindegewebe
besteht. In dieser Schicht liegen auch die
zahlreichen kleinen Mundspeicheldrüsen,
die zusammen mit den großen Speicheldrüsen die Mundschleimhaut ständig feucht
halten.

10.1.1
Lippen und Wangen
Die *Lippen (Labia oris)* sind Weichteilfalten, die innen (Pars mucosa) von Mundschleimhaut und außen (Pars cutanea) von
mehrschichtigem verhorntem Plattenepithel
überzogen sind. In der Submukosa liegen
die gemischten seromukösen *Glandulae labiales.* Die äußere Haut trägt Haare, Talg-
und Schweißdrüsen.

Der Übergang zwischen beiden Bereichen wird vom Lippenrot gebildet. Die
Hornschicht ist hier dünner, das Epithel
wird transparent. Zahlreiche oberflächennahe Kapillaren in den Bindegewebspapillen bedingen die Rotfärbung der Lippen.
Im Inneren der Lippe liegt der quergestreifte Musculus orbicularis oris, der zur Bewegung der Lippen dient.

Als Fortsetzung der Lippen sind die
Wangen (Buccae) histologisch gleich aufge-

baut. Ihre muskuläre Grundlage ist der
quergestreifte Musculus buccinator, dem
außen der Wangenfettpfropf aufliegt. Die
Submukosa enthält die gemischten seromukösen *Glandulae buccales.*

10.1.2
Gaumen
Die Schleimhaut des *harten Gaumens (Palatum durum)* ist unverschieblich durch straffe Kollagenbündel mit dem Periost der knöchernen Unterlage verbunden. Im vorderen
Teil des harten Gaumens finden sich Fettläppchen in der Submukosa, im hinteren
Teil zahlreiche kleine muköse Speicheldrüsen *(Glandulae palatinae).*

Der *weiche Gaumen (Palatum molle, Ve-
lum palatinum)* hat eine bindegewebig-muskulöse Grundplatte, er schließt sich nach
hinten an den harten Gaumen an. Auf der
oralen Seite befindet sich Mundhöhlen-
schleimhaut, die sich auch noch auf die
pharyngeale Seite (Schlundseite) fortsetzen
kann. In der oralen Submukosa liegen kleine muköse Speicheldrüsen. Die pharyngeale Seite des weichen Gaumens trägt wie die
Atemwege ein mehrreihiges Flimmerepithel
und gemischte Drüsen.

10.1.3
Zunge (Lingua)
Die Zunge ist ein aus quergestreifter Muskulatur bestehendes Organ. Die Muskelfaserbündel sind als dreidimensionales Fach-
werk angeordnet, sie stehen im wesentlichen senkrecht zueinander. Das *Septum linguae* unterteilt die Zunge unvollständig in
zwei Hälften. Zusammen mit der unter der
Schleimhautoberfläche gelegenen *Aponeurosis linguae* bildet es das kollagenfaserige
Grundgerüst der Zunge. In die Aponeurose
strahlen von unten her Muskelfaserbündel
ein. Die Zungenschleimhaut zeigt regionale
Unterschiede. Auf der Oberseite ist sie unverschieblich mit der Aponeurose verbunden. An der Unterfläche der Zunge ist sie
gegenüber der Unterlage verschieblich. Die

x Kollagenfaserige Platte unter der
Zungenschleimhaut

Submukosa enthält Fettgewebe. Die Oberfläche des mäßig dicken Epithels ist glatt und nicht verhornt.

Charakteristisch für den Zungenrücken sind die *Zungenpapillen (Papillae linguales)*. Hierbei bildet die Lamina propria einen bindegewebigen Grundstock, der evtl. mehrfach gegliedert sein kann und dem eine Epithelkappe aufsitzt. Man unterscheidet:

Fadenförmige Papillen (Papillae filiformes). Sie sind relativ klein, sehr zahlreich und vor allem über die vorderen ⅔ des Zungenrückens verteilt. Die verhornten, fadenförmigen Ausläufer sind rachenwärts gerichtet. Sie erschweren das Abgleiten der Nahrung von der sich bewegenden Zunge. Außerdem stehen sie mit sensiblen Rezeptoren und freien Nervenendigungen in Verbindung. Sie dienen so als Einrichtungen zum räumlichen Erkennen von Gegenständen in der Mundhöhle (hohes Auflösungsvermögen, Vergrößerungsfaktor 1,6).

Pilzförmige Papillen (Papillae fungiformes). Sie kommen ebenfalls im vorderen Bereich des Zungenrückens vor (besonders an Zungenrand und Zungenspitze), jedoch weitaus weniger zahlreich als die fadenförmigen Papillen. Sie sind etwa 0,5—1,5 mm hoch und an der Basis schmäler als an der Oberseite (pilzähnliches Aussehen). Ihre glatte Oberfläche ist von unverhorntem mehrschichtigem Plattenepithel bedeckt. Die Papillae fungiformes tragen Mechano- und Thermorezeptoren, bei Kindern und Jugendlichen auch noch Geschmacksknospen.

Umwallte Papillen (Papillae vallatae). 6—12 dieser Papillen mit einem Durchmesser von 1—3 mm sind vor dem Sulcus terminalis am hinteren Zungenende in Form eines nach vorne offenen Winkels angeordnet. Sie sind allseits von einem Graben umgeben, der sie von dem zirkulär umlaufenden Wall trennt, der ihnen den Namen gegeben hat. Am Grund dieses Grabens münden die Ausführungsgänge der rein serösen Spüldrüsen (v. Ebner-Drüsen). Im Epithel beider Grabenwände liegen Geschmacksknospen.

Blattförmige Papillen (Papillae foliatae). Als blatt- oder faltenartige Papillen sind sie quer zum hinteren Seitenrand der Zunge orientiert. Sie tragen ebenfalls Geschmacksknospen (vgl. Abb. 107, S. 233). Beim Menschen sind die Papillae foliatae allerdings nicht so deutlich ausgeprägt wie bei mehreren Säugetieren, z. B. beim Kaninchen.

Der Zungengrund selbst hat zwar eine höckerige Oberfläche, trägt aber keine Papillen mehr. Die Schleimhaut ist sehr reich an lymphatischem Gewebe (Folliculi linguales) sowie an mukösen Speicheldrüsen (Glandulae linguales posteriores). An der Zungenspitze findet sich eine paarige seromuköse Drüse beidseits des Septum linguae (Glandulae lingualis anterior, Nuhn-Drüse).

10.1.4
Speicheldrüsen

Kleine Speicheldrüsen sind an vielen Orten der Mundhöhle in der Submukosa der Mundschleimhaut anzutreffen. Daneben gibt es die paarig vorkommenden großen Speicheldrüsen:

— Glandula parotis
— Glandula submandibularis
— Glandula sublingualis

Es sind zusammengesetzte Drüsen mit einem läppchenartigen Bau. Ihre Ausführungsgänge münden in die Mundhöhle. In der Nähe der Mündungsstellen findet man an den Zähnen besonders starke Ablagerungen von Zahnstein.

Pro Tag bilden die Speicheldrüsen der Mundhöhle 1—1,5 l Speichel (Saliva).

10.1.4.1 Glandula parotis (Ohrspeicheldrüse). Diese Drüse ist rein serös. Sie besitzt ein gut entwickeltes Ausführungsgangsytem, lange verzweigte Schaltstücke und typische Streifenstücke. Der Ausführungsgang (Ductus parotideus) mündet in das Vestibulum oris in der Gegend der 2. oberen Molaren. Er besitzt ein zwei- bis mehrreihiges hochprismatisches Epithel mit Becherzellen.

Im interlobulären Bindegewebe der Drüse findet man Fettzellen. In der Glandula parotis, zwischen einem oberflächlichen und einem tiefer gelegenen Anteil der Drüse, zweigt sich der Nervus facialis in seine Endäste auf (Plexus parotideus).

10.1.4.2 Glandula submandibularis (Unterkieferspeicheldrüse). Diese Speicheldrüse ist gemischt, enthält aber vorwiegend seröse

Endstücke. Es kommen aber auch zahlreiche Endstücke mit serösen Halbmonden vor. Auch hier ist das Ausführungsgangsystem gut ausgeprägt. Die Schaltstücke sind aber kürzer als in der Glandula parotis. Die Drüse ist, wie auch die Glandula parotis, von einer gut darstellbaren Bindegewebskapsel umhüllt.

10.1.4.3 Glandula sublingualis (Unterzungenspeicheldrüse).
Die *Glandula sublingualis major* ist gemischt, aber vorwiegend mukös. Verschiedenen mukösen Endstücken sitzen seröse Halbmonde auf. Streifenstücke sind nicht vorhanden. Die Schaltstücke zeigen zum großen Teil eine starke Verschleimung. Die sich der Glandula sublingualis major in wechselnder Zahl anschließenden *Glandulae sublinguales minores* haben nur sehr kurze Ausführungsgänge, sie sind fast ausschließlich mukös.

10.1.5
Zähne
Die *Zähne (Dentes)* bestehen zum größten Teil aus *Dentin,* welches im Kronenbereich vom *Schmelz* und im Wurzelbereich vom *Zement* bedeckt ist. Schmelz und Zement bilden am Zahnhals die Schmelz-Zement-Grenze.

Die Histologie dieser Zahnhartgewebe ist bereits im Abschnitt 4.2.9 beschrieben worden (vgl. auch Abb. 36—38, S. 84).

Im Dentin liegt die Pulpahöhle (Cavum pulpae). Sie enthält die *Zahnpulpa,* ein lockeres, feinfaseriges Bindegewebe, dessen sternförmig verzweigte Zellen einen netzartigen Verband bilden. An der Pulpaoberfläche, also dem Dentin unmittelbar benachbart, liegt die Odontoblastenschicht. Das Pulpagewebe enthält zahlreiche Blutgefäße sowie viele myelinisierte (sensible) und nichtmyelinisierte (vasomotorische) Nervenfasern. Gefäße und Nerven erreichen die Pulpahöhle über den Wurzelkanal (Canalis radicis dentis).

Unter dem Begriff *Zahnhalteapparat (Parodontium)* werden folgende Hart- und Weichgewebe zusammengefaßt:
— Wurzelzement (gleichzeitig Bestandteil des Zahns)
— Alveolarknochen
— Desmodont
— Gingiva (marginales Parodont).

Diese Gewebe sind strukturell und funktionell eine Einheit mit folgenden Funktionen:
— Verankerung der einzelnen Zähne in ihren Alveolen
— Zusammenfassung der Zähne eines Kiefers zu einem Zahnbogen
— Abdeckung des Bindegewebes gegen die Mundhöhle.

Jeder Zahn hat ein eigenes knöchernes *Zahnfach (Alveole),* welches bei mehrwurzeligen Zähnen für jede Wurzel noch einmal durch Trennwände unterteilt ist. In der Alveole ist der Zahn durch die desmodontalen Fasersysteme (Fibrae alveolodentales) verspannt, welche den Wurzelspalt überbrücken und dabei vorzugsweise so angeordnet sind, daß sie die auf den Zahn einwirkenden Druckkräfte in Zugspannungen umwandeln, die von den Kollagenbündeln besser toleriert werden. Die Fasern sind einerseits im Zement, andererseits im Alveolarknochen als *Sharpey-Fasern* verankert. Etwa 28 000 kollagene Faserbündel gehen von 1 mm² Zementoberfläche aus. Außerdem befindet sich im Wurzelspalt ein sehr reichlich entwickeltes Kapillarsystem, so daß der Zahn zusätzlich noch auf einem Flüssigkeitspolster ruht.

Die *Gingiva (marginales Parodont)* gehört zur Mundschleimhaut und ist gleichzeitig der abschließende Teil des Zahnhalteapparates. Sie bedeckt den Alveolarknochen und umschließt die Zahnhälse. Das gingivale Bindegewebe trägt in Form zahlreicher Kollagenfaserbündel, die im einzelnen sehr kompliziert angeordnet sind, zur Verankerung der Zähne im Alveolarknochen bei und vereinigt die einzelnen Zähne eines Kiefers zu einer geschlossenen Zahnreihe. Das *Saumepithel* umgibt am Zahnhals ringförmig den Schmelz. Es ist etwa 2 mm hoch, zweischichtig und erstreckt sich von der Schmelz-Zement-Grenze bis zum Boden des Sulcus gingivae. Zwischen Schmelz und Saumepithel befindet sich eine Basalmembran, an welche sich die Zellen mit Halbdesmosomen anheften (Epithelansatz). Dem Saumepithel schließt sich über eine Zwischenzone (orales Sulkusepithel) das *Gingivaepithel* an, welches der übrigen Mundschleimhaut entspricht, aber leichte Verhornungszeichen zeigen kann; ein kontinuierliches Stratum corneum ist allerdings nicht vorhanden.

10.1.6
Schlund

Im Pharynx kreuzen sich der Nahrungs- und der Luftweg. Der größte Teil des Schlundes ist mit einem mehrschichtigen unverhornten Plattenepithel bedeckt. Die Lamina propria besitzt nur schwach entwickelte Papillen. Im mittleren und unteren Teil des Schlundes (Regio digestoria: Mesopharynx und Hypopharynx) finden sich fast rein muköse Drüsen: Glandulae pharyngeae. Der obere Teil des Pharynx (Regio respiratoria, Epipharynx) trägt ein mehrreihiges Flimmerepithel mit Becherzellen und seromuköse Drüsen wie in der Nasenhöhle. Der Pharynx besitzt keine Lamina muscularis mucosae (siehe unten: 10.2.1). Die Tunica muscularis besteht aus quergestreifter Muskulatur. Sie enthält innen vorwiegend längs verlaufende, außen aber hauptsächlich quer verlaufende Muskelzellen. Es besteht hier also eine genau umgekehrte Schichtung, wie sie im sonstigen Rumpfdarm zu finden ist. Eine Tunica adventitia aus lockerem Bindegewebe fügt den Schlund leicht verschieblich in die Umgebung ein.

10.2
Allgemeiner Bauplan des Rumpfdarmes

Man unterscheidet den *Kopfdarm* (Mundhöhle und Schlund) vom *Rumpfdarm*. Letzterer besteht aus Speiseröhre, Magen und Darm. Histologisch läßt sich für den Rumpfdarm ein einheitlicher Bauplan (Abb. 71, S. 162) erkennen, der in den einzelnen Abschnitten allerdings durch gewisse Besonderheiten abgeändert ist.

Die Wand des Rumpfdarmes ist aus mehreren Schichten aufgebaut. Von innen nach außen sind dies:
— Tunica mucosa (Schleimhaut)
— Tunica submucosa
— Tunica muscularis (Muskelschicht)
— Tunica adventitia oder Tunica serosa.

10.2.1
Tunica mucosa (Schleimhaut)

Ihr innerster Abschnitt ist die **Lamina epithelialis,** sie grenzt unmittelbar an das Darmlumen. Mit Ausnahme der Speiseröhre ist der Rumpfdarm mit einem einschichtigen hochprismatischen Epithel ausgekleidet, dessen wichtigste Aufgaben Resorption und Sekretion sind. Das Epithel besitzt Mikrovilli als oberflächenvergrößernde Strukturen und trägt ständig einen schleimigen Überzug.

Die **Lamina propria mucosae** liegt unmittelbar unter dem Epithel und ist von ihm durch eine Basalmembran getrennt. Sie besteht aus einem feinfaserigen, hauptsächlich retikulären Bindegewebe, welches kleinere Blut- und Lymphgefäße sowie zahlreiche freie Zellen enthält.

Die Grenze zur Tunica submucosa bildet die **Lamina muscularis mucosae.** Diese Schicht ist nur im Rumpfdarm zu finden. Daher ist sie ein wichtiges Unterscheidungsmerkmal zwischen dem Rumpfdarm und anderen Hohlstrukturen, die ihm histologisch ähnlich sind. Sie besteht aus glatten Muskelzellen, welche schraubenförmig, teils linksläufig, teils rechtsläufig angeordnet sind; innen ist der Steigungswinkel flach, außen steil. Elastische Sehnen strahlen in das Bindegewebe der Lamina propria und der Tunica submucosa ein. Die Lamina muscularis mucosae gestattet der Schleimhaut eine gewisse Eigenbeweglichkeit und ermöglicht so, daß die Schleimhaut bei verschluckten spitzen Gegenständen ausweichen kann: Perforationen sind deshalb relativ selten.

10.2.2
Tunica submucosa

Zwischen der Schleimhaut und der Muskelschicht liegt die Tunica submucosa. Sie besteht aus locker gefügten kollagenen Faserbündeln und elastischen Netzen. Weiterhin finden sich hier Fettzellen in unterschiedlicher Menge, größere Gefäße und Nervenfaserbündel sowie kleinere Gruppen von vegetativen Ganglienzellen: *Plexus submucosus (Meißner-Plexus).*

10.2.3
Tunica muscularis

Die Muskelschicht des Rumpfdarmes besteht aus glatten Muskelzellen. Ausnahmen: Im oberen Drittel der Speiseröhre und am Anus ist quergestreifte Muskulatur vorhanden. Die glatte Muskulatur ist in zwei Schichten angeordnet, zwischen denen allerdings einzelne Muskelfasern ausgetauscht werden:

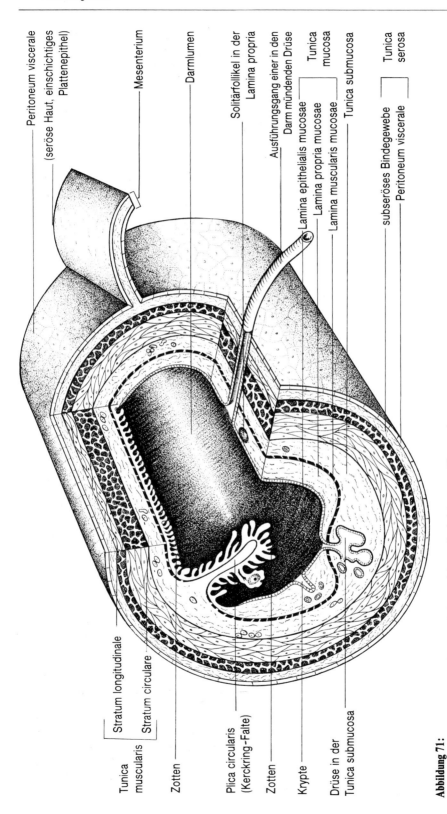

Abbildung 71:
Allgemeiner Bauplan des Rumpfdarmes (Schemazeichnung in Anlehnung an KNOCHE)

— *Stratum circulare:* Innere Ringmuskelschicht
— *Stratum longitudinale:* Äußere Längsmuskelschicht. Sie ist immer schwächer ausgebildet als die Ringmuskulatur.

Zwischen den beiden Muskelschichten liegt eine Bindegewebszone von unterschiedlicher Breite. Hier befindet sich der *Plexus myentericus (Auerbach-Plexus),* dessen Ganglienzellen im allgemeinen in histologischen Präparaten leichter zu finden sind als die des Meißner-Plexus. Er steuert die Motorik des Rumpfdarmes (Durchmischungsbewegungen, Peristaltik).

In Querschnitten durch das Darmrohr sind die inneren (zirkulären) Muskelzellen längs und die äußeren quer getroffen. In Längsschnittpräparaten ist es genau umgekehrt: Die inneren Muskelfasern sind quer, die äußeren längs geschnitten.

10.2.4
Tunica adventitia oder
Tunica serosa

Je nach der topographischen Lage des jeweiligen Rumpfdarmabschnittes folgt nach außen auf die Muskelschicht entweder eine Tunica adventitia aus lockerem faserigem Bindegewebe, wenn kein Peritonealüberzug (Bauchfell) vorhanden ist, oder eine Tunica serosa, wenn der entsprechende Darmabschnitt außen von Peritoneum überzogen ist. Im letzteren Fall ist das einschichtige Plattenepithel (Peritoneum) durch subseröses Bindegewebe mit der Muskelschicht verbunden (vgl. Abschn. 10.12, S. 173).

10.3
Speiseröhre (Ösophagus)

Durch den Ösophagus werden die zerkaute, eingespeichelte Nahrung und Flüssigkeiten in kleinen Portionen in den Magen transportiert (Schluckvorgang).

Die gut verschiebliche Schleimhaut (Tunica mucosa) bildet mehrere Längsfalten, die beim Durchgang der Nahrung verstreichen können. Auf Querschnitten sieht man daher ein sternförmiges Lumen. Der Ösophagus besitzt ein mehrschichtiges unverhorntes Plattenepithel (größere Beanspruchung durch festere Nahrungsbestandteile). Die Lamina muscularis mucosae ist deutlich ausgebildet. Die Lamina propria

enthält vereinzelt Lymphfollikel. In der Tunica submucosa liegen rein muköse Drüsen (Glandulae oesophageales). Im unteren Teil der Speiseröhre kommt ein gut ausgebildetes submuköses Venennetz vor. Diese Venen stehen in Verbindung mit dem Quellgebiet der Pfortader und können daher bei Pfortaderstauung stark erweitert sein (Ösophagusvarizen).

Im oberen Drittel der Speiseröhre enthält die Tunica muscularis ausschließlich quergestreifte Muskulatur, die im mittleren Drittel allmählich durch glatte Muskulatur abgelöst wird, während dann im unteren Drittel nur noch glatte Muskelzellen vorhanden sind. Der Schluckakt kann also willkürlich eingeleitet werden und läuft dann automatisch (reflektorisch) ab.

Der weitaus größte Teil des Ösophagus liegt im Thorax und ist dort durch eine Tunica adventitia in das umgebende Gewebe eingebaut. Der sehr kurze abdominale Teil trägt einen Serosaüberzug.

10.4
Magen (Ventriculus, Gaster)

10.4.1
Magenwand

Die Schleimhaut des Magens (Abb. 72, S. 164) wird durch furchenartige Einsenkungen in kleine Felder *(Areae gastricae)* aufgeteilt. Über diese Felder sind als feine Pünktchen die Mündungen der *Magengrübchen (Foveolae gastricae)* verteilt, von deren Grund sich dann die Magendrüsen in die Lamina propria der Schleimhaut einsenken.

Die Oberfläche des Magens und die Foveolae gastricae sind von einem einschichtigen hochprismatischen Epithel überzogen, dessen Zellen basal liegende Kerne besitzen. Diese Zellen produzieren den Magenschleim, ein hochviskoses Sekret, das zum Schutz der Magenwand vor Selbstverdauung dient.

Die Lamina propria wird fast vollständig von Drüsen eingenommen. Sie besteht im wesentlichen nur aus den schmalen Bindegewebsräumen zwischen den Magendrüsen. Die Lamina propria enthält retikuläres Bindegewebe, Gefäße, vereinzelte Sekundärfollikel und viele freie Zellen sowie glatte Muskelzellen. Letztere sind rechtwinkelig orientierte Ausläufer von der relativ

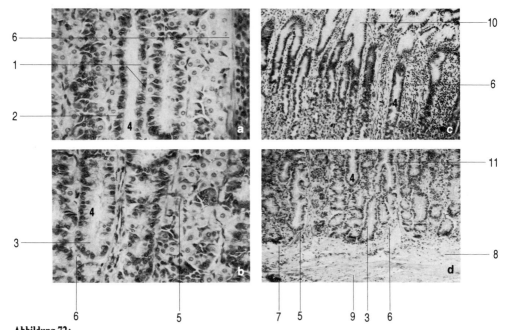

Abbildung 72:
Magenfundus (Drüsen).
a) Mittelteil der Drüsenschläuche (Vergr. ca. 350 x); b) Drüsengrund (Vergr. ca. 350 x); c) Halsteil der Magenfundusdrüsen (Vergr. ca. 140 x); d) Drüsengrund (Vergr. ca. 140 x).
1 Belegzelle; 2 Nebenzelle; 3 Hauptzelle; 4 Drüsenlumen; 5 glatte Muskelzellen zwischen den Drüsenschläuchen (Abspaltungen von der Lamina muscularis mucosae); 6 Bindegewebe der Lamina propria zwischen den Drüsenschläuchen; 7 Lamina muscularis mucosae; 8 Tunica submucosa; 9 Tunica muscularis; 10 Foveola gastrica, von deren Grund zwei Drüsenschläuche abzweigen; 11 Verzweigung eines Drüsenschlauches im unteren Teil

dünnen Lamina muscularis mucosae des Magens, die sich zwischen den Drüsenschläuchen in die Lamina propria hinein erstrecken. Die Tunica submucosa des Magens ist relativ breit.

Die Tunica muscularis entspricht nur am Mageneingang (Cardia) und am Magenausgang (Pylorus) dem allgemeinen Bauplan. Ansonsten ist der Aufbau der Muskelschicht sehr kompliziert, es können meist auch schräg verlaufende Fasern (Fibrae obliquae) erkannt werden. Am Magenausgang ist die Ringmuskelschicht beträchtlich verstärkt (Musculus sphincter pylori).

10.4.2
Magendrüsen
Im Bereich des Corpus und Fundus ventriculi verlaufen die langen *Magendrüsen (Glandulae gastricae)* ziemlich gestreckt. Sie liefern ein heterokrines Sekret. Die Magendrüsen sind wenig verzweigt und besonders am Drüsengrund gegabelt. Man unterscheidet hier drei Zelltypen:

Hauptzellen. Diese serösen Drüsenzellen bilden Pepsinogen, welches extrazellulär in das aktive proteinspaltende Enzym Pepsin übergeht. Die Hauptzellen enthalten ein reich ausgebildetes rauhes ER und einen deutlichen Golgi-Apparat. Sie sezernieren merokrin. Hauptzellen kommen vorwiegend am Drüsengrund vor.

Nebenzellen. Sie haben Ähnlichkeit mit den Zellen des Oberflächenepithels und bilden wie diese ein mukoides Sekret. Wahrscheinlich produzieren sie auch den „intrinsic factor", einen für die Resorption von Vitamin B_{12} im Dünndarm erforderlichen Stoff. Nebenzellen überwiegen im oberen Teil der Drüsenschläuche.

Belegzellen. Diese HCl-produzierenden Zellen, die ebenfalls im oberen Teil der

Drüsenschläuche besonders zahlreich vorkommen, besitzen eine kegelförmige Gestalt. Sie scheinen von außen her keilförmig in das Drüsenepithel eingefügt zu sein. Ihre Basis ragt dabei nach außen vor, so daß sie wie ein Belag des Drüsenschlauches wirken.

Die Zellen sind mit intrazellulär gelegenen ausgedehnten Sekretkapillaren versehen. Sie besitzen häufig 2—3 Kerne, die durch Amitose entstehen. Es sind zahlreiche Mitochondrien vorhanden (großer Energiebedarf!) sowie viele kleine Vesikel, welche Chloridionen in hoher Konzentration enthalten und diese an die freie Zelloberfläche bzw. in die Sekretkapillaren abgeben können. Außerdem enthalten die Belegzellen das Enzym Carboanhydrase, welches H^+-Ionen freisetzt, die dann ebenfalls aus der Zelle ausgeschleust werden.

Am Mageneingang (Pars cardiaca) kommen die stark verzweigten weitlumigen *Kardiadrüsen (Glandulae cardiacae)* vor. Die Drüsenschläuche haben ein unregelmäßiges Aussehen (ampulläre Erweiterungen). Sie bilden ein mukoides Sekret.

Die *Pylorusdrüsen (Glandulae pyloricae)* im Bereich des Magenausgangs (Pars pylorica) sind tubulös gebaut wie die Fundusdrüsen. Es handelt sich um kürzere, gewundene Drüsenschläuche mit verzweigten Endteilen und einem weiten Lumen. Sie produzieren ebenfalls Magenschleim. Das histologische Bild ist gleichmäßiger als in der Pars cardiaca.

10.5
Dünndarm (Intestinum tenue)

10.5.1
Allgemeines

Im Dünndarm werden die in Mundhöhle und Magen begonnenen Verdauungsprozesse weitergeführt, abgeschlossen und die Spaltprodukte durch die Darmschleimhaut resorbiert.

Für die letztere Aufgabe ist eine Vergrößerung der Schleimhautoberfläche wesentlich, damit die pro Zeiteinheit resorbierte Menge (Resorptionskapazität) möglichst groß ist.

Dieses Ziel wird auf drei Wegen erreicht:

— Mucosa und Submucosa bilden ortsständige ringförmige Querfalten, die bis zu 8 mm hoch sein können: *Plicae circulares (Kerckring-Falten).* Es sind etwa 650 solcher Falten vorhanden. In Richtung auf das Darmende nehmen sie an Dichte und Größe ab.

— Die Mucosa bildet mit ihrer Lamina propria blatt- oder fingerförmige *Zotten (Villi intestinales)* mit einer Höhe von 0,5—1,5 mm. Ihre Gesamtzahl schätzt man auf ca. 10 Millionen.

— Die Epithelzellen der Schleimhaut tragen einen dichten Besatz an *Mikrovilli (Bürstensaum).* Pro Zelle sind ca. 2000 Mikrovilli vorhanden.

Insgesamt wird so eine Vergrößerung der resorbierenden Oberfläche im Darm um den Faktor 600 erreicht. Dies entspricht einer Fläche von 200 m².

Das Epithel des Dünndarms ist hochprismatisch. Die Zellen sind durch intensive Interzellularkontakte (Schlußleisten) miteinander verbunden. Zwischen die resorbierenden Epithelzellen sind Becherzellen eingefügt, deren mukoides Sekret einen Schutzfilm auf der Epitheloberfläche bildet. Besonders an den Mikrovilli ist eine deutlich ausgebildete Glykokalix vorhanden, in der sich Verdauungsenzyme befinden.

Zwischen den Zotten liegen unverzweigte Epitheleinsenkungen in die Lamina propria, die den Charakter tubulöser Drüsen haben: *Glandulae intestinales, Lieberkühn-Krypten.* In der Seitenwand dieser Krypten befinden sich undifferenzierte Zellen, von denen die Regeneration des Darmepithels ausgeht. In dieser Regenerationszone sind häufig Mitosen zu beobachten. Von hier aus wandern dann die Zellen, während sie sich zu resorbierenden Epithelzellen oder Becherzellen differenzieren, in Richtung auf die Zottenspitze zu, wo sie etwa 3 Tage nach dem Verlassen des Kryptengebietes abgestoßen werden. Innerhalb einiger Tage erneuert sich so das gesamte Darmepithel.

Am Grunde der Krypten erkennt man einige pyramidenförmige *Paneth-Körnerzellen:* Seröse, kontinuierlich sezernierende Drüsenzellen mit basal liegendem Kern und großen azidophilen Sekretgranula. Letztere enthalten Lysozym, welches die Zellwand von Bakterien angreift, und Zink.

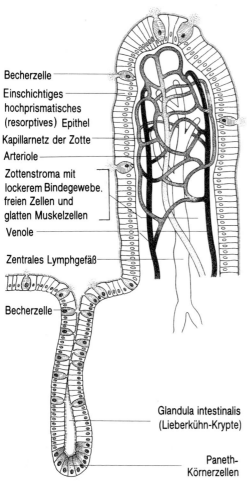

Becherzelle

Einschichtiges
hochprismatisches
(resorptives) Epithel

Kapillarnetz der Zotte

Arteriole

Zottenstroma mit
lockerem Bindegewebe,
freien Zellen und
glatten Muskelzellen

Venole

Zentrales Lymphgefäß

Becherzelle

Glandula intestinalis
(Lieberkühn-Krypte)

Paneth-
Körnerzellen

Abbildung 73:
Zottenaufbau (Schemazeichnung)

Vor allem in den Krypten (seltener auch auf den Zotten) können endokrine Zellen mit basaler Körnung nachgewiesen werden. Sie produzieren Serotonin und die Verdauungshormone Sekretin, Enterogastron und Pankreozymin-Cholezystokinin. Man kann diese Zellen mit besonderen Methoden darstellen.

In der Lamina propria des Dünndarms sind besonders viele freie Bindegewebszellen vorhanden: Lymphozyten, Plasmazellen, Granulozyten. Die Schleimhaut enthält auch zahlreiche solitäre Lymphfollikel. Das retikuläre Bindegewebe der Lamina propria bildet den Kern der Darmzotten. In diesem Zottenstroma kommen auch Blut- und

Lymphgefäße sowie glatte Muskelzellen vor. Zwei Arteriolen steigen bis zur Zottenspitze auf; sie speisen dabei ein Kapillarnetz, das dicht unter dem Epithel liegt. Die Kapillaren haben ein gefenstertes Endothel, dessen Zellkerne zur Zottenmitte hin orientiert sind. Die Zottenkapillaren münden in eine Venole ein, die in der Mitte der Zotte liegt. Es sind arteriovenöse Anastomosen vorhanden, mit deren Hilfe beim nicht verdauenden Darm der Zottenkreislauf umgangen werden kann. Die Lymphe sammelt sich in einem Lymphgefäß (Chylusgefäß), das ebenfalls in der Zottenmitte liegt (Abb. 73).

Die im Zottenstroma enthaltenen glatten Muskelzellen verursachen während der Verdauung rhythmische Bewegungen, um den Abfluß aus den Zottengefäßen zu beschleunigen und den zottennahe liegenden Speisebrei besser zu durchmischen (Zottenpumpe).

10.5.2
Duodenum

Im Zwölffingerdarm (Abb. 74) kommen sehr hohe Plicae circulares mit eng beieinanderstehenden Zotten vor, die teilweise blattförmige Gestalt haben; ebenso Lieberkühn-Krypten mit Paneth-Zellen.

Kennzeichnend für das Duodenum sind aber die *Brunner-Drüsen (Glandulae duodenales)*. Es handelt sich dabei um große mukoide Drüsenkomplexe, die vorwiegend in der Submucosa, aber auch in der Lamina propria liegen. Ihr Sekret, dem reichlich Bikarbonat beigemischt ist, schützt die Duodenalwand vor dem sauren Speisebrei, der aus dem Magen übertritt, und trägt zu dessen Neutralisierung bei. Im Endteil des Duodenums werden die Drüsen dann spärlicher.

Der größte Teil des Duodenums liegt retroperitoneal. Dies bedeutet, daß auf die Tunica muscularis außen nur eine Tunica adventitia folgt und ein Serosaüberzug somit fehlt.

10.5.3
Jejunum

Das Jejunum hat in seinem Anfangsteil sehr hohe und dicht stehende Plicae circulares. In der unteren Hälfte werden sie dann niedriger, und die Abstände zwischen

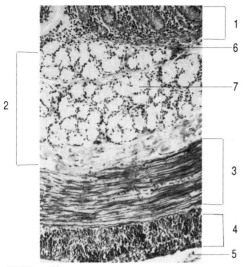

Abbildung 74:
Duodenum (Vergr. ca. 140 x).
1 Tunica mucosa; 2 Tunica submucosa; 3 Tunica muscularis (Stratum circulare): 4 Tunica muscularis (Stratum longitudinale); 5 Tunica adventitia; 6 Lamina muscularis mucosae; 7 Glandulae duodenales (Brunner-Drüsen)

ihnen vergrößern sich zunehmend. Die Zotten sind lang und fingerförmig. In den Krypten sind zahlreiche Paneth-Zellen vorhanden. Die Anzahl der Becherzellen nimmt im Verlauf des Jejunums zu. In der Lamina propria kommen Sekundärfollikel vor.

10.5.4
Ileum

Im Anfangsteil sind nur noch wenige Plicae circulares vorhanden, die im Endabschnitt völlig fehlen können. Die Zotten sind kurz, die Anzahl der Becherzellen ist deutlich vermehrt. Kennzeichnend für das Ileum (Abb. 75) sind die *Peyerschen Plaques (Folliculi lymphatici aggregati).* Sie bestehen aus zusammengelagerten Lymphfollikeln (5 bis mehrere Hundert) und befinden sich meist auf der Seite des Darms, die dem Mesenterialansatz gegenüberliegt. Dabei sind sie so angeordnet, daß ihr längster Durchmesser (1—12 cm) parallel zur Darmachse verläuft. Die Lymphfollikel reichen bis in die Tunica submucosa hinein, unterbrechen dabei die Lamina muscularis mucosae und beeinflussen die Gestaltung der Schleimhautoberfläche: Verkürzung, Richtungsabweichungen oder völliges Verstreichen von Krypten und Zotten. Die Zahl der Peyerschen Plaques ist altersabhängig: Erwachsene haben 15—20, Kinder wesentlich mehr; im Alter bilden sie sich zurück.

10.6
Dickdarm (Intestinum crassum)

Im Dickdarm (Abb. 76, S. 168) werden hauptsächlich nur noch Wasser und Elektrolyte resorbiert. Der sezernierte Schleim garantiert die Gleitfähigkeit des Dickdarminhalts. Im Dickdarm wird nicht mehr verdaut, aber Bakterien zersetzen hier die nicht resorbierten Nahrungsbestandteile, wodurch der Darminhalt weiter abgebaut und

Abbildung 75:
Ileum
(Vergr. ca. 140 x).
1 Tunica mucosa
(Schleimhaut); 2 Tunica submucosa; 3 Tunica muscularis; 4 Peyer-Platten (Folliculi lymphatici aggregati)

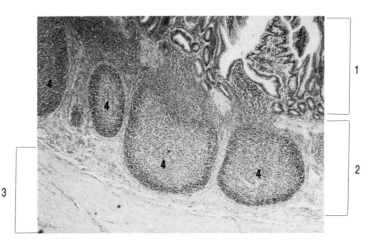

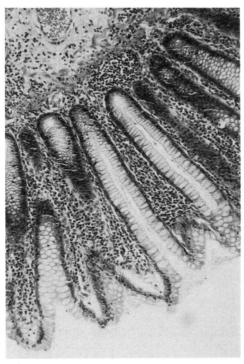

Abbildung 76:
Kolonschleimhaut (Vergr. ca. 140 x).
Es sind nur Krypten vorhanden, Zotten fehlen. Auffallend ist der große Reichtum von Becherzellen im Epithel

sind als im Oberflächenepithel. An der freien Oberfläche trägt das Epithel einen breiten Bürstensaum (hohe Mikrovilli). Die Lamina muscularis mucosae ist deutlich ausgebildet.

Die Tunica submucosa ist breiter als im Dünndarm und enthält mehr Fettzellen. Dies ist der Grund für die bessere Verschieblichkeit der Kolonschleimhaut.

Die Ringmuskelschicht zeigt eine gleichmäßige Dicke. Die Längsmuskulatur ist allerdings stark reduziert, abgesehen von drei dickeren Streifen, den sog. *Taenien,* die ca. 1 cm breit sind. Durch die kontrahierte Ringmuskulatur entstehen im Dickdarm *Plicae semilunares,* halbmondförmige, nicht stationäre Querfalten. Zwischen ihnen ist die Kolonwand nach außen als Haustren vorgewölbt.

Für das Colon sind weiterhin die *Appendices epiploicae* typisch: Diese Fettgewebsanhängsel liegen an der Außenseite des Darms, wobei sie die Serosa vorstülpen.

Das Colon liegt teilweise retroperitoneal, besitzt also in diesen Fällen nur eine Tunica adventitia, teilweise aber intraperitoneal und hat dann einen Serosaüberzug.

schließlich in die Faeces (Stuhl) umgewandelt wird.

Die einzelnen Abschnitte des Dickdarms
— Caecum (Blinddarm)
— Colon ascendens (aufsteigender Dickdarm)
— Colon transversum (querliegender Dickdarm)
— Colon descendens (absteigender Dickdarm)
— Colon sigmoideum (S-förmiger Dickdarm)
haben einen weitgehend ähnlichen Aufbau.

Die Schleimhaut des Dickdarms besitzt keine Zotten mehr. Dafür sind zahlreiche Krypten vorhanden, die tiefer sind und enger liegen als im Dünndarm. Die Tiefe der Krypten nimmt analwärts noch zu. Das einschichtige hochprismatische Kolonepithel ist außerordentlich reich an Becherzellen, die in den Krypten noch dichter gelagert

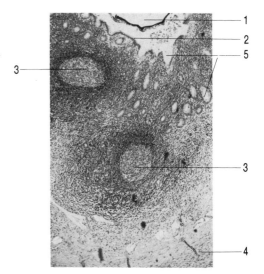

Abbildung 77:
Appendix vermiformis (Vergr. ca. 25 x).
1 Darminhalt im Lumen; 2 Epithel; 3 lymphatisches Gewebe in Lamina propria und Submukosa; 4 Tunica muscularis; 5 Epithelkrypten

10.6.1
Appendix vermiformis (Wurmfortsatz)
Der Wurmfortsatz des Blinddarms (Abb. 77) weist einige histologische Besonderheiten auf: Während in Lamina propria und Submukosa des ganzen Dickdarms Solitärfollikel vorkommen, ist das lymphatische Gewebe hier sehr stark entwickelt. Der Wurmfortsatz gilt daher als lymphatisches Organ (Darmtonsille). Um das gesamte Lumen sind große Follikel verteilt, welche die schwache Lamina muscularis mucosae oft durchbrechen, so daß sie kaum noch zu sehen ist. Epithelkrypten und Lymphfollikel stehen in enger Verbindung zueinander. Im Bereich der Follikel sind häufig die Krypten abgedrängt oder verstrichen. Die Längsmuskulatur bildet an der Appendix eine gleichmäßig dicke Schicht, Taenien fehlen hier.

10.7
Mastdarm (Intestinum rectum)

Die Tunica mucosa des Rektums (lat. rectum: gerade) unterscheidet sich in einigen Punkten von der Kolonschleimhaut:
— Die Schleimhaut ist etwas dicker.
— Die Krypten sind länger, aber weniger dicht gelagert.
— Plicae semilunares, Haustren und Taenien sind nicht mehr vorhanden.
— Einzeln liegende Lymphfollikel (Folliculi lymphatici solitarii) sind häufiger.
Im Mastdarm sind meist drei unverschiebliche große Querfaltenbildungen vorhanden: *Plicae transversales.* An ihrem Aufbau ist außer der Schleimhaut und der Submukosa auch die Ringmuskelschicht beteiligt. Der größte Teil des Mastdarms hat keine direkte Beziehung zur Bauchhöhle und daher auch keine Tunica serosa. Das Rektum ist durch eine Adventitia in seine Umgebung eingefügt.
Der **Analkanal (Canalis analis)** ist als Endteil des Verdauungstraktes in die Körperwand eingebaut. Das einschichtige hochprismatische Epithel des Darmes geht allmählich in das mehrschichtige verhornte Plattenepithel der äußeren Haut über. Die Übergangszone *(Zona haemorrhoidalis)* hat eine besondere Struktur: Etwa 6—10 längsgestellte Schleimhautwülste *(Columnae anales)* mit dazwischenliegenden Buchten

(Sinus anales) sind hier angeordnet. Auf den Wülsten erstreckt sich das Plattenepithel weiter darmwärts als in den Sinus, so daß sich eine wellenförmige Epithelgrenzlinie ergibt. Unter den Columnae anales liegen neben glatten Muskelzellen vor allem dichte Venengeflechte, die sich als kleine Schwellkörper am Verschluß des Lumens beteiligen.
Der Verschluß des Darmausgangs geschieht vor allem durch zwei Muskeln: Der *innere Afterschließmuskel (Musculus sphincter ani internus)* wird gebildet durch die Ringmuskelschicht des Enddarms, besteht also aus vegetativ innervierten glatten Muskelzellen. Der *äußere Afterschließmuskel (Musculus sphincter ani externus)* besteht dagegen aus quergestreifter Muskulatur und kann willkürlich betätigt werden.

10.8
Leber (Hepar)

Die Leber nimmt eine wichtige Stelle im Kohlenhydrat-, Protein- und Fettstoffwechsel des Organismus ein. Sie ist der Syntheseort wichtiger Bluteiweiße sowie ein Abbau- und Ausscheidungsorgan. Als exokrine Drüse bildet und sezerniert sie die Galle. Daneben dient die Leber als Blutspeicher. Während der Fetalzeit gehört sie zu den blutbildenden Organen.
Über die Pfortader (Vena portae) wird das aus dem Darm kommende und mit den resorbierten Stoffen beladene Blut zuerst der Leber angeboten. Mit ihrem Gewicht von ca. 1,5 kg ist die Leber das größte der drüsigen Organe des Körpers. Sie besitzt eine straffe bindegewebige Kapsel (Capsula fibrosa hepatis), welche, mit Ausnahme der Verwachsungsfläche mit dem Zwerchfell, von Peritoneum bedeckt ist.

10.8.1
Läppchengliederung, Kreislaufverhältnisse
Die Leber ist in vieleckige *Läppchen (Lobuli hepatis)* gegliedert. In der Leber des Menschen sind diese Läppchen nur sehr unvollkommen durch interlobuläres Bindegewebe begrenzt. Im Zentrum des Läppchens liegt eine *Zentralvene.* Die Leberzellen sind in balken- oder plattenartiger Anordnung auf diese Zentralvene ausgerichtet. Zwischen

den einzelnen Leberzellplatten liegen die *Lebersinusoide,* welche die kapilläre Strombahn der Leber darstellen.

Peripher an den Ecken des Leberläppchens befinden sich *Periportalfelder,* gefäßführende, bindegewebige Zwickelräume. Sie enthalten:
— Eine *Vena interlobularis* (Ast der Pfortader)
— Eine *Arteria interlobularis* (Ast der Leberarterie)
— Einen *Ductulus interlobularis* (interlobulärer Gallengang).
Diese drei Strukturen werden auch als *Glisson-Trias* bezeichnet. Sie können in histologischen Präparaten eindeutig durch ihre Wand- und Epithelstruktur unterschieden werden.

Die Pfortader bringt das nährstoffreiche, aber O_2-arme Blut aus dem Verdauungstrakt zur Leber, wo es dann über die Venae interlobulares auf die einzelnen Leberläppchen verteilt wird. Gleichzeitig bringt die Arteria hepatica (Leberarterie) über ihre Aufzweigungen, die Arteriae interlobulares, O_2-reiches Blut zur Leber. Beide Gefäße münden in die Lebersinusoide. Dort mischt sich das Blut und strömt dann weiter durch die Sinusoide auf die Zentralvene zu. Die Zentralvenen der einzelnen Läppchen vereinigen sich zu Sammelvenen und schließlich zu Lebervenen, welche herznahe direkt in die untere Hohlvene einmünden.

10.8.2
Lebersinusoide
Die vielfach miteinander anastomosierenden Sinusoide (Abb. 78) bilden ein so dichtes Kapillarnetz, daß jede Leberzelle mindestens auf einer Seite Kontakt zu einer sinusoiden Kapillare hat (Abb. 79). Die Sinusoide sind 5—15 µm weit und besitzen oft unregelmäßige Ausbuchtungen.

Das dünne Endothel der Lebersinusoide hat inter- und intrazelluäre Poren (Durchmesser 0,1 µm), durch welche das Blutplasma ungehindert an die Leberzellen herantreten kann. Eine Basalmembran ist nicht vorhanden. Das Endothel ist außen von einem Gitterwerk aus retikulären Fasern umgeben.

Zwischen der Zellmembran der Leberzellen und dem Sinusendothel liegt ein peri-

kapillärer Spalt von 0,5 — 1 µm Breite, der *Dissé-Raum,* in welchen über die Endothelporen das Blutplasma übertreten kann, nicht aber die Blutzellen. Lichtmikroskopisch ist der Dissé-Raum im allgemeinen nicht sichtbar.

Im Verband des Sinusendothels sitzen an verschiedenen Stellen die *von Kupffer-Sternzellen.* Sie sind größer und organellenreicher als die Endothelzellen, aber weniger zahlreich. Die Sternzellen können speichern und phagozytieren. Sie gehören zum retikuloendothelialen System.

10.8.3
Leberzellen (Hepatozyten)
Die Parenchymzellen der Leber liegen zwischen den Sinusoiden. In histologischen Schnitten erscheinen sie als radiär zur Zentralvene gestellte Reihen oder „Leberzellbalken". Räumlich gesehen handelt es sich um verzweigte Zellplatten (Abb. 79). Die Leberzellen sind relativ große polygonale Zellen mit einem großen kugelförmigen Kern, der arm an Heterochromatin ist. Der Nucleolus ist groß und deutlich zu sehen. Häufig haben die Leberzellen 2—4 durch Amitose entstandene Kerne. Ein Teil der Kerne ist tetraploid, d. h., der Kern enthält den vierfachen Chromosomensatz. In Einzelfällen wurden auch höhere Polyploidiegrade nachgewiesen.

Die Hepatozyten sind reich an Organellen: Mitochondrien, rauhes ER, freie Ribosomen, glattes ER, Golgi-Apparat, Lysosomen. Es sind zahlreiche mikropinozytotische Bläschen vorhanden. Je nach Funktionszustand der Zelle finden sich verschiedene paraplasmatische Einschlüsse in unterschiedlichen Mengen: Glykogen, Proteine, Lipide, Pigmente.

An der freien Oberfläche tragen die Leberzellen Mikrovilli, die sich in den Dissé-Raum hinein erstrecken.

10.8.4
Intrahepatische Gallenwege
An der Berührungsfläche zweier Leberzellen liegt jeweils eine *Gallenkapillare (Canaliculus biliferus).* Diese kleinsten Gallenwege besitzen keine eigene Wandung; sie werden vielmehr durch rinnenartige Vertiefungen in der Oberfläche der aneinandergrenzenden Leberzellen gebildet, entsprechen

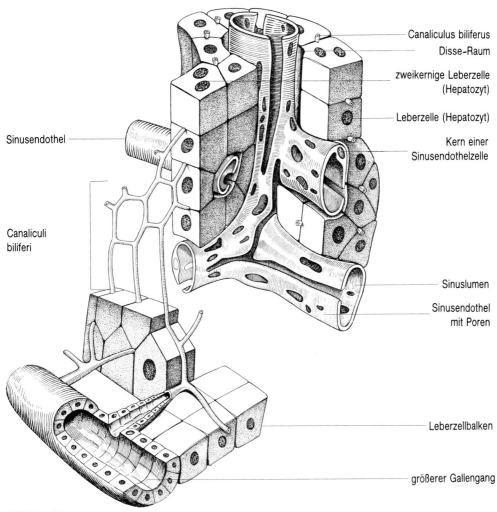

Canaliculus biliferus

Disse-Raum

zweikernige Leberzelle
(Hepatozyt)

Leberzelle (Hepatozyt)

Kern einer
Sinusendothelzelle

Sinusendothel

Canaliculi
biliferi

Sinuslumen

Sinusendothel
mit Poren

Leberzellbalken

größerer Gallengang

Abbildung 78:
Aufbau der Leber (Strukturschema; in Anlehnung an BANKS)

Abbildung 79:
Leber (Vergr. ca. 350 x).
Leberzellbalken, dazwischen Lebersinus. Links: Teil eines Periportalfeldes mit einem interlobulären Gallengang (Ductulus interlobularis)

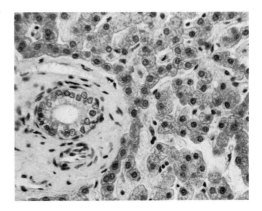

also einem erweiterten Interzellularraum (Abb. 78). Mikrovilli ragen in die Lichtung dieser Kapillaren hinein, so daß sich eine sternförmige Figur im elektronenmikroskopischen Bild ergibt. Gegen die Interzellularspalten sind die Gallekapillaren durch Schlußleistensysteme abgedichtet.

Die Gallenkapillaren beginnen im Läppchenzentrum, verlaufen im Zickzack interzellulär und innerhalb der Leberzellplatten, bilden untereinander ein Netzwerk und münden schließlich in die interlobulären Gallenwege ein, die zu den Periportalfeldern gehören. Die Strömungsrichtung der Galle ist also der des Blutes entgegengesetzt.

Die Wand der interlobulären Gallengänge besteht aus einem einschichtigen isoprismatischen Epithel, das einer muskelzellfreien Lamina propria aufsitzt. Die Epithelzellen besitzen große kugelförmige Zellkerne.

Größere Gallengänge (Ductuli biliferi) besitzen ein höheres Epithel, das sogar hochprismatisch werden kann. Die Lamina propria dieser Gänge ist auch breiter und dichter als bei den interlobulären Gängen.

10.9
Extrahepatische Gallenwege

Die großen Gallengänge, die außerhalb der Organgrenzen der Leber verlaufen,
— Ductus hepaticus
— Ductus cysticus
— Ductus choledochus,
besitzen ein hochprismatisches Epithel und eine relativ breite Lamina propria, in der man neben kollagenen Faserbündeln auch elastische Netze findet.

In den Gallenwegen kommen mukoide Drüsen vor: *Glandulae mucosae biliosae*. Glatte Muskelzellen sind in der Wand der extrahepatischen Gallenwege nur spärlich vorhanden.

An der Mündung des Ductus choledochus in das Duodenum sind sie dagegen sehr zahlreich und bilden dort in zirkulärer Anordnung einen Schließmuskel (Sphincter Oddi).

10.10
Gallenblase (Vesica fellea)

Die Gallenblase dient als Speicherorgan für die in der Leber produzierte Galle, welche hier durch Wasserentzug auf $\frac{1}{10}$ bis $\frac{1}{20}$ ihres ursprünglichen Volumens eingedickt wird. Gleichzeitig wird der Galle durch die sekretorischen Aktivitäten des Epithels ein Schutzkolloid beigemengt, das möglicherweise der Ausfällung von Gallebestandteilen und damit der Steinbildung entgegenwirkt.

Die Wand der Gallenblase ist ca. 1—2 mm dick und besteht aus drei Schichten:

Tunica mucosa. Netzartig verbundene hohe Falten bewirken eine Oberflächenvergrößerung des Epithels. Es bilden sich sogar taschenartige Buchten, die im histologischen Bild an zystische Hohlräume erinnern können. Die Gallenblase besitzt ein hochprismatisches Epithel, dessen ellipsoidale Kerne im basalen Teil der Zelle liegen. Ein Bürstensaum (Mikrovilli), Schlußleistensysteme und basale Einfaltungen sind nachweisbar. Tiefe Einfaltungen des Oberflächenepithels, die sich bis in die Muskelschicht hinein erstrecken können, sind gelegentlich zu finden (Luschka-Gänge).

Die Lamina propria enthält vorwiegend lockeres Bindegewebe, zahlreiche elastische Fasersysteme und ein zartes Gefäßnetz.

Tunica muscularis. Auf die Schleimhaut folgt ein lockeres Gefüge von Bindegewebsfasern und glatten Muskelzellen, welche ein hauptsächlich quergestelltes Scherengitter mit ihren sich durchflechtenden Bündeln bilden. Im Fundusbereich liegen lumenwärts auch längsorientierte Muskelzüge.

Tunica adventitia (serosa). Der Muskelschicht liegt außen eine relativ breite Schicht aus lockerem Bindegewebe auf, die neben Fettzellen und Lymphgefäßen auch größere Blutgefäße enthält. Wo die Gallenblase mit der Leber verwachsen ist, geht die Adventitia in das Lebergewebe über, ansonsten ist die Bindegewebsschicht als Subserosa von Peritoneum überzogen.

Vegetative Nervengeflechte kommen in allen Wandschichten der Gallenblase vor.

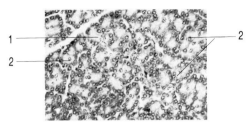

Abbildung 80:
Exokrines Pankreas (Vergr. ca. 350 x).
1 Seröse Drüsenendstücke; 2 zentroazinäre Zellen

10.11
Bauchspeicheldrüse (Pankreas)

Diese Drüse besteht aus zwei morphologisch und funktionell unterschiedlichen Anteilen:
— Exokrines Pankreas, welches den größten Teil der Verdauungsenzyme und ein wässeriges, bicarbonatreiches Sekret liefert (1—2 Liter/Tag)
— Endokrines Pankreas (Inselorgan, Langerhans-Inseln; Näheres hierzu siehe Abschn. 17.7)
Das exokrine Pankreas ist eine rein seröse Speicheldrüse (Abb. 80). Die Endstücke liegen eng beisammen. Die Drüsenzellen haben eine reiche Organellenausstattung (Proteinsynthese!) und zeigen infolge ihres RNA-Gehaltes besonders in den basalen Abschnitten eine basophile Färbung. Im apikalen Teil befinden sich zahlreiche azidophile Sekretgranula. Die Kerne der Endstückzellen liegen ebenfalls in der basalen Zellhälfte, sie besitzen 1—2 große Nucleoli.

Die Epithelzellen der Schaltstücke sind meist etwas in die Lumina der Endstücke hineingeschoben: Man sieht daher im lichtmikroskopischen Bild lumenwärts von den sekretproduzierenden Endstückzellen hellere Zellen, welche den Schaltstückepithelien entsprechen. Diese *zentroazinären Zellen* sind ein wichtiges Merkmal, um exokrines Pankreasgewebe von serösen Mundspeicheldrüsen zu unterscheiden.

Das Epithel der Schaltstücke ist einschichtig platt bis isoprismatisch. Die Schaltstücke sind relativ lang. Sie münden direkt in die Ausführungsgänge ein, eigentliche Streifenstücke (Sekretrohre) fehlen im Pankreas.

Die Ausführungsgänge beginnen bereits intralobulär. Sie besitzen eine dichte Lamina propria, in welcher kleine mukoide Gangdrüsen vorkommen können. Das Epithel ist anfangs isoprismatisch und wird dann allmählich hochprismatisch. Über den *Ductus pancreaticus major* wird das Sekret in das Duodenum eingeleitet.

Die Blutgefäße des Pankreas verlaufen, im Gegensatz zu den Mundspeicheldrüsen, getrennt von den Ausführungsgängen.

10.12
Bauchfell (Peritoneum)

Das Bauchfell (Peritoneum) überzieht als *Peritoneum parietale* die Innenwand der Bauchhöhle und als *Peritoneum viscerale* die intraperitonealen, d. h. in der Bauchhöhle gelegenen Teile der Bauch- und Beckenorgane.

Das Peritoneum besteht aus dem *Serosaepithel (Mesothel),* einer einschichtigen Lage flacher polygonaler Epithelzellen, deren Oberfläche stets feucht und spiegelnd ist. Die feinzackigen Zellgrenzen können durch Silberimprägnierung dargestellt werden. Die linsenförmigen Kerne sind hell und zeigen ein fein verteiltes Heterochromatin sowie kleine Nucleoli. Die Mesothelzellen können phagozytieren.

Unter dem Serosaepithel befindet sich eine bindegewebige *Lamina propria serosae,* die häufig einer *Tela subserosa* aufliegt. Diese Schicht aus lockerem Bindegewebe ermöglicht dem betreffenden Organ eine gewisse Bewegungsfreiheit gegenüber dem Peritoneum. Magen, Darm, Gallenblase und Harnblase besitzen eine solche Tela subserosa. Auch zwischen dem parietalen Peritoneum und der Körperwand befindet sich eine Tela subserosa, in welche Speicherfett eingelagert sein kann. Das gesamte Peritoneum ist sehr gut mit Blutgefäßen und Nerven versehen.

Die *Mesenterien (Gekröse)* verbinden das viszerale mit dem parietalen Peritoneum. Es handelt sich um bindegewebige Stege, durch welche die völlig in der Bauchhöhle gelegenen Darmabschnitte mit der Körperwand in Verbindung stehen. Die Mesenterien sind auf beiden Seiten vom Peritoneum bedeckt. Sie führen Gefäße und Nerven an den Darm heran.

Zusammenfassung

A. Lippen und Wangen

Weichteilfalten, die innen von Mundschleimhaut und außen von mehrschichtigem verhorntem Plattenepithel überzogen sind; seromuköse Glandulae labiales in der Submukosa, Haare, Talg- und Schweißdrüsen in der äußeren Haut; Lippenrot: transparentes Epithel, dünne Hornschicht, subepitheliale Kapillaren liegen sehr oberflächennah. Die Wangen sind histologisch gleich aufgebaut.

B. Gaumen

Schleimhaut des harten Gaumens unverschieblich mit der knöchernen Unterlage verbunden; muköse Glandulae palatinae. Der weiche Gaumen hat eine bindegewebig-muskulöse Grundplatte, mehrreihiges Flimmerepithel auf der nasalen Seite.

C. Zunge

Quergestreifte Muskulatur in dreidimensionaler Anordnung mit Septum linguae und Aponeurosis linguae; mehrschichtiges unverhorntes Epithel. Charakteristisch sind die Zungenpapillen: *Papillae filiformes* im vorderen Teil des Zungenrückens, verhornte fadenförmige Ausläufer gegen den Rachen geneigt, Tastorgane zum räumlichen Erkennen; *Papillae fungiformes* von pilzähnlichem Aussehen, vorderer Teil des Zungenrückens, Mechano- und Thermorezeptoren. *Papillae vallatae* am hinteren Zungenende, von einem Graben umgeben, Geschmacksknospen an den Seitenwänden, seröse Spüldrüsen. *Papillae foliatae* sind blatt- oder faltenartige Gebilde quer zum hinteren Seitenrand der Zunge, Geschmacksknospen.

D. Speicheldrüsen

Zusätzlich zu den zahlreichen kleinen Speicheldrüsen in der Mundhöhle gibt es drei paarig vorkommende große Speicheldrüsen: Die *Glandula parotis* ist rein serös; gut entwickeltes Gangsystem, lange verzweigte Schaltstücke, typische Streifenstücke, Ausführungsgang mit zwei- bis mehrreihigem hochprismatischen Epithel und Becherzellen.

Die *Glandula submandibularis* ist eine gemischte Drüse mit vorwiegend serösen Endstücken (auch seröse Halbmonde), kurze Schaltstücke.

Die *Glandula sublingualis* ist vorwiegend mukös, seröse Halbmonde kommen vor, Streifenstücke sind nicht vorhanden, Schaltstücke oft stark verschleimt.

E. Zähne

Das Dentin bildet die Hauptmasse des Zahnes, es ist im Kronenbereich vom Schmelz, im Wurzelbereich vom Zement überzogen (siehe auch Abschn. 4.2.9). Im Dentin liegt die Pulpahöhle. Sie enthält die Zahnpulpa, ein lockeres feinfaseriges Bindegewebe. Der *Zahnhalteapparat (Parodontium)* umfaßt *Wurzelzement* (gleichzeitig Zahnbestandteil), *Alveolarknochen* (jeder Zahn steckt in einem eigenen knöchernen Zahnfach: Alveole), *Desmodont* (kollagene Faserbündel verankern den Zahn in seiner Alveole), *Gingiva* (faßt die Zähne eines Kiefers zu einem stabilen Zahnbogen zusammen).

F. Allgemeiner Bauplan des Rumpfdarms

Histologisch ist der Rumpfdarm (Speiseröhre, Magen, Darm) nach einem einheitlichen Schema aufgebaut:

Tunica mucosa (Schleimhaut)
Lamina epithelialis (mit Ausnahme der Speiseröhre ein einschichtiges hochprismatisches Epithel)
Lamina propria mucosae (feinfaseriges, vorwiegend retikuläres Bindegewebe mit freien Zellen und kleinen Gefäßen)
Lamina muscularis mucosae (glatte Muskulatur für die Eigenbeweglichkeit der Schleimhaut).

Tunica (Tela) submucosa
Locker gefügte kollagene Faserbündel und elastische Netze, Fettzellen, größere Gefäße, vegetative Ganglienzellkomplexe (Meißner-Plexus).

Tunica muscularis
— Glatte Muskulatur (mit Ausnahme des oberen Drittels der Speiseröhre) gegliedert in zwei Schichten:
— *Stratum circulare* (innen liegende Ringmuskelschicht)
— *Stratum longitudinale* (außen liegende Längsmuskelschicht).
Dazwischen eine Bindegewebszone, in welcher die vegetativen Ganglien des Auerbach-Plexus liegen.

Tunica adventitia, Tunica serosa
Erstere immer dann, wenn kein Peritonealüberzug vorhanden ist (lockeres faseriges Bindegewebe), letztere bei intraperitonealer Lage von Eingeweiden (das einschichtige Plattenepithel, die Serosa, ist von subserösem Bindegewebe unterlagert und so mit der Muskelschicht verbunden).

G. Speiseröhre (Ösophagus)

Die Schleimhaut besitzt Längsfalten; mehrschichtiges unverhorntes Plattenepithel; vereinzelt Lymphfollikel in der Lamina propria; rein muköse Drüsen in der Submukosa; im oberen Drittel nur quergestreifte Muskulatur, die allmählich durch glatte Muskulatur ersetzt wird, so daß im unteren Drittel nur noch glatte Muskulatur vorkommt; kein Serosaüberzug.

H. Magen (Ventriculus, Gaster)

Schleimhautrelief: Areae gastricae, Foveolae gastricae. Oberflächenepithel: einschichtig, hochprismatisch, basal liegende Kerne, produziert Magenschleim.

Die Lamina propria ist fast vollständig von Drüsen (Glandulae gastricae) ausgefüllt, die im Korpus-/Fundusbereich eine besondere Zelldifferenzierung zeigen:

Hauptzellen: Vorwiegend am Drüsengrund, produzieren Pepsinogen.

Nebenzellen: Besonders im oberen Teil der Drüsenschläuche, produzieren ein mukoides Sekret.

Belegzellen: Im oberen Drüsenteil besonders häufig, sie liegen vom Lumen aus gesehen etwas zurückverlagert (Belag), intrazelluläre Sekretkapillaren, produzieren HCl.

Die Magendrüsen im Bereich der Cardia (Mageneingang) und des Pylorus produzieren ein mukoides Sekret (Magenschleim).

Die Tunica submucosa des Magens ist relativ breit. Die Muskelschicht zeigt eine vom üblichen streng zweischichtigen Bau abweichende komplizierte Struktur mit schräg verlaufenden Fasern; Verstärkung der Ringmuskelschicht am Magenausgang (Pylorus).

I. Dünndarm (Intestinum tenue)

Aufgabe: Weiterführung und Abschluß der Verdauungsvorgänge, Resorption. Vergrößerung der resorbierenden Oberfläche wird erreicht durch:

— *Plicae circulares* (Kerckring-Falten): Ortsständige, ringförmige Querfalten bis zu 8 mm hoch, gebildet durch Mukosa und Submukosa

— *Villi intestinales* (Zotten): Blatt- oder fingerförmige Vorstülpungen der Mukosa

— *Mikrovillibesatz* der Darmepithelzellen.

Zwischen den Zotten liegen unverzweigte Epitheleinsenkungen: Lieberkühn-Krypten, von denen die Regeneration des Darmepithels ausgeht. An ihrem Grund: Paneth-Körnerzellen.

Abschnitte des Dünndarms:

Duodenum: Sehr hohe Plicae circulares, engstehende Zotten; kennzeichnend sind die mukoiden Brunner-Drüsen, die vorwiegend in der Submukosa liegen, das Duodenum hat großenteils nur eine Tunica adventitia.

Jejunum: Im Anfangsteil sehr hohe und dicht stehende Falten, die dann niedriger und etwas seltener werden; lange fingerförmige Zotten.

Ileum: Im Anfangsteil nur noch wenige Falten, die im Endabschnitt völlig fehlen können; kurze Zotten, Anteil der Becherzellen nimmt zu; kennzeichnend sind die Peyer-Plaques (Aggregate von Lymphfollikeln), die bis in die Submukosa hineinreichen und vorwiegend dem Mesenterialansatz gegenüberliegen.

K. Dickdarm (Intestinum crassum)

Hauptsächlich nur noch Resorption von Wasser und Elektrolyten, bakterielle Zersetzung nicht resorbierbarer Nahrungsbestandteile, Umwandlung des Darminhalts in die Faeces (Stuhl). Abschnitte: Caecum (Blinddarm), Colon ascendens (aufsteigender Dickdarm), Colon transversum (querliegender Dickdarm), Colon descendens (absteigender Dickdarm), Colon sigmoideum (S-förmiger Dickdarm).

Der histologische Aufbau dieser Abschnitte ist weitgehend gleichartig: Die Schleimhaut besitzt nur noch Krypten, keine Zotten mehr, großer Reichtum des Epithels an Becherzellen, deutliche Lamina muscularis mucosae, breite Tunica submucosa mit relativ viel Fettgewebe, Reduzierung der Längsmuskelschicht auf die Taenien, Appendices epiploicae (Fettgewebsanhängsel an der Außenseite), vollständiger Serosaüberzug nur in einzelnen Abschnitten (z. B. Querkolon, Sigmoid), ansonsten Tunica adventitia.

Appendix vermiformis: Starke Entwicklung des lymphatischen Gewebes, welches die Lamina muscularis mucosae durchsetzt und sich in Lamina propria und Submukosa ausbreitet, Taenien fehlen hier.

L. Mastdarm (Intestinum rectum)

Unterschiede zum Colon: Schleimhaut etwas dicker, Krypten sind länger, aber weniger dichtstehend, keine Taenien, einzelne Lymphfollikel sind häufiger, Serosaüberzug fehlt gänzlich, drei unverschiebliche große Querfalten (Plicae transversales): Bildungen von Schleimhaut, Submukosa und Ringmuskelschicht.

Analkanal: Übergang des einschichtigen hochprismatischen Darmepithels in das mehrschichtige unverhornte Plattenepithel der äußeren Haut. Zwei Schließmuskel: Der innere wird durch die Ringmuskelschicht gebildet, der äußere besteht aus quergestreifter Skelettmuskulatur und kann willkürlich betätigt werden.

M. Leber (Hepar)

Funktionen: Zentralorgan des Fett-, Kohlenhydrat- und Proteinstoffwechsels, Synthese von Bluteiweißen, Abbau- und Ausscheidungsorgan, Bildung und Sekretion der Galle, Blutspeicher, Blutbildung während der Fetalzeit, Blutzellabbau nach Entfernung der Milz.

Bau: Peritonealüberzug (ausgenommen die Verwachsungsfläche mit dem Zwerchfell), bindegewebige Organkapsel. Die Leber ist in vieleckige Leberläppchen gegliedert, in deren Mitte die Zentralvene liegt. Die oft mehrkernigen Leberzellen sind in Balken oder Platten angeordnet, die radiär auf die Zentralvene ausgerichtet sind. Periportalfelder an den Ecken des Läppchens. In Bindegewebe eingebettet, enthalten sie: Vena interlobularis (Pfortaderast), Arteria interlobularis (Ast der Leberarterie), Ductus interlobularis (Gallengang). Von den Periportalfeldern ausgehend, strömt das Blut in den Lebersinus (kapillare Gefäße, Endothelrohr mit großen Poren, keine Basalmembran) auf die Zentralvene zu. Zwischen der Zellmembran der Leberzellen und dem Sinusendothel liegt der Dissé-Raum, in welchen über die Endothelporen das Blutplasma (nicht aber Zellen) übertreten kann.

Im Verband des Sinusendothels sitzen an verschiedenen Stellen von Kupffer-Sternzellen; sie können speichern und phagozytieren. An der Berührungsfläche zweier Leberzellen liegt jeweils eine Gallenkapillare (Canaliculus biliferus), gebildet aus den Membranen dieser beiden Zellen. Die Kapillaren beginnen im Läppchenzentrum und münden in die Gallengänge der Periportalfelder ein. Größere, intrahepatische Gallengänge besitzen ein isoprismatisches bis hochprismatisches Epithel. Extrahepatische Gallengänge haben ein ähnliches Epithel und eine relativ breite Lamina propria mit kollagenen Faserbündeln und elastischen Netzen, es kommen auch mukoide Drüsenkomplexe vor; glatte Muskelzellen sind nur sehr spärlich vorhanden. Schließmuskel (Sphincter Oddi) an der Mündung des Ductus choledochus in das Duodenum.

N. Gallenblase (Vesica fellea)

Funktion: Speicherung der in der Leber produzierten Galle, Eindickung der Galle durch Wasserentzug, Sekretion eines Schutzkolloids, das möglicherweise einem Ausfallen von Gallebestandteilen entgegenwirkt.

Bau der Gallenblasenwand: Tunica mucosa (starke Faltenbildung, einschichtiges hochprismatisches Epithel mit stark nach basal verschobenen ellipsoidalen Kernen; Lamina propria aus locke-

rem Bindegewebe), Tunica muscularis (lockeres Gefüge von Bindegewebsfasern und glatten Muskelzellen in scherengitterartiger Anordnung), Tunica adventitia an der Verwachsungsfläche mit der
Leber, ansonsten Tunica serosa.

O. Bauchspeicheldrüse (Pankreas)

Das Pankreas besteht aus zwei Anteilen:
— *Endokrines Pankreas* (Inselorgan, siehe Abschn. 17.7)
— *Exokrines Pankreas,* welches den größten Teil der Verdauungsenzyme und ein wäßriges bikarbonatreiches Sekret liefert.
Das Pankreas ist eine rein seröse Speicheldrüse; Unterscheidungsmerkmal zu den Mundspeicheldrüsen: Zentroazinäre Zellen. Relativ lange Schaltstücke mit plattem bis isoprismatischem Epithel
münden direkt in die Ausführungsgänge ein, deren Epithel iso- bis
hochprismatisch ist. Streifenstücke fehlen im Pankreas. Über den
Ductus pancreaticus major wird das Sekret in das Duodenum eingeleitet.

P. Bauchfell (Peritoneum)

Als Peritoneum parietale überzieht es die Innenwand der Bauchhöhle, als Peritoneum viscerale die in der Bauchhöhle gelegenen
Organe. Es besteht aus dem Serosaepithel (einschichtiges Plattenepithel) und einer darunterliegenden bindegewebigen Lamina propria serosae, die häufig einer aus lockerem Bindegewebe bestehenden Tela suberosa (Verschiebeschicht) aufliegt.

Die *Mesenterien* verbinden die beiden Bauchfellblätter, führen
als Verbindungsstege Gefäße und Nerven an die völlig im Bauch-
raum (intraperitoneal) gelegenen Organe heran und befestigen als
Aufhängebänder diese Organe an der dorsalen Wand der Bauchhöhle.

11
Harnorgane

Übersicht:

Zu den Harnorganen zählen die beiden harnbereitenden *Nieren* und das *harnableitende System,* das aus den Harnleitern, der Harnblase und der Harnröhre besteht.

11.1
Niere (Ren, Nephros)

11.1.1
Lage der Nieren
Die Nieren liegen beiderseits der Wirbelsäule hinter dem Bauchfell *(retroperitoneal).* Sie erstrecken sich etwa vom 11./12. Brustwirbel bis zum 3./4. Lendenwirbel. Die rechte Niere liegt infolge des Raumbedarfs der Leber etwas tiefer als die linke. Durch ein mit Bindegewebe überzogenes Fettpolster *(Capsula adiposa)* werden sie an ihrem Platz gehalten.

11.1.2
Makroskopischer Aufbau
Die bohnenförmigen Nieren sind etwa 10—12 cm lang und 150—300 g schwer. Die Niere wird außen von einer derben Bindegewebskapsel *(Capsula fibrosa)* überzogen. Da diese Kapsel sensibel innerviert ist, kommt es bei Druckerhöhung im Nierenparenchym zu einem Spannungsschmerz.

Die Oberfläche der Nieren ist beim Menschen glatt. Die fetale Niere ist im Unterschied dazu — wie auch die Nieren bei vielen Tierarten — gelappt. Die großen Blutgefäße, das Nierenbecken sowie vegetative Nervenfasern treten in einer medial gelegenen Einbuchtung *(Nierenhilus)* in die Niere ein bzw. verlassen die Niere hier.

11.1.3
Mikroskopischer Aufbau
Bei einem Schnitt durch die Niere (Abb. 81, S. 180) läßt sich eine Gliederung in Rinde *(Cortex renalis)* und Mark *(Medulla renalis)* erkennen (Abb. 82, S. 181).

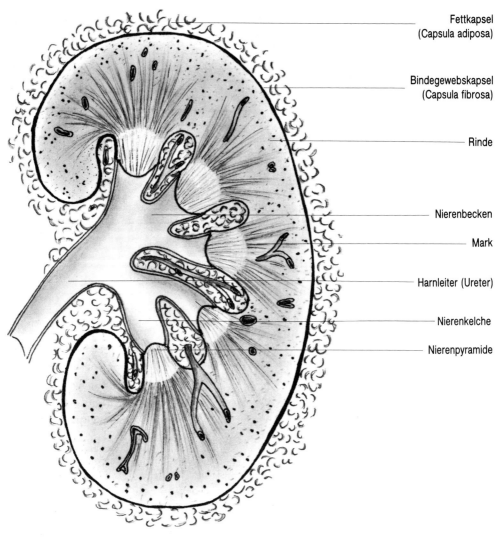

Fettkapsel
(Capsula adiposa)

Bindegewebskapsel
(Capsula fibrosa)

Rinde

Nierenbecken

Mark

Harnleiter (Ureter)

Nierenkelche

Nierenpyramide

Abbildung 81:
Längsschnitt durch die Niere

Die *Rinde* ist eine unmittelbar unter der
Nierenkapsel gelegene, ca. 1 cm breite
Schicht. Sie setzt sich aus den harnbereitenden *Nierenkörperchen* und *gewundenen Anteilen* der *Nierenkanälchen* zusammen.
Das *Nierenmark* besteht aus etwa
10—20 großen, hellen *Markpyramiden,* die
eine zur Spitze hin konvergierende Streifung erkennen lassen. Sie ist auf die dort
verlaufenden geraden Anteile der Tubuli
und Sammelrohre zurückzuführen, die im
wesentlichen das Mark bilden. Die Basis

der Pyramiden verläuft nahezu parallel zur
Nierenoberfläche. Die Spitzen der Pyramiden werden auch als *Nierenpapillen* (Papillae renales) bezeichnet und werden von den
Nierenkelchen (Calices renales) umfaßt. Im
Bereich der Papillen durchbrechen die *Ductus papillares* (die Endabschnitte des Sam-
melrohrsystems) die Oberfläche der Pyramiden siebartig und geben den Harn über
die Nierenkelche in das *Nierenbecken* ab.
Innerhalb der einzelnen Pyramiden läßt
sich eine dichter erscheinende Außenzone

Abbildung 82:
Mikroskopischer Aufbau
der Niere.
1 Rinde mit zahlreichen
Nierenkörperchen; 2 Nie-
renkörperchen; 3 Mark;
4 Markstrahlen; 5 Binde-
gewebskapsel

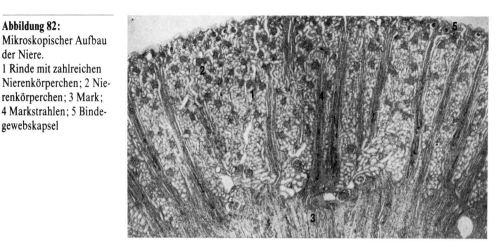

und eine lockerer strukturierte Innenzone
unterscheiden.

Mark und Rinde werden nicht durch eine gerade Begrenzung voneinander getrennt; von der Basis der Pyramiden ziehen
schmale Streifen von Marksubstanz *(Markstrahlen)* in die darüber gelegene Rindenschicht. Andererseits dringt auch die Rinde
zentralwärts gegen das Nierenbecken vor.
Diese Rindenbezirke, die zwischen den
Markpyramiden gelegen sind, heißen *Columnae renales (Bertini-Säulen)*.

11.1.4
Gefäßsystem der Niere

Ein wesentlicher Teil des vom Herzen kom-
menden Blutes wird durch die Nieren geführt. In 24 Stunden durchfließen 1500 Liter Blut die Nieren.

Das Gefäßsystem der Niere weist eine
strenge histotopische Anordnung auf. Die
große *Nierenarterie (Arteria renalis)* teilt
sich schon im Bereich des Sinus renalis in
mehrere Äste *(Arteriae interlobares)* auf, die
zwischen den Pyramiden ein Stück peripherwärts ziehen. Die Arteriae interlobares
teilen sich in *Arteriae arcuatae* auf, die bogenförmig entlang der Mark-Rinden-Grenze verlaufen. Von den Arteriae arcuatae
werden sowohl Rinde als auch Mark versorgt: Als Äste der Arteriae arcuatae ziehen
Arteriae interlobulares in die Rinde. Von ihnen gehen in regelmäßigen Abständen Arteriolen *(Arteriolae afferentes)* ab. Diese bilden die von einer Epithelkapsel (Bowman-
Kapsel) umgebene *Kapillarknäuel (Glome-*

rula). Aus den Gefäßschlingen der Glomerula fließt das Blut über die *Arteriolae efferentes* ab.

Der Durchmesser der zuführenden Arteriolae afferentes ist viel größer als derjenige der abführenden Arteriolae efferentes.
Dies trägt zur Aufrechterhaltung des Filtra-
tionsdruckes innerhalb der Glomerula bei.
Die Arteriolae efferentes zweigen sich in
ein weiteres Kapillarnetz auf, das vor allem
die Rinde versorgt. Das Mark erhält Äste
der Arteriolae efferentes, die *Arteriolae rectae* heißen.

Über postkapilläre Venen *(Venae interlobulares)*, *Venae arcutae* und *Venae interlobulares* fließt das Blut der *Vena renalis* zu.

11.1.5
Nephron

Die kleinste Funktionseinheit der Niere ist
das Nephron. In beiden Nieren des Menschen sind zusammen etwa zwei Millionen
Nephrone vorhanden.

Ein Nephron besteht aus dem *Nierenkörperchen (Corpusculum renis)* (Abb. 83, S.
182) und dem daran angeschlossenen *Tubulusapparat*. Die Nierenkörperchen liegen
im Rindenanteil der Niere. Ihre Durchmesser betragen 200—300 µm.

11.1.5.1 Glomerula. Jedes der Nierenkör-
perchen besteht aus einem Kapillarknäuel
(Glomerulum) und der dieses umgebenden
Bowman-Kapsel. Diese baut sich aus einem
äußeren und einem inneren Blatt auf. Die
Zellen des inneren Blattes heißen Podozy-

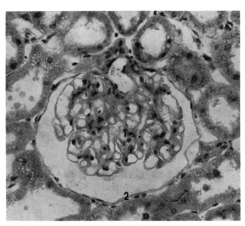

Abbildung 83:
Nierenkörperchen.
1 Glomerulum; 2 äußeres Blatt der Bowman-Kapsel

ten und liegen mit fußförmigen Fortsätzen den Kapillarschlingen unmittelbar an. Das äußere Blatt wird von platten Epithelzellen gebildet. Zwischen diesen beiden Anteilen der Bowman-Kapsel liegt ein spaltförmiger Raum, in dem der Primärharn filtriert wird (Abb. 84).

Der weitgehend eiweißfreie *Primärharn* wird in den Glomerula durch *Ultrafiltration* des Blutplasmas gebildet. Seine Menge (etwa 150 Liter täglich) übertrifft die Menge des schließlich nach außen abgegebenen Urins mehr als hundertmal. Der größte Teil des Primärharns wird im Tubulussystem des Nephrons wieder rückresorbiert.

Bei der Filtration in den Glomerula müssen die abgefilterten Stoffe folgende Schichten passieren:
— Das mit offenen Poren versehene *Endothel* der Glomerulumkapillaren
— Die *Basallamina,* die aus Glykoproteinen und einem Filzwerk von Filamenten besteht
— Die *Schlitzporen,* die von den Fortsätzen aneinandergrenzender Podozyten gebildet werden.

Zwischen den Kapillarschlingen der Glomerula liegen die *Mesangialzellen,* die eine Art von Aufhängevorrichtung für die Kapillaren bilden und an der Bildung sowie am Abbau von Basalmembranmaterial beteiligt sind.

Der Bereich, in dem die Arteriola afferens in das Glomerulum zieht, heißt *Gefäßpol.* In der Wand der Arteriola afferens liegen epitheloide Zellen, die sogenannten Polkissenzellen. Gegenüber dem Gefäßpol liegt der *Harnpol,* über den der von den Glomerula abfiltrierte Primärharn in den anschließenden Tubulusapparat geleitet wird.

11.1.5.2 Tubulusapparat. Der Tubulusapparat (Abb. 85) eines Nephrons besteht aus verschiedenen Abschnitten *(Hauptstück, Überleitungsstück, Mittelstück, Verbindungsstück),* die sich sowohl in ihrer Form als auch in ihrer Funktion unterscheiden.

Hauptstück. Am Harnpol beginnt das Hauptstück des Tubulusapparats. Sein Anfangsteil verläuft gerade und liegt in der Nierenrinde, meist in unmittelbarer Nähe des jeweiligen Nierenkörperchens. Dieser Abschnitt wird als *Pars contorta 1* bezeichnet. Die Fortsetzung des Hauptstücks verläuft gerade und zieht in das Mark *(Pars recta 1).*

Das sich im histologischen Routinepräparat eosinophil darstellende Hauptstück hat einen Durchmesser von 40—60 μm und wird von einem einschichtigen, isoprismatischen Epithel ausgekleidet. Das Lumen der Hauptstücke erscheint unregelmäßig begrenzt. Die Zellgrenzen zwischen benachbarten Epithelzellen sind undeutlich. An ihrer Oberfläche tragen die Zellen der Hauptstücke einen dichten Besatz von Mikrovilli, die für die *Rückresorption* nicht harnpflichtiger Substanzen (z. B. Glucose, Chloride) und von Wasser dienen. Basal ist an ihrem Epithel schon lichtmikroskopisch eine grobe Streifung zu erkennen. Wie sich elektronenmikroskopisch zeigen läßt, resultiert sie aus tiefen Einfaltungen der basalen Zellmembran und dazwischen gelagerten Mitochondrien. Dadurch wird die Oberfläche der basalen Zellmembran erheblich vergrößert und die Abgabe resorbierter Stoffe in das darunter gelegene Kapillarnetz erleichtert.

Neben der Rückresorption besitzt das Epithel der Hauptstücke die Fähigkeit zur Sekretion (z. B. die Abgabe von Kreatinin) und zur Speicherung bestimmter Stoffe (z. B. Lipide, Arzneimittel).

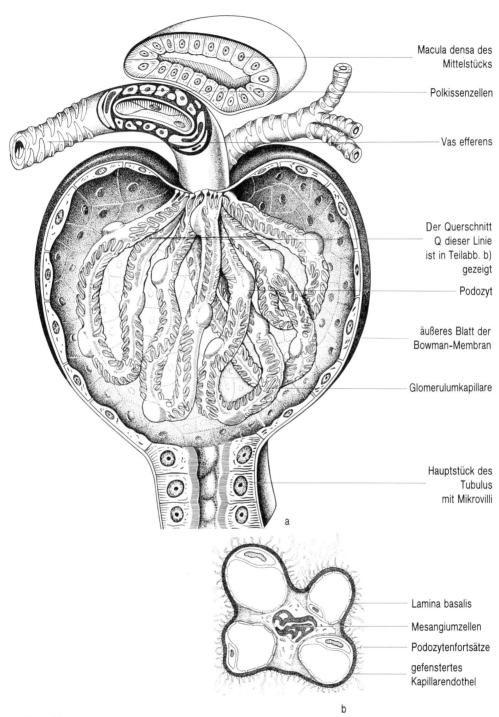

Macula densa des Mittelstücks

Polkissenzellen

Vas efferens

Der Querschnitt Q dieser Linie ist in Teilabb. b) gezeigt

Podozyt

äußeres Blatt der Bowman-Membran

Glomerulumkapillare

Hauptstück des Tubulus mit Mikrovilli

a

Lamina basalis

Mesangiumzellen

Podozytenfortsätze

gefenstertes Kapillarendothel

b

Abbildung 84:
Strukturschema des Nierenkörperchens (in Anlehnung an HAM).
a) Dreidimensionale Darstellung;
b) Schnitt durch das Glomerulum in der in Abbildung a) angegebenen Ebene Q

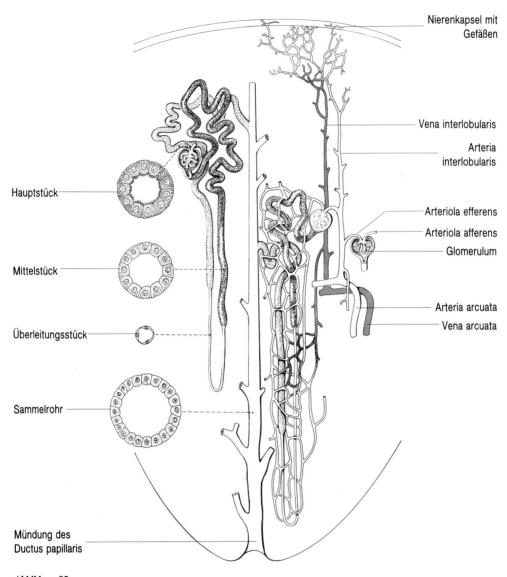

Nierenkapsel mit Gefäßen

Vena interlobularis

Arteria interlobularis

Hauptstück

Arteriola efferens

Arteriola afferens

Glomerulum

Mittelstück

Überleitungsstück

Arteria arcuata

Vena arcuata

Sammelrohr

Mündung des
Ductus papillaris

Abbildung 85:
Tubulusapparat und Gefäßversorgung

Überleitungsstück. Das Überleitungsstück (dünner Teil der *Henle-Schleife)* schließt sich kontinuierlich an die *Pars recta 1* des Hauptstücks an. Zunächst verläuft es markwärts, um dann haarnadelförmig umzubiegen und wieder zurück in Richtung Rinde zu ziehen. Das Epithel des Überleitungsstücks ist abgeflacht, so daß sich seine kernhaltigen Bezirke in die Lichtung vorwölben. Im Überleitungsstück erfolgt die *Wasserre-sorption* und damit die Konzentrierung des Harns.

Mittelstück (distaler Tubulus). Das auf das Überleitungsstück folgende Mittelstück besteht aus einem geraden *(Pars recta 2)* und einem gewundenen Anteil *(Pars contorta 2).* Der gerade Abschnitt verläuft im Mark bzw. in den Markstrahlen, der gewundene Abschnitt liegt vollständig in der Rinde.

Das kubische Epithel des Mittelstücks setzt sich aus hellen Zellen zusammen und zeigt keinen Bürstensaum, so daß sich sein Lumen scharf abgegrenzt darstellt. Charakteristisch ist auch hier, ähnlich wie beim Hauptstück, eine basale Streifung. Im Mittelstück erfolgt vor allem die *Rückresorption von Natriumionen.* Weiter findet hier unter dem Einfluß des Hormons *Adiuretin* eine intensive *Wasserresorption* statt. Eine Schlinge des gewundenen Anteils kommt in Kontakt mit dem Gefäßpol des dazugehörigen Nierenkörperchens. In diesem Bereich besteht das Epithel des Mittelstücks aus dicht stehenden, hochprismatischen Zellen. Es bildet als Macula densa einen Teil des sogenannten iuxtaglomerulären Apparates.

Verbindungsstück. Das Verbindungsstück ist der kurze Endabschnitt eines Nephrons, der den gewundenen Anteil des Mittelstücks mit einem Sammelrohr verbindet. Es besitzt helle Epithelzellen und gleicht morphologisch weitgehend dem Mittelstück.

11.1.6
Sammelrohre
Die Sammelrohre zählen nicht mehr zum Nephron und haben an der Harnbereitung nur mehr einen geringen Anteil. Sie dienen lediglich als *Ausführungsgangsystem* und münden im Bereich der Papillae renales in die Nierenkelche. Die Sammelrohre besitzen ein weites Lumen. Ihr Epithel besteht aus hellen Zellen mit deutlichen Zellgrenzen. In den kleinen Sammelrohren ist es einschichtig isoprismatisch, bei den großen *(Ductuli papillares)* immer hochprismatisch.

11.1.7
Nierenbecken (Pelvis renalis)
Das Nierenbecken nimmt über die trichterförmigen *Nierenkelche* den Endharn auf. In das gefäßreiche Bindegewebe unter dem Übergangsepithel des Nierenbeckens sind glatte Muskelzellen eingelagert, die die Weite des Hohlraumsystems regulieren können.

11.1.8
Iuxtaglomerulärer Apparat
Der iuxtaglomeruläre Apparat (Abb. 84a, S. 183) umfaßt folgende Strukturen, die der Autoregulation der Nierendurchblutung

und der glomerulären Filtrationsrate dienen:
— Polkissen
— Macula densa
— Goormaghtigh-Zellhaufen

11.1.8.1 Polkissen. Die Zellen des Polkissens sind epitheloide Zellen, die in der Wand der Arteriola afferens kurz vor ihrem Eintritt in das Glomerulum liegen. Sie sind undifferenzierte glatte Muskelzellen, mit nur wenig Filamenten und dichtgelagerten Sekretgranula. Die Granula enthalten das Enzym *Renin.* Dieses wird bei Bedarf in die Blutbahn abgegeben und bewirkt die Umwandlung von Angiotensinogen über Angiotensin I in *Angiotensin II.* Letzteres bewirkt eine *Kontraktion von Arteriolen.* Durch Verengung der Arteriolae afferentes kann der Filtrationsdruck in den Glomerula reguliert werden. Außerdem beeinflußt Renin durch die vermehrte Freisetzung des Nebennierenrindenhormons Aldosteron den Natriumionenhaushalt.

11.1.8.2 Macula densa. Die Macula densa ist jener Teil des Mittelstücks, der in engen Kontakt zum zugehörigen Nierenkörperchen tritt. An dieser Stelle ist das Epithel des Mittelstücks deutlich höher, und seine Kerne stehen dicht gelagert. Die Zellen der Macula densa gelten als Natriumionen-Sensoren und sollen über einen noch nicht genau geklärten Mechanismus die Reninfreisetzung veranlassen können.

11.1.8.3 Goormaghtigh-Zellhaufen. Zwischen Macula densa und der Gefäßgabel, gebildet von Arteriola afferens und efferens, liegt eine Ansammlung kleiner, spindelförmiger Zellen *(Goormaghtigh-Zellhaufen),* die als Bestandteil des iuxtaglomerulären Apparates gleichfalls an der Regulation der Nierendurchblutung beteiligt sein sollen.

11.2
Ableitende Harnwege

Zu den ableitenden Harnwegen zählen:
— Nierenbecken (Pelvis renalis)
— Harnleiter (Ureter)
— Harnblase (Vesica urinaria)
— Harnröhre (Urethra).

Die ableitenden Harnwege werden von einem Übergangsepithel ausgekleidet.

11.2.1
Harnleiter (Ureter)

Die beiden Ureteren leiten den Harn vom Nierenbecken in die Blase. Sie sind ca. 25—30 cm lang. Das sternförmige Lumen der Harnleiter (Abb. 86) ist von *Übergangsepithel* (Abb. 87) ausgekleidet. Darunter liegt ein kapillarreiches Bindegewebe *(Tunica propria)*. Die glatte Muskulatur *(Tunica muscularis)* zeigt im mittleren und unteren Abschnitt des Harnleiters einen Dreischichtbau (innere Längs-, mittlere Ring- und äußere Längsmuskulatur). Über eine bindegewebige Adventitia ist der Ureter in seine Umgebung eingebettet.

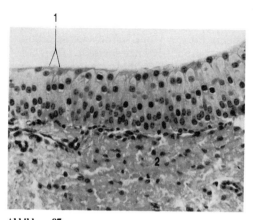

Abbildung 87:
Epithel der Urethra.
1 Deckzellen im Übergangsepithel; 2 Lamina propria

11.2.2
Harnblase (Vesica urinaria)

Die Harnblase zeigt einen sehr ähnlichen Aufbau wie die Harnleiter. Ihre Schleimhaut, bestehend aus *Übergangsepithel* und bindegewebiger *Lamina propria),* ist in Falten gelegt, die bei zunehmender Füllung verstreichen. Darunter befindet sich eine gut verschiebliche Bindegewebsschicht, die *Tela submucosa,* an die sich glatte Muskulatur anschließt. Die *Tunica muscularis* ist in der Blase wesentlich dicker ausgebildet als im Harnleiter. Sie besteht aus netzartig miteinander verflochtenen Bündeln glatter Muskelzellen. Am Blasenhals liegt ein glatter Schließmuskel (Musculus sphincter vesicae). Als äußere Wandschicht ist eine bin-

degewebige Adventitia oder, in dem vom Bauchfell überzogenen Wandbereich, eine Tunica serosa ausgebildet.

11.2.3
Harnröhre (Urethra)

Sie ist in ihrem oberen Anteil von *Übergangsepithel* ausgekleidet. In den unteren Abschnitten besitzt sie ein mehrreihiges, *hochprismatisches Epithel,* das an der äußeren Mündung (Orificium urethrae externum) in ein mehrschichtiges *verhorntes Plattenepithel* übergeht.
Die männliche Harnröhre ist wesentlich länger als die weibliche und wird durch die Aufnahme des Ejakulates zur Harnsamenröhre.

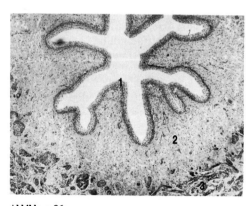

Abbildung 86:
Übergangsepithel des Harnleiters.
1 Deckzellen mit Crusta; 2 Tunica propria

Zusammenfassung

A. Niere
Nierenkapsel aus derbem Bindegewebe (Capsula fibrosa).

Nierenparenchym: Rinde und Mark.

Rinde: Zwischen Kapsel und Mark gelegen; als Columnae renales liegt Rindengewebe auch zwischen den Markpyramiden. In der Rinde liegen die Nierenkörperchen und die gewundenen Anteile des Tubulussystems (Tubuli contorti).

Mark: Besteht aus den Markpyramiden und den in die Rinde ziehenden Markstrahlen; im Mark: gerade Anteile des Tubulussystems und Sammelrohre.

Nephron: Kleinste Funktionseinheit der Niere; besteht aus einem Nierenkörperchen und dem daran angeschlossenen Tubulusapparat. Nierenkörperchen (Corpusculum renis) setzt sich aus einem Kapillarknäuel (Glomerulum) und der Bowman-Kapsel zusammen.

Tubulusapparat (Nierenkanälchen): Beginnt am Harnpol; besteht aus
— Hauptstück
— Überleitungsstück
— Mittelstück und
— Verbindungsstück.

Im Tubulusapparat werden ein Großteil des Primärharns rückresorbiert und verschiedene Stoffe durch Sekretion abgegeben.

Die an das Verbindungsstück anschließenden Sammelrohre dienen nur mehr als Ausführungsgangsystem. Sie münden an der Nierenpapille in das Nierenbecken.

Iuxtaglomerulärer Apparat. Dient der Autoregulation von Nierendurchblutung und der glomerulären Filtration; er besteht aus
— Polkissenzellen des Vas afferens
— Macula densa des Mittelstückes
— Goormaghtigh-Zellhaufen.

Gefäßsystem der Niere: A. renalis — A. interlobaris — A. arcuata — A. interlobularis — Arteriola afferens — Glomerulum — A. efferens — Kapillargebiet — Venole — V. interlobularis — V. arcuata — V. interlobaris — V. renalis.

Das Mark erhält Arteriolae rectae medullares aus der A. interlobaris und den Arteriolae efferentes.

B. Harnleiter (Ureter)
— Sternförmiges Lumen, ausgekleidet von Übergangsepithel
— Kapillarreiche Tunica propria
— Zwei bis drei Schichten glatter Muskelzellen
— Über eine bindegewebige Adventitia in die Umgebung eingebaut.

C. Harnblase (Vesica urinaria)
Schleimhaut: Übergangsepithel und bindegewebige Lamina propria mucosae; darunter: Tela submucosa (Bindegewebe), gefolgt von der Tunica muscularis; diese besteht aus vielschichtig miteinander verflochtenen Bündeln glatter Muskelzellen. Äußerste Wandschicht: Adventitia oder Tunica serosa.

12
Weibliche Geschlechtsorgane

Übersicht:

12.1
Ovar (Eierstock)

12.1.1
Struktur des Organs

Das Ovar ist die weibliche Keimdrüse. Während der fortpflanzungsfähigen Periode der Frau reift hier im durchschnittlich 28tägigen Rhythmus eine Eizelle heran, die nach dem Eisprung (Ovulation) im Eileiter befruchtet werden kann.

An seiner Außenfläche trägt das Ovar einen Peritonealüberzug: Ein einschichtiges, aber vorwiegend kubisches Epithel, welches irreführend als Keimepithel bezeichnet wird. Besser wäre der Name „Keimdrüsenepithel". Bis zur Pubertät ist die Oberfläche des Ovars glatt. Im geschlechtsreifen Alter wird sie dagegen durch die großen Follikel und die Gelbkörper buckelig vorgewölbt oder durch Rückbildungsprozesse narbenartig eingezogen. Unter dem Serosaüberzug befindet sich eine Bindegewebskapsel, die vor allem aus kollagenen Fasern besteht. Sie geht ohne deutliche Grenze in das Stroma über.

Auf Querschnitten durch das Ovar unterscheidet man Mark und Rinde. Beide Bereiche sind nur unscharf gegeneinander abgegrenzt.

Das *Mark* besteht aus lockerem faserigem Bindegewebe. Darin eingebettet findet man zahlreiche Blutgefäße von geschlängeltem Verlauf, die radiär zur Rinde ziehen, sowie Lymphgefäße und Nervenfasern. Alle diese Strukturen gelangen über den *Hilus ovarii* in das Organ.

In der *Rinde* des Ovars liegen Follikel verschiedener Entwicklungsstadien und Gelbkörper. Das Grundgewebe (Stroma) ist besonders zellreich. Parallel verlaufende Fasern und spindelförmige Zellen ordnen sich so an, daß Wirbelbildungen entstehen: *Spinozelluläres Bindegewebe.* Wachsende und degenerierende Follikel und Gelbkörper erfordern eine ständige Anpassung des Rindenstromas an die sich verschiebenden Strukturen (Abb. 88).

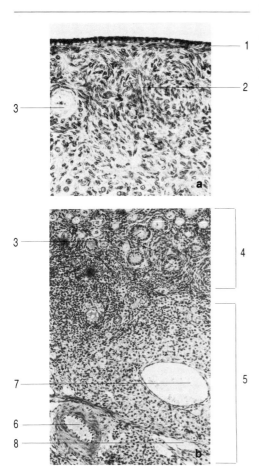

Abbildung 88:
Ovar (Übersicht).
a) Rinde (Vergr. ca. 350 x);
b) Rinde und Mark (Vergr. ca. 140 x).
1 Keimdrüsenepithel; 2 spinozelluläres Bindegewebe;
3 Follikel; 4 Rindenzone; 5 Mark; 6 Arterie; 7 Vene;
8 Lymphgefäß

12.1.2
Follikel

Eizellen sind stets von Hüllzellen (Nährzellen) umgeben. Diese Funktionseinheit bezeichnet man als *Follikel* (Abb. 89, S. 190).

Im 5. Entwicklungsmonat enthalten die Ovarien eines weiblichen Feten ca. 6 Millionen Keimzellen. Die meisten dieser Zellen degenerieren, so daß bei der Geburt nur noch 600 000 bis 2 Millionen Eizellen vorhanden sind. Sie haben die Prophase der 1. Reifungsteilung beendet, treten aber nicht in die Metaphase ein, sondern bleiben im Diktyotänstadium stehen. Dies ist ein besonders stabiles Ruhestadium zwischen Pro- und Metaphase, welches mikroskopisch durch ein fädiges Chromatin-Netzwerk gekennzeichnet ist.

Weitere Degenerationsvorgänge führen zu einer Verminderung der Eizellen auf ca. 40 000 bei Beginn der Pubertät. Aus diesem Vorrat gelangen während der fortpflanzungsfähigen Periode der Frau (Zeit zwischen der ersten und der letzten Regelblutung: Menarche bis Menopause) nur etwa 450—500 zur Sprungreife. Alle übrigen fallen auch der Degeneration anheim.

Die ruhenden Follikel bezeichnet man als *Primordialfollikel:* Die Eizelle ist von einem einschichtigen Follikelepithel aus flachen Zellen umgeben. Der Kern der Eizelle ist extrem arm an Heterochromatin. Um ihn gruppieren sich Mitochondrien und Dotterpartikelchen. In ca. 0,25 % befinden sich zwei Eizellen in einem Follikel. Zwischen Follikelepithel und angrenzenden Stromazellen liegt eine Basalmembran.

Im Verlauf der weiteren Entwicklung entstehen *Primärfollikel:* Die Eizelle ist größer geworden, das Follikelepithel ist kubisch bis hochprismatisch, aber immer noch einschichtig. Primärfollikel haben einen Durchmesser von 30—50 μm.

Durch weiteres Wachstum entstehen *Sekundärfollikel:* Die Epithelzellen teilen sich, das Follikelepithel wird mehrschichtig. Die wachsenden Follikel verlagern sich dabei allmählich in die tieferen Schichten der Rinde, wo sie mehr Platz haben. Der Follikeldurchmesser wächst auf 150—200 μm an. Die Eizelle (Oozyte I. Ordnung) lagert zunehmend Nährstoffe ein und wird größer. Zwischen ihr und dem mehrschichtigen Follikelepithel bildet sich die *Zona*

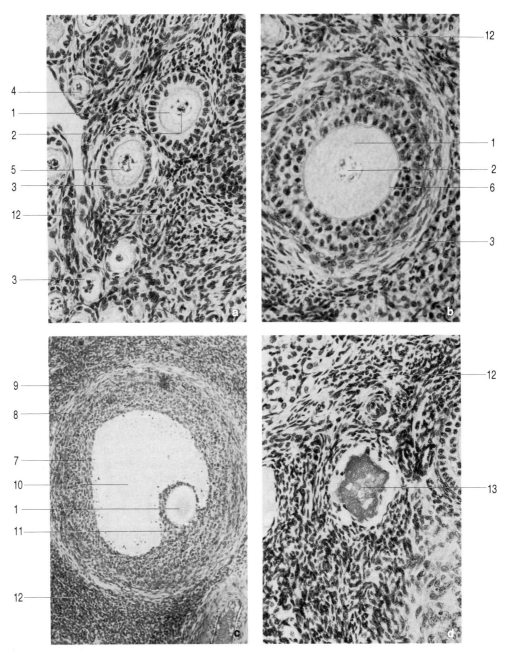

Abbildung 89:
Ovar: Follikel.
a) Primordial- und Primärfollikel (Vergr. ca. 350 x); **b)** Sekundärfollikel (Vergr. ca. 350 x);
c) Tertiärfollikel (Vergr. ca. 140 x); **d)** Corpus atreticum (Vergr. ca. 350 x).
1 Zytoplasma der Eizelle (Ooplasma); 2 Kern der Eizelle; 3 Follikelepithel; 4 Primordialfollikel; 5 Primärfollikel;
6 Zona pellucida; 7 Stratum granulosum; 8 Theca folliculi interna; 9 Theca folliculi externa; 10 Cavum (Antrum)
folliculi; 11 Cumulus oophorus; 12 Stroma ovarii (spinozelluläres Bindegewebe); 13 nekrotisches Gewebe des Corpus atreticum

pellucida (lat. perlucidum: durchscheinend), eine aus Mukopolysacchariden bestehende Membran (Cuticula). Sie läßt sich histochemisch durch die PAS-Reaktion gut darstellen. Die Zona pellucida ist nicht homogen, sie besteht aus zwei Schichten und kann von hochmolekularen Stoffen nicht durchdrungen werden. An ihrer Bildung ist möglicherweise außer den Follikelepithelzellen auch die Oozyte selbst beteiligt. Fortsätze der Epithelzellen erstrecken sich in die Zona pellucida und können sogar in die Eizelle eindringen. Andererseits ragen Mikrovilli von der Eizelloberfläche aus in die Zona pellucida hinein.

Im mehrschichtigen Follikelepithel treten Spalträume auf, die sich zunehmend erweitern und mit klarer Flüssigkeit füllen: *Liquor folliculi,* ein Sekretionsprodukt der Follikelepithelzellen. Die Hohlräume im Follikelepithel neigen dazu, zusammenzufließen.

Wenn sich ein einheitlicher Hohlraum, ein *Antrum folliculi* gebildet hat, spricht man von einem *Tertiärfollikel (Bläschenfollikel).* Die Eizelle hat jetzt ihre zentrale Position im Follikel verloren, sie ist in eine Randstellung gedrängt worden, wo sie in einem Zellhaufen, dem *Cumulus oophorus* liegt, welcher in die Follikelhöhle hineinragt. Die der Eizelle unmittelbar benachbarten Follikelepithelzellen richten sich radiär zu ihr aus, so daß sie von einem Strahlenkranz umgeben scheint: *Corona radiata.*

Im Tertiärfollikel ist das Follikelepithel und das angrenzende Bindegewebe endgültig in mehrere Schichten ausdifferenziert, was schon im Sekundärfollikel erkennbar war. Die Follikelepithelzellen liegen sehr dicht. Der große Kernreichtum verleiht dieser Schicht ein körniges Aussehen, man nennt daher die innerste Schicht des Follikels *Stratum granulosum.* Sie begrenzt unmittelbar die Follikelhöhle. Zu ihr gehört der Cumulus oophorus.

Das jenseits der Basalmembran (Glashaut) liegende Bindegewebe differenziert sich zur Follikelhülle: Theca folliculi (griech. theke: Behälter, Kapsel, Hülle). Die innerste Schicht dieser Hülle (*Theca folliculi interna*) ist zell- und gefäßreich. Außer ihren endokrinen Funktionen hat sie die Aufgabe, den ansonsten gefäßlosen Follikel zu ernähren.

Eine äußere, hauptsächlich faserige Schicht (*Theca folliculi externa*) hat hauptsächlich mechanische Funktionen, sie grenzt den Tertiärfollilkel unscharf gegen das Ovarialstroma ab.

Durch weiteres rasches Wachstum bildet sich schließlich aus mehreren herangereiften Tertiärfollikeln im Regelfall pro Zyklus einer zum *sprungreifen Tertiärfollikel (Graaf-Follikel)* aus. Er kann beim Menschen einen Durchmesser von 1,5—2 cm erreichen. Der Graaf-Follikel verlagert sich zur Oberfläche des Ovars und wölbt sie vor. Im Cumulus oophorus zeigen sich Veränderungen: Degeneration einzelner Granulosazellen, Auftreten flüssigkeitsgefüllter Hohlräume, Lockerung und allmähliche Loslösung der Eizelle und der anhängenden Corona radiata aus dem Granulosazellverband. Thekagefäße dringen in den Eihügel vor.

12.1.3
Ovulation, Corpus luteum

Follikelwachstum und Eisprung (Ovulation) sind hormonell gesteuerte Vorgänge. An dieser Steuerung sind Hypothalamus, Hypophyse und auch die Follikel selbst beteiligt.

Vor dem Eisprung wird das Gewebe zwischen dem sprungbereiten Follikel und der Oberfläche des Ovars immer dünner. An der Berührungsstelle entsteht das *Stigma,* ein dünner und durchscheinender Fleck. Schließlich reißen die Follikelwand und das Oberflächenepithel des Ovars ein, die Eizelle wird mit dem Liquor folliculi hinausgespült und vom freien Ende des Eileiters aufgenommen.

Sie hat sich vor der Ovulation aus dem Zellverband des Cumulus oophorus gelöst. Mit einem Durchmesser von etwa 150 μm ist sie die größte Zelle des menschlichen Organismus. Ihr Volumen ist um den Faktor 250 000 größer als das eines Spermiums. Der helle Kern ist arm an Heterochromatin, er besitzt eine deutlich sichtbare Kernmembran. Der Nucleolus der Eizelle wird als *Keimfleck* bezeichnet. Das Zytoplasma der Eizelle ist feinkörnig und reich an paraplasmatischen Substanzen: Glykogen, Dottergranula.

Während der Eizellentwicklung entsteht aus einer Oozyte ein reifes Ei (Ovum).

Durch zwei Reifeteilungen (Meiose) wird der diploide Chromosomensatz rekombiniert und auf die Hälfte (haploider Chromosomensatz) vermindert. Im Gegensatz zur Spermatogenese entstehen dabei aber nicht vier gleichwertige Zellen, sondern eine Eizelle, bei der nahezu das gesamte Zytoplasma verbleibt, und drei *Polkörperchen*, welche bald degenerieren. Die 2. Reifeteilung gelangt nur dann zum Abschluß, wenn die Eizelle befruchtet wird, d. h. wenn ein Spermium eindringen konnte. Hat keine Befruchtung stattgefunden, so geht die Eizelle, ehe sie vollständig ausgereift ist, als *Praeovum* innerhalb von 24 h zugrunde.

Bei der Ovulation verbleibt der Restfollikel im Ovar. Er wandelt sich innerhalb von 3—4 Tagen zu einem Gelbkörper um: *Corpus luteum* (lat. luteus: gelb). Dieser produziert das zur Vorbereitung und Erhaltung einer Schwangerschaft wesentliche Hormon Progesteron. In der Follikelhöhle ist zunächst noch etwas Liquor folliculi enthalten. Meist kommt es auch zu einer geringen Blutung in die Follikelhöhle (Verletzung von Kapillaren beim Einreißen des Gewebes während der Ovulation).

Dann entsteht ein Gerüstwerk aus Fibrin, welches auch die Sprungstelle verschließt und schließlich durch Bindegewebe ersetzt wird. Da der Innendruck durch die Follikelflüssigkeit weggefallen ist, werden das Stratum granulosum und die Theca folliculi stark gefaltet.

Die Zellen des Stratum granulosum vergrößern sich und wandeln sich zu *Granulosa-Luteinzellen* um, die in etwa 10—15 Lagen übereinander liegen. Von der Theca her wächst feinfaseriges Bindegewebe ein. Im locker strukturierten Zytoplasma treten Lipidtröpfchen auf. Es ist ein reich ausgeprägtes glattes ER vorhanden. Die Zellen der Theca folliculi interna bleiben kleiner: *Theka-Luteinzellen*. Auch sie lagern Lipide ein und enthalten viel glattes ER und Mitochondrien vom Tubulustyp, also eine Organellenausstattung, wie sie für steroidproduzierende Zellen typisch ist. Der Gelbkörper hat insgesamt einen Durchmesser von ca. 2 cm.

Corpus luteum menstruationis. Ist die Befruchtung ausgeblieben, so zeigen sich am Gelbkörper etwa 10—12 Tage nach der Ovulation (etwa 25.—28. Zyklustag) die ersten Rückbildungszeichen. Die Zellen werden kleiner und erleiden eine degenerative Verfettung. Das Corpus luteum wird schließlich völlig von faserreichem Bindegewebe durchwachsen. Es wandelt sich in ein weißlich glänzendes, hyalin degeneriertes Narbengewebe um: *Corpus albicans* (lat. albus: weiß). Der degenerierte Gelbkörper verlagert sich dabei in die Tiefe des Gewebes und verursacht an der Oberfläche des Ovars eine narbige Einziehung. In etwa 3—4 Monaten ist ein kleineres Corpus albicans zurückgebildet.

Corpus luteum graviditatis. Wenn sich ein befruchtetes Ei in die Gebärmutterschleimhaut eingebettet hat, wird die Rückbildung des Corpus luteum hormonell verhindert. Das in der Placenta gebildete humane Choriongonadotropin (HCG) fördert die Weiterentwicklung zum Schwangerschaftsgelbkörper. Sein Durchmesser beträgt ca. 3 cm. Die Zellen sind größer und das gefaltete Band der Granulosaluteinzellen ist breiter als im Corpus luteum menstruationis. Etwa im 4. Monat der Schwangerschaft setzen Rückbildungsvorgänge ein, weil ab dann die endokrinen Aufgaben des Gelbkörpers in zunehmendem Maße von der Placenta übernommen werden. Nach der Geburt degeneriert das Corpus luteum graviditatis, und es entsteht ebenfalls ein Corpus albicans.

12.1.4
Follikelatresie

Bei der Frau gelangt im Normalfall während des monatlichen Genitalzyklus nur eine Eizelle zur Sprungreife. Die überwiegende Anzahl der Follikel geht also in verschiedenen Entwicklungsstadien, entweder schon als Primordialfollikel oder als Primär-, Sekundär- oder Tertiärfollikel zugrunde. Wie erwähnt, beginnt dieser degenerative Prozeß schon vor der Geburt. Er wird als *Atresie* bezeichnet (griech. ατρητος: nicht durchbohrt, ohne Öffnung). Damit soll ausgedrückt werden, daß ein Follikel schon vor der Ovulation, also uneröffnet, zurückgebildet wird. Anhand gewisser Zeichen kann man im histologischen Bild auch bei ansonsten unauffälligen Follikeln auf die bevorstehende Atresie schließen: z. B. Ausstoßung des Nucleolus der Eizelle oder Aufspaltung der Zona pellucida in mehrere Lamellen.

Atretische Follikel früher Entwicklungsstufen (Primordial-, Primär- und kleinere Sekundärfollikel) werden relativ schnell abgebaut und resorbiert. Der Abbau von größeren Sekundär- und Tertiärfollikeln ist dagegen etwas komplizierter: Pyknose und Auflösung des Kerns der Eizelle, fettige Degeneration im Zytoplasma, Wellung der Zona pellucida, Untergang des Follikelepithels. Der degenerierende Follikel wird von Thekazellen durchwachsen. So bildet sich ein *Corpus atreticum,* in welchem Reste der Zona pellucida und der Glashaut (Basalmembran zwischen Stratum granulosum und Theka) noch längere Zeit erkennbar bleiben. Durch fortschreitende bindegewebige Durchwachsung gleicht sich das Corpus atreticum immer mehr dem Ovarialstroma an, bis es schließlich als eigene Struktur nicht mehr erkennbar ist.

Entwicklung und Atresie von Follikeln

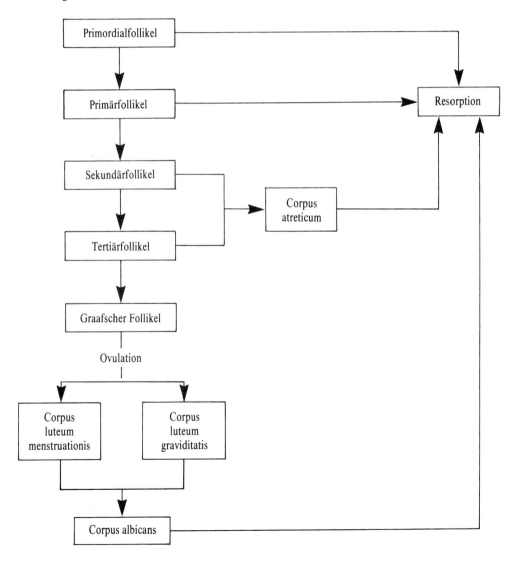

12.2
Tuba uterina (Salpinx, Eileiter)

Dieses paarige Organ ist etwa 10—18 cm lang. Es ist von Peritoneum überzogen und liegt im oberen freien Rand des Ligamentum latum uteri, der auch als Mesosalpinx bezeichnet wird. Der Eileiter beginnt mit einem weiten Abschnitt (*Ampulla*), der etwa ⅔ der Gesamtlänge ausmacht, wird dann enger (*Isthmus*), durchbohrt die Wand der Gebärmutter (*Pars uterina, Pars intramuralis*) und mündet in die Gebärmutterhöhle ein (Abb. 90).

Die Wand des Eileiters ist dreischichtig:
— Tunica mucosa
— Tunica muscularis
— Tunica serosa

Tunica mucosa. Sie besteht aus einem einschichtigen Epithel und einer Lamina propria aus lockerem, feinfaserigem Bindegewebe. Das Epithel enthält kubische bis hochprismatische Flimmerzellen mit besonders langen Kinozilien und sezernierende Zellen, die gegen das Lumen etwas vorgewölbt sein können. Die Kinozilien schlagen

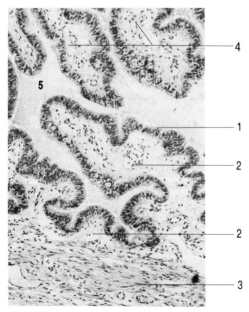

Abbildung 90:
Tuba uterina (Eileiter) (Vergr. ca. 140 x).
1 Epithel; 2 Lamina propria; 3 Tunica muscularis;
4 Plicae tubariae; 5 Lumen

uteruswärts. Es ist noch ein dritter Zelltyp vorhanden, die sog. Stiftchenzellen (schmaler langgestreckter Zelleib, kondensierter stiftchenförmiger Kern). Man deutet sie als degenerierte Epithelzellen, die zur Abstoßung bereit sind.

Die Anzahl der Zilienzellen nimmt vom freien (abdominalen) Ende der Tube (ca. 80% der Epithelzellen) zum Isthmus hin kontinuierlich ab, wo sie nur noch 50% ausmachen.

Im Eileiterepithel lassen sich auch zyklische Veränderungen feststellen: Die Tätigkeit der sezernierenden Zellen steigt in der 2. Phase des Zyklus stark an (Sekretvolumen 1,5 ml/Tag in der Sekretionsphase gegenüber 0,5 ml/Tag in der Proliferationsphase). Zahlreiche Sekretvakuolen führen zur Vorwölbung der apikalen Zellabschnitte in das Lumen. Das Eileiterepithel wird in der Sekretionsphase insgesamt höher.

Die Tunica mucosa bildet hohe Längsfalten, die reich verzweigt sind und zahlreiche Nebenfalten entstehen lassen (*Plicae tubariae*). Auf Querschnitten erscheint daher das Lumen des Eileiters in einer kompliziert labyrinthartigen Zeichnung, die besonders in der Ampulle des Eileiters ausgeprägt ist. Uteruswärts nimmt die Faltenbildung rasch ab, in der Pars uterina sind nur noch wenige flache Erhebungen vorhanden. Die Lumenweite beträgt in der Ampulle mehr als 5 mm, in der Pars uterina dagegen nur noch weniger als 1 mm. Die Schleimhaut hat eine reiche Gefäßversorgung. Während der Ovulationszeit ist eine starke Blutzufuhr zum Eileiter erkennbar.

Tunica muscularis. Sie enthält die sog. *tubeneigene Muskulatur,* glatte Muskelzellen, die zwei gegenläufige, sich durchflechtende Spiralsysteme bilden. Im Zentrum der Schicht haben die Muskelzellen nur einen geringen Steigungswinkel, so daß man von einer Ringmuskulatur sprechen kann. Nach innen und außen nimmt dann die Steigung rasch zu, wobei sich ein vorwiegend längsorientierter Verlauf der Muskelzellen ergibt. Die innere Längsmuskellage ist besonders in der Pars uterina deutlich ausgebildet, gegen die Ampulle zu wird sie dünner, schließlich sind von ihr nur noch einzelne Muskelzellen an der Basis der Schleimhautfalten erkennbar. Die äußere Längsmuskulatur ist stark von faserigem Bindegewebe und größeren Blutgefäßen durchsetzt.

Die tubeneigene Muskulatur bewirkt durch peristaltische Bewegungen den Transport des Eileiterinhalts, wobei sie durch die Kinozilientätigkeit (uteruswärts gerichteter Kinozilienschlag) unterstützt wird.

Tunica serosa. Als intraperitoneal gelegenes Organ ist der Eileiter von Serosaepithel überzogen, das einer Schicht aus subserösem Bindegewebe aufliegt. An den freien Enden des Fimbrientrichters geht das Peritoneum in das Eileiterepithel über. In der Subserosa liegt neben größeren Gefäßen noch die *subperitoneale Muskulatur.* Diese besteht aus einem kranial gelegenen Längszug und einem Netzwerk von schräg orientierten Muskelsträngen. Ihre Aufgabe ist es, Lageveränderungen des Eileiters gegenüber seinen Nachbarorganen zu ermöglichen. Dies ist besonders bei der Ovulation wichtig, wo sich die Ampulle mit ihren Fimbrien trichterförmig an der Sprungstelle über das Ovar stülpt und dabei leichte drehende Bewegungen ausführt (Eiabnahmemechanismus).

12.3
Uterus (Gebärmutter)

12.3.1
Aufbau des Organs
Der Uterus einer erwachsenen Frau ist etwa 6—9 cm lang und 80—120 g schwer. Das birnenförmige Organ ist im kleinen Becken untergebracht. Durch das Beckenbindegewebe und verschiedene Bänder wird es an seinem Ort gehalten. Der Uterus ist relativ beweglich, in der Schwangerschaft erfährt er unter Verdrängung der Nachbarorgane eine bedeutende Größenzunahme, das Organgewicht steigt dann auf mehr als das Zehnfache.

Über die Eileiter steht die Uterushöhle (Cavum uteri) mit der Peritonealhöhle und über die Scheide mit der Außenwelt in Verbindung. Auf einem Schnitt durch die bis zu 2 cm dicke Uteruswand läßt sich der **dreischichtige Aufbau** des Organs erkennen:
— *Endometrium:* Schleimhaut mit Uterusdrüsen
— *Myometrium:* Muskelschicht

— *Perimetrium:* Peritonealüberzug (seröse Haut) und subseröses Bindegewebe
Als *Parametrien* bezeichnet man die an den Uterus angrenzenden Bindegewebsräume.
Längsschnitte zeigen die **Hauptteile** des Organs:
— *Fundus uteri:* Dieser Teil liegt zwischen den Einmündungen der beiden Eileiter.
— *Corpus uteri:* Der Hauptabschnitt des Uterus nimmt die oberen ⅔ ein, ebenso wie der Fundus uteri ist das Corpus von Peritoneum überzogen. Es enthält das Cavum uteri (Gebärmutterhöhle). Diese ist im nichtschwangeren Uterus nur ein flacher Spaltraum.
— *Isthmus uteri (unteres Uterinsegment):* Dieses Zwischenstück trennt Corpus und Zervix, es ist etwa 0,5 cm lang.
— *Cervix uteri:* Der Halsteil der Gebärmutter entfällt auf das untere Drittel der Organlänge. Er enthält den Zervixkanal. Sein unterer Teil ist als Portio vaginalis uteri von der Scheide aus sichtbar. Das Verhältnis von Korpus- zu Zervixlänge verschiebt sich im Laufe des Lebens: Beim Neugeborenen 1:2, bei der geschlechtsreifen Frau 2:1.

12.3.2
Endometrium
Die Gebärmutterschleimhaut (Abb. 91, S. 196) ist besonders stark den zyklischen Veränderungen unterworfen. Sie besteht aus einem einschichtigen hochprismatischen Epithel und einer relativ breiten Lamina propria. Diese ist faserarm und enthält vorwiegend retikuläres und spinozelluläres Bindegewebe.

Man findet verzweigte Retikulumzellen, Lymphozyten, Granulozyten und zahlreiche spindelförmige Bindegewebszellen.

Die Lamina propria enthält die schlauchförmigen, bisweilen auch verzweigten *Uterusdrüsen (Glandulae uterinae),* die sich vom Oberflächenepithel in die Tiefe erstrecken und sogar noch in das Myometrium eindringen können. Die Drüsenschläuche besitzen ein iso- bis hochprismatisches Epithel. Das endometriale Bindegewebe ist reich mit Blut- und Lymphgefäßen versorgt. Die Bindegewebsräume der Lamina propria, die zwischen den Drüsen liegen, nennt man *Streeter-Säulen.* In ihnen verlaufen größere, spiralig gewundene Gefäße,

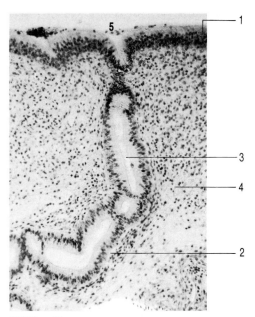

Abbildung 91:
Endometrium (Pars functionalis) (Vergr. ca. 140 x).
1 Oberflächenepithel des Cavum uteri; 2 einschichtiges hochprismatisches Epithel, das die uterinen Drüsenschläuche auskleidet; 3 uterine Drüse (Glandula uterina); 4 Lamina propria; 5 Mündung einer Drüse in die Uterushöhle

die Spiralarterien (Äste der Arteria uterina). Von ihnen zweigen alle kleineren Blutgefäße ab, welche das Endometrium versorgen. In Begleitung der Gefäße liegen vegetative Nervenfasern.

Das Endometrium läßt sich **morphologisch und funktionell** in **zwei Abschnitte** gliedern, die ohne scharfe Grenze ineinander übergehen:
— *Pars basalis:* Diese 0,5—1 mm dicke Schicht ist dem Myometrium unmittelbar benachbart. Die Pars basalis ist zellreicher als der übrige Teil des Endometriums, sie enthält die Endabschnitte der uterinen Drüsen. Während der Menstruation wird die Pars basalis nicht abgestoßen, aus ihr entsteht während der anschließenden Proliferationsphase von neuem die
— *Pars functionalis,* welche das Oberflächenepithel und die darunterliegende Lamina propria mit den uterinen Drüsen umfaßt. In dieser Schicht spielen

sich die hormonell gesteuerten zyklischen Veränderungen des Endometriums ab. Innerhalb der Pars functionalis unterscheidet man eine *Zona compacta* und eine *Zona spongiosa.* Erstere liegt unmittelbar unter der Schleimhautoberfläche und enthält die weiter auseinanderliegenden Halsteile der uterinen Drüsen. Die Zellen liegen hier relativ dicht. In der Zona spongiosa befinden sich dann die Hauptteile der uterinen Drüsen; sie sind in ein lockeres Stroma eingebettet.

Das Endometrium im Isthmus uteri gleicht im wesentlichen der Korpusschleimhaut, wird aber nie dicker als 1 mm und enthält weniger Drüsen pro Flächeneinheit als im Corpus uteri. Ferner sind hier die zyklischen Veränderungen nur wenig ausgeprägt, es wird aber während der Menstruation auch der oberflächliche Teil des Isthmusepithels abgestoßen.

Das Endometrium des Kindes ist sehr dünn (höchstens 1 mm); englumige Drüsenschläuche sind nur in geringer Anzahl vorhanden. Nach der Menopause (letzte Regelblutung) finden keine zyklischen Schleimhautveränderungen mehr statt. Das Endometrium wird sehr dünn. Die Epithelzellen nehmen eine kubische bis flache Gestalt an.

12.3.3
Zyklische Veränderungen im Endometrium
Während der fortpflanzungsfähigen Periode der Frau laufen im Endometrium zyklische Veränderungen ab, welche durch weibliche Sexualhormone (Östrogene und Progesteron) gesteuert werden. Der Menstruationszyklus wird in drei Phasen eingeteilt:
— *Proliferationsphase:* (4.—14. oder 15. Zyklustag) entspricht der Follikelphase des ovariellen Zyklus
— *Sekretionsphase:* (15. oder 16.—28. Zyklustag) entspricht der Corpus-luteum-Phase des ovariellen Zyklus
— *Desquamationsphase:* (1.—4. Zyklustag) Abstoßung, Menstruation
Die Zeitangaben gelten nur für den 28tägigen Zyklus. Sind die Zyklen kürzer oder länger als 28 Tage, so gehen diese Zeitverschiebungen zu Lasten der Proliferations-

phase (Follikelphase), die sich dann verkürzt oder verlängert, während die Sekretionsphase (Corpus-luteum-Phase) konstant
etwa 14 Tage dauert.

12.3.3.1 Proliferationsphase.

Die nach der
Menstruation im Uterus verbliebene Zona
basalis proliferiert: Bildung eines neuen
Oberflächenepithels sowie neuer Drüsenzellen aus den in der Zona basalis vorhandenen Stümpfen der uterinen Drüsen. Die
Stromazellen in der Lamina propria vermehren sich, neue Gefäße sprossen aus.
Die Schleimhaut wird dicker, die Drüsen
nehmen an Länge zu. Sowohl im Bindegewebe als auch im Epithel entdeckt man
häufig Mitosefiguren. Am Ende der Proliferationsphase hat das Endometrium eine
Höhe von 5—6 mm erreicht. Die Drüsen
verlaufen geschlängelt, ihre Lumina sind
weiter geworden.

Die Zona basalis ist somit das Aus-
gangsgewebe für den Aufbau der neuen
Schleimhaut. Aus diesem Grunde darf auch
bei einer Kürettage (Entfernung des Endometriums aus diagnostischen oder thera-
peutischen Gründen) die Zona basalis nicht
ausgeschabt werden.

12.3.3.2 Sekretionsphase.

Das Längen-
wachstum der uterinen Drüsen geht voran,
ihre Schlängelung nimmt zu, die Lumina
werden noch weiter. Sackähnliche Ausbuchtungen und der gewundene Verlauf
der Drüsenschläuche verursachen im histologischen Längsschnitt durch die Schleimhaut das für die Sekretionsphase typische
sägeblattähnliche Muster der uterinen Drüsen.

Die Drüsen sezernieren einen glykogenreichen Schleim. Die Lamina propria wird
zunehmend mit Flüssigkeit durchtränkt und
aufgelockert (weite Interzellularräume).
Dadurch erfährt die Mukosa eine weitere
Dickenzunahme auf 7—8 mm. Die Epithel-
zellkerne verlagern sich gegen das Lumen
zu. In den basalen Bereichen der Epithelzellen nimmt das Zytoplasma ein helles bla-
siges Aussehen an, es läßt sich dort Glykogen nachweisen.

Auf dem Höhepunkt der Sekretionsphase verlagern sich die Zellkerne wieder
nach basal. Das supranukleäre Zytoplasma
der Epithelzellen zeigt eine schaumartige
Struktur und ragt kuppelartig in das Drüsenlumen vor.

Die Bindegewebszellen der Zona compacta liegen eng beisammen und werden
auffallend groß: Sie speichern große Mengen Glykogen und Lipide. Man bezeichnet
sie als Pseudodeziduazellen, weil sie Ähnlichkeit mit den in der Schwangerschaft
vorkommenden Deziduazellen haben.

12.3.3.3 Desquamationsphase.

In der Sekre-
tionsphase wurde die Gebärmutterschleimhaut darauf vorbereitet, eine Blastozyste
aufnehmen und ernähren zu können. Wenn
aber kein befruchtetes Ei vorhanden ist,
kann auch keine Einnistung (Nidation)
stattfinden. Das hochentwickelte Endometrium ist in diesem Fall überflüssig geworden und wird daher in der Desquamationsphase (Menstruationsphase) abgebaut. Es
hätte nur dann weiterbestehen können,
wenn es laufend mit immer größeren Proge-
steronmengen versorgt worden wäre. Da
aber im Falle der ausgebliebenen Befruchtung der Gelbkörper seine Tätigkeit ein-
stellt und der Progesteronspiegel folglich
rapide abfällt, kann das Endometrium nicht
mehr ausreichend stimuliert werden, und es
bricht letztlich infolge des Hormonmangels
zusammen.

Kontraktionen der Schleimhautgefäße
(Spiralarterien) bewirken an vielen Stellen
lokale ischämische Schäden in der Mukosa.
Gleichzeitig werden durch den O_2-Mangel
auch die Gefäßwände geschädigt. Wenn
dann die krampfähnlichen Gefäßkontrak-
tionen nachlassen, kommt es unter dem
Druck des nun wieder reichlich einströmen-
den Blutes zu Rupturen der Gefäßwände:
Blutungen (Hämorrhagien) in die Pars
functionalis des Endometriums, proteolytische Enzyme gelangen in das Gewebe.
Nach ihrem enzymatischen Abbau wird die
Schleimhaut in Fetzen, vermischt mit Blut,
aus der Uterushöhle ausgestoßen.

Von diesen Vorgängen bleibt die Pars
basalis des Endometriums unberührt, da sie
nicht von den Spiralarterien versorgt wird.
Sie wird nicht abgebaut, sondern verbleibt
als Regenerationsreserve im Uterus. Zyklische Veränderungen sind auch an den End-
abschnitten der uterinen Drüsen, die in der
Pars basalis liegen, kaum ausgeprägt.

12.3.4
Myometrium

Das Myometrium, die Muskelschicht, bildet die Hauptmasse der Uteruswand. Es besteht aus zahlreichen, eng verflochtenen Bündeln glatter Muskelzellen. Diese verlaufen in sich kreuzenden Spiraltouren, deren Anstiegssteilheit zum Fundus uteri hin abnimmt. Zwischen den Muskelfaserbündeln befindet sich kollagen-elastisches Bindegewebe. Die Muskelbündel der Haltebänder des Uterus (Ligamentum ovarii proprium, Ligamentum teres uteri, Ligamentum latum) strahlen fächerförmig in das Myometrium ein.

Man unterscheidet im Myometrium drei schlecht voneinander abgegrenzte **Schichten**:
— *Stratum submucosum* (innere Schicht): Längs verlaufende Muskelbündel
— *Stratum vasculare* (Mittelschicht): Vorwiegend zirkulär angeordnete Muskelbündel, zahlreiche Blutgefäße
— *Stratum supravasculare* (äußere Schicht): Vorwiegend längs orientierte Muskelbündel

Im Bereich des Isthmus uteri nimmt die Muskulatur nur etwa 15 % der Gewebsmasse ein. Die Muskelbündel sind hier dünner als im Corpus uteri und verlaufen vorwiegend zirkulär.

Die Größenzunahme des Organs während der Schwangerschaft geschieht vorwiegend durch Hypertrophie, aber auch durch Hyperplasie der glatten Muskulatur. Trotz Massenzunahme wird aber die Uteruswand dünner. Die glatten Muskelzellen erreichen das 2—3fache ihrer Breite und das 10—12fache ihrer Länge. Unmittelbar nach der Geburt beginnt die Rückbildung der überzähligen Muskelzellen: Fettige Degeneration und Abbau durch Makrophagen, die Bindegewebsfasern werden reduziert, und die Gefäße bilden sich zurück. Etwa 6 Wochen nach der Geburt ist der Ausgangszustand wieder erreicht.

Das Myometrium zeigt eine große Blutgefäßdichte. In seiner mittleren Zone fallen große Venen auf, die dort Netze bilden. Die Nervenversorgung des Uterus geht vom Plexus uterovaginalis (Frankenhäuser-Plexus) aus, der im Beckenbindegewebe (Parametrium) lokalisiert ist. Die Nervenfasern bilden vor allem im Myometrium vegetative Geflechte und dringen auch in das Endometrium ein, wo sie die Drüsen umgeben.

Die Aufgabe des Myometriums ist die Kontraktion des Uterus:
— Während der Menstruation, um das Menstrualblut und die abzustoßende Schleimhaut auszupressen.
— Beim Geburtsvorgang: Kontraktionswellen in bestimmten zeitlichen Abständen (Wehen) bewirken die Austreibung des Kindes durch die erweiterten Geburtswege.

12.3.5
Cervix uteri (Gebärmutterhals)

Der Gebärmutterhals besteht aus einem supravaginalen, höher gelegenen Teil und der Portio vaginalis uteri, dem in die Scheide hineinragenden Teil.

Der Muskelanteil der Zervix beträgt nur noch ca. 8 %. Sie ist in erster Linie ein Verschlußorgan: Der im Halskanal befindliche Schleimpfropf verhindert das Eindringen von Bakterien in den Uterus (aszendierende Infektionen). Während der Schwangerschaft verhütet die Zervix eine vorzeitige Geburt. Beim Geburtsvorgang selbst wird dann die erweichte Zervix extrem gedehnt und ist ein Teil des Geburtsweges.

Der Zervixkanal *(Canalis cervicis)* ist spindelförmig, mit dem größten Durchmesser (6—8 mm) im mittleren Drittel. Die Schleimhaut des Zervixkanals ist ca. 3—4 mm dick und sehr stark zerklüftet *(Plicae palmatae, Arbor vitae)*. Die Drüsen des Gebärmutterhalsteils *(Glandulae cervicis uteri)* sind stärker verzweigt als die Drüsen der Korpusschleimhaut.

Die Mucosa des Halskanals unterliegt nicht den zyklischen Veränderungen des Endometriums und wird auch während der Menstruation nicht abgestoßen.

Das Epithel des Zervixkanals (endozervikales Epithel) ist ein einschichtiges hochprismatisches Epithel, in welchem zwei Zelltypen unterschieden werden können: Sekretorische Zellen und kinozilientragende Flimmerzellen. Das glykogenfreie Epithel des Zervixkanals ist höher als das Epithel des Korpusendometriums.

Die Portio vaginalis uteri ist von einem mehrschichtigen unverhornten Plattenepithel überzogen (ektozervikales Epithel). Es ist mit der bindegewebigen Lamina propria nur gering verzapft. Die Grenze zwischen endo- und ektozervikalem Epithel ist variabel. Bei der geschlechtsreifen Frau und besonders während der Schwangerschaft dringt das endozervikale Zylinderepithel auf die Portiooberfläche vor (Ektropium), während die Wachstumstendenz des Plattenepithels auf den Zervixkanal gerichtet ist, so daß sich die Epithelgrenze im Lauf des Lebens ständig verschiebt. So ist es erklärlich, daß vordringendes Plattenepithel die Mündungen von Drüsen des Zylinder-epithels verschließen kann: Es entstehen Retentionszysten, die das Epithel vorwölben (sog. Ovula Nabothi).

12.4
Vagina (Scheide)

Die Vagina ist 7—12 cm lang. Im nicht entfalteten Zustand hat sie einen H-förmigen Querschnitt. Sie beginnt am *Fornix vaginae* (Scheidengewölbe), welches den in die Scheide ragenden Teil der Gebärmutter, die Portio vaginalis uteri, umfaßt, und endet am *Vestibulum vaginae* (Scheidenvorhof). Die Scheide dient als Kopulationsorgan und ist ein Bestandteil des Geburtsweges. Man kann histologisch drei Schichten der Vaginalwand unterscheiden:

Tunica mucosa. Die Schleimhaut trägt ein hohes mehrschichtiges unverhorntes Plattenepithel, dessen Zellen einen hohen Glykogengehalt haben. Das Epithel ist durch Bindegewebspapillen mit der Lamina propria verbunden. Diese Schicht ist relativ breit, Drüsen fehlen. In ihrem oberen Teil ist die Lamina propria etwas dichter. Sie enthält besonders zahlreiche elastische Fasern sowie Blut- und Lymphgefäße. Auffällig sind deutlich ausgebildete Venengeflechte.

Die oberflächlichen Zellen des Vaginalepithels enthalten vereinzelt Keratohyalin, ohne daß es beim Menschen aber zu einer Verhornung des Epithels käme. Das Vaginalepithel scheidet eine seröse Flüssigkeit ab. Aus abgeschilferten Epithelzellen wird nach ihrem Zerfall Glykogen frei, welches vor allem bakteriell zu Milchsäure abgebaut wird. In der Vagina herrscht also ein saures Milieu (pH 3,5—4). Dadurch wird der Bestand der normalen Scheidenflora gesichert und die Ansiedlung pathogener

Keime weitgehend verhindert.

Auch das Vaginalepithel unterliegt zyklusabhängigen Veränderungen, die durch die Abstrichdiagnostik erfaßt werden können. Allerdings sind diese Veränderungen wesentlich geringer ausgeprägt als z. B. im Endometrium.

Vor der Ovulation (Östrogenwirkung) erreicht das Epithel in der Follikelphase seine größte Dicke (bis 300 μm). Im Abstrich überwiegen die großen, flach ausgebreiteten Superfizialzellen, die vorwiegend azidophil sind und kleine pyknotische Kerne besitzen. In der Sekretionsphase beginnt unter Progesteroneinfluß eine Rückbildung (Regression) des Epithels. Die Zellabstoßung (Desquamation) ist vermehrt, die Epithelhöhe nimmt bis zu 150 μm ab, der Glykogengehalt ist geringer, die Leukozytenzahl ist vermehrt. Im Abstrich dominieren mittelgroße, vorwiegend basophile Zellen mit eingerollten Rändern und großen Kernen. Sie stammen aus der oberen Intermediärschicht.

Während der Schwangerschaft ist eine Hyperplasie und Hypertrophie aller Gewebsbestandteile (Epithel, Bindegewebe, Muskulatur, Blut- und Lymphgefäße) festzustellen. Die Vagina wird so allmählich auf die starke Dehnungsbeanspruchung während der Geburt vorbereitet.

Tunica muscularis. Diese Schicht hat ein starkes Bindegewebsgerüst mit locker eingelagerten Bündeln von glatten Muskelzellen, die spiralig angeordnet sind. In der Innenschicht verlaufen die Muskelzellen zirkulär, in der Außenschicht mehr longitudinal, ohne daß man aber von einer deutlichen Ring- oder Längsmuskelschicht sprechen könnte.

Tunica adventitia. Durch diese bindegewebige Schicht, die auch größere Gefäße sowie Nervenfasern enthält, wird die Vagina in das kleine Becken eingebaut.

12.5
Vulva (Äußere Geschlechtsorgane)

Die äußeren weiblichen Geschlechtsorgane werden in der Medizin unter der Bezeichnung *Vulva* zusammengefaßt. Der *Scheidenvorhof (Vestibulum vaginae)* ist von mehr-

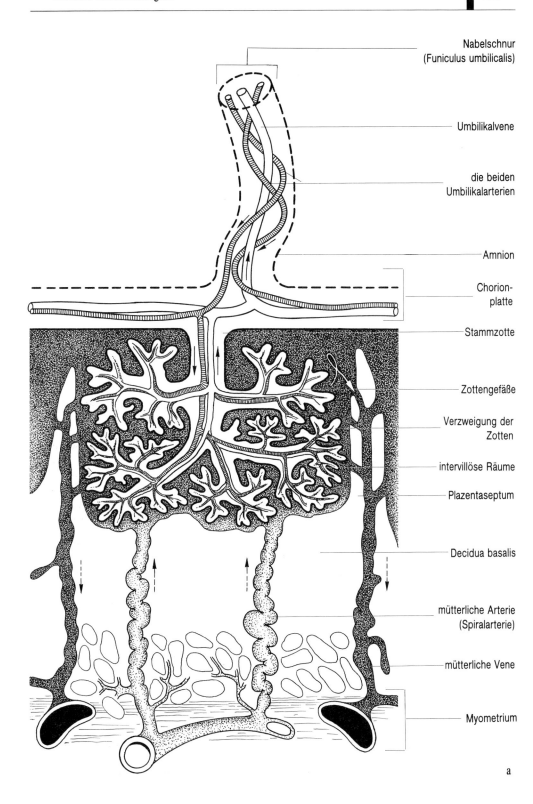

Nabelschnur
(Funiculus umbilicalis)

Umbilikalvene

die beiden
Umbilikalarterien

Amnion

Chorion-
platte

Stammzotte

Zottengefäße

Verzweigung der
Zotten

intervillöse Räume

Plazentaseptum

Decidua basalis

mütterliche Arterie
(Spiralarterie)

mütterliche Vene

Myometrium

a

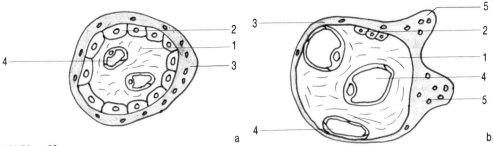

Abbildung 92:
Placenta.
a) Schemazeichnung. Die Pfeile geben die Blutströmungsrichtung an;
b) Zottenquerschnitte. Links: 10. Schwangerschaftswoche; rechts: Am Geburtstermin.
1 Zottenstroma; 2 Zytotrophoblast; 3 Synzytiotrophoblast; 4 fetale Kapillaren; 5 Proliferationsknospen (Kernhaufen) lösen sich ab und werden in den mütterlichen Kreislauf geschwemmt, wo sie bald absterben.

schichtigem unverhorntem Plattenepithel ausgekleidet. Der paarige *Bulbus vestibuli* besteht aus einem Schwellkörper, der durch dichte Venengeflechte gebildet wird und vom Musculus bulbospongiosus bedeckt ist.

In den Scheidenvorhof münden die paarigen *Glandulae vestibulares majores (Bartholin-Drüsen)* ein. Sie entsprechen den Glandulae bulbourethrales beim Mann. Es sind verzweigte Drüsenschläuche mit Aussackungen und alveolären Endstücken. Die Drüse ist etwa erbsengroß, ihr Epithel ist einschichtig und je nach Aktivitätsgrad unterschiedlich hoch. Die Zellen sind hell und voneinander deutlich abgegrenzt. Die Kerne liegen basal, sie sind kugelförmig oder abgeflacht. Das schleimige Sekret reagiert schwach alkalisch, es befeuchtet die Schleimhaut des Scheidenvorhofes.

Der *Kitzler (Clitoris)* besitzt einen eigenen Schwellkörper (Corpus cavernosum clitoridis), der dem Penisschwellkörper beim Mann entspricht, eine Glans clitoridis und eine Vorhaut (Praeputium). Das Gebiet der Clitoris ist sehr dicht mit sensiblen Nervenendigungen besetzt. In der Nähe der Clitoris liegen die *Glandulae vestibulares minores,* deren Sekret ebenfalls in das Vestibulum vaginae abgegeben wird.

Die *kleinen Schamlippen (Labia minora pudendi, Nymphen)* sind Hautduplikaturen mit einer runzeligen Oberfläche. Sie besitzen im Inneren ein derbes Bindegewebsgerüst, das reich an elastischen Fasern, Venengeflechten und sensiblen Nervenendi-

gungen ist; Fettzellen fehlen. Die kleinen Schamlippen sind von mehrschichtigem Plattenepithel überzogen, das nur an der Außenseite leicht verhornt und im übrigen gut pigmentiert ist. An der Innenseite, gegen das Vestibulum zu, sind freie Talgdrüsen vorhanden, Haare und Schweißdrüsen fehlen.

Die *großen Schamlippen (Labia majora pudendi)* sind zwei sagittale Hautwülste, die mit Fettgewebe unterlegt sind. Sie reichen vom Mons pubis bis zur Dammregion und stellen die seitliche Begrenzung der Schamspalte dar. Sie besitzen ein pigmentiertes mehrschichtiges, leicht verhorntes Plattenepithel, Haare, Talgdrüsen, ekkrine und apokrine Schweißdrüsen. Die Lederhaut der großen Schamlippen enthält glatte Muskelzellen. An der Innenseite fehlen die Haare, hier ist auch der Verhornungsgrad des Epithels geringer, und es kommen freie Talgdrüsen vor. Die Schweißdrüsen liegen besonders dicht in der Falte zwischen Labium majus und Labium minus.

**12.6
Placenta (Mutterkuchen)**
Die Placenta (Abb. 92) ist ein Austauschorgan zwischen mütterlichem und fetalem Kreislauf. Daneben hat sie auch endokrine Funktionen. Das Organ bildet sich im Uterus und besteht nur während der Schwangerschaft. Nach der Geburt des Kindes wird die Placenta — im Normalfall spontan — als „Nachgeburt" ausgestoßen.

Aus der befruchteten Eizelle (Zygote) entwickelt sich eine Blastozyste, deren Trophoblast mit der Einnistung (Nidation) in die nach Eintritt der Schwangerschaft entsprechend vorbereitete Gebärmutterschleimhaut (Decidua) beginnt.

Aus diesem Trophoblasten und aus der Decidua bildet sich die Placenta. Das Organ besteht also aus einem fetalen und einem mütterlichen Anteil. Ersterer, die *Pars fetalis,* hat eine feste, gefäßführende Bindegewebsschicht, die *Chorionplatte.* Sie ist zum Fruchtwasser hin durch das einschichtige isoprismatische *Amnionepithel* abgedeckt. Von der anderen Seite entspringen die Zottenstämme, die sich reich verzweigen. Starke Haftzotten ziehen zur Pars materna der Placenta und verankern sich dort.

Die *Zotten* enthalten die fetalen Blutgefäße (Äste der Nabelschnurvene und der Nabelschnurarterien). Sie liegen dicht unter dem Zottenepithel und sind bei größeren Zotten in mehr faseriges, bei kleineren in mehr gallertiges Bindegewebe eingebettet: *Zottenstroma.* In diesem kommen neben Fibroblasten auch Makrophagen (Hofbauer-Zellen) vor.

Die Plazentazotten sind bis zum 4. Monat von zwei getrennten Epithelschichten überzogen:
— Synzytiotrophoblast (oberflächlich gelegen)
— Zytotrophoblast
Der *Zytotrophoblast* ist zu Beginn der Schwangerschaft eine geschlossene Lage von hellen isoprismatischen Zellen, die später Lücken zeigt und teilweise sogar gänzlich verschwindet. Aus den mitotisch sehr aktiven Zytotrophoblastzellen bildet sich der *Synzytiotrophoblast,* welcher die Oberfläche aller Zotten überzieht. Er ist ein Synzytium, d. h. eine einheitliche Zytoplasmamasse mit zahlreichen Kernen, die nicht durch Zellmembranen weiter unterteilt ist. Die Kerne des Synzytiotrophoblasten sind zunächst etwa gleichmäßig verteilt, gruppieren sich aber in den letzten Schwangerschaftsmonaten zu knotigen Anhäufungen. Der Synzytiotrophoblast trägt Mikrovilli an seiner Oberfläche. Das gut anfärbbare Zytoplasma enthält reichlich rauhes und glattes ER, Mitochondrien, Golgi-Felder und Lysosomen sowie mikropinozytotische Vesikel.

Der mütterliche Teil der Placenta *(Pars materna)* besteht aus der Decidua basalis, einer kompakten gefäßführenden Bindegewebsschicht, in welcher man Deziduazellen und Riesenzellen fetaler Herkunft findet. An der Oberfläche und in der Tiefe der Decidua bilden sich im Verlauf der Gravidität *Fibrinoidablagerungen:* Rohr- und Nittabuch-Streifen. Ähnliche Ablagerungen treten auch an den Zotten und an der Chorionplatte auf: Langhans-Streifen. Auf die Decidua basalis lagert sich eine Schicht Trophoblastzellen. Von hier steigen die *Plazentarsepten* auf, die das Organ in 15—20 *Kotyledonen* unterteilen, dabei aber mit der Chorionplatte nicht verbunden sind, so daß über die gesamte Ausdehnung der Placenta ein subchorioidaler Raum freibleibt. Am Boden eines jeden dieser Kotyledonen münden ca. 10 mütterliche Arterien, die ihr Blut frei in den intervillösen Raum abgeben. Das Blut der Mutter umströmt dabei die reich verzweigten Plazentazotten, an denen die Austauschprozesse stattfinden. Nährstoffe und O_2 treten in das Blut des Kindes über. Ausscheidungsprodukte und CO_2 werden an das Blut der Mutter abgegeben. Beide Kreisläufe bleiben streng voneinander getrennt. Die Austauschfläche beträgt etwa 10—15 m². Das mütterliche Blut fließt dann entweder über die Deziduavenen ab, die am Boden des Kotyledons beginnen, oder über den venösen Randsinus der Placenta, welcher durch den subchorioidalen Raum mit jedem Kotyledon in Verbindung steht.

Zusammenfassung

A. Ovar
Weibliche Keimdrüse, Peritonealüberzug an der Außenfläche (einschichtiges kubisches Epithel, Keimdrüsenepithel); Mark: zentra-

ler Bereich mit lockerem Bindegewebe, Blutgefäßen, Lymphgefäßen und Nerven; Rinde: Follikel verschiedener Entwicklungsstadien, eingebettet in ein spinozelluläres Bindegewebe.

Merkmale der Follikelreifungsstadien
a) *Primordialfollikel:*
Eizelle klein, Follikelepithel einschichtig und flach.
b) *Primärfollikel:*
Eizelle vergrößert, Follikelepithel kubisch bis hochprismatisch, aber noch einschichtig.
c) *Sekundärfollikel:*
Weitere Größenzunahme der Eizelle, Ausbildung einer Zona pellucida, Follikelepithel wird mehrschichtig, Auftreten von flüssigkeitsgefüllten Hohlräumen im Epithel.
d) *Tertiärfollikel:*
Die Hohlräume fließen zu einer einheitlichen Follikelhöhle zusammen, gefüllt mit Liquor folliculi; exzentrische Position der Eizelle im Cumulus oophorus, dreischichtiger Aufbau des Follikelepithels: Stratum granulosum, Theca folliculi interna, Theca folliculi externa.
e) *Graaf-Follikel (Sprungreifer Follikel):*
Vergrößerung der Follikelhöhle, Lage dicht unter der Oberfläche, Veränderungen im Cumulus oophorus: allmähliche Lösung der Eizelle.
Nach der Ovulation Bildung eines Gelbkörpers: Corpus luteum menstruationis oder Corpus luteum graviditatis. Nach der Degeneration entsteht ein Corpus albicans.
Die meisten Follikel gelangen nicht zur Sprungreife, sie werden atretisch: Degeneration, Bildung eines Corpus atreticum, Resorption.

B. Tuba uterina
Abschnitte: Ampulle mit Fimbrientrichter, Isthmus, Pars intramuralis. Dreischichtiger Wandbau: Tunica mucosa, Tunica muscularis, Tunica serosa.
Einschichtiges Epithel: Kubische bis hochprismatische Flimmerzellen, sezernierende Zellen, Stiftchenzellen (Degenerationsform), hohe Längsfalten mit Nebenfalten im Epithel (besonders in der Ampulla). Tubeneigene Muskulatur bewirkt peristaltische Bewegungen. Subperitoneale Muskulatur ermöglicht Lageveränderungen gegenüber den Nachbarorganen.

C. Uterus
Abschnitte: Fundus uteri, Corpus uteri, Isthmus uteri, Cervix uteri.
Wandbau: Endometrium, Myometrium (glatte Muskulatur, Hauptmasse des Organs, gefäßreich), Perimetrium, Parametrien.
Das Endometrium ist besonders stark den zyklischen Veränderungen unterworfen. Es enthält in seiner Lamina propria die Uterusdrüsen.
Das *Endometrium* gliedert sich in eine Pars basalis (aus dieser Schicht regeneriert die Schleimhaut) und einer Pars functionalis, in welcher sich die Hauptabschnitte der uterinen Drüsen befinden. Letztere besteht aus einer oberflächlich liegenden Zona compacta und einer Zona spongiosa.

Zyklische Veränderungen im Endometrium

a) *Proliferationsphase:*
Regeneration der Schleimhaut aus der Pars basalis, Proliferation aller Schleimhautanteile (Östrogeneinfluß).

b) *Sekretionsphase:*
Sekretion eines glykogenreichen Schleims durch die uterinen Drüsen, welche in dieser Phase ein sägeblattartiges Aussehen annehmen; starke Durchsaftung der Schleimhaut (Progesteroneinfluß) zur Vorbereitung des Endometriums auf die mögliche Einnistung eines befruchteten Eies.

c) *Desquamationsphase:*
Hormonmangel durch Aufhören der Gelbkörperfunktion, lokale ischämische Schäden in der Schleimhaut, Gefäßrupturen, Abstoßung der nekrotischen Schleimhaut unter Blutungen. Die Pars basalis verbleibt im Uterus.

D. Vagina

Erstreckt sich vom Scheidengewölbe bis zum Scheidenvorhof. Histologischer Bau:

Tunica mucosa: Hohes mehrschichtiges unverhorntes Plattenepithel

Tunica muscularis: Starkes Bindegewebsgerüst mit glatten Muskelzellen.

Tunica adventitia: Bindegewebige Schicht, welche das Organ in das Becken einbaut.

E. Äußere Geschlechtsorgane

Der *Scheidenvorhof* ist von mehrschichtigem unverhorntem Plattenepithel ausgekleidet. In den Vorhof münden die Bartholin-Drüsen.

Der *Kitzler (Clitoris)* besitzt Schwellkörper und ist sehr dicht mit sensiblen Nervenendigungen besetzt.

Die *kleinen Schamlippen* bestehen aus einem Bindegewebsgerüst, das mit mehrschichtigem, pigmentiertem und an der Außenseite leicht verhorntem Plattenepithel überzogen ist.

Die *großen Schamlippen* sind zwei Hautwülste, die mit Fettgewebe unterlegt sind; mehrschichtiges verhorntes Plattenepithel, Haare, Talg- und Schweißdrüsen.

F. Placenta

Austauschorgan zwischen fetalem und mütterlichem Kreislauf während der Schwangerschaft; endokrine Aktivität.

Die Placenta entsteht aus Decidua und Trophoblast und besteht demnach aus mütterlichen und fetalen Anteilen.

Aufbau der Placenta: Chorionplatte mit Amnionepithel; Plazentazotten, welche mit Synzytiotrophoblast und Zytotrophoblast überzogen sind und die fetalen Gefäße enthalten. Decidua basalis, Plazentasepten, Kotyledonen.

Das mütterliche Blut tritt am Boden eines jeden Kotyledons in die Placenta über, durchströmt den intervillösen Raum und fließt über Deziduavenen bzw. über den Randsinus der Placenta wieder ab. An den Zotten finden die Austauschprozesse statt. Mütterlicher und fetaler Kreislauf bleiben streng getrennt.

13
Mamma (Milchdrüse)

Übersicht:

13.1
Mikroskopischer Bau der Milchdrüse

Die weibliche Brustdrüse (Glandula mammaria) ist ein paariges Organ. Sie besteht aus je 15—20 verzweigten Einzeldrüsen von tubuloalveolärem Bau (vgl. Abb. 18, S. 50). Jede dieser Drüsen besitzt einen Ausführungsgang, der an der Brustwarze (Mamilla) mündet.

Binde- und Fettgewebe gliedern den Drüsenkörper in Läppchen. In der laktierenden Mamma (Abb. 93) ist die Drüsenstruktur besonders deutlich zu erkennen: Die Drüsenkörper enthalten dann zahlreiche dicht liegende Endstücke, die je nach Funktionszustand von einem einschichtigen iso- bis hochprismatischen Epithel ausgekleidet sind und von Myoepithelzellen umfaßt werden.

Außer den Endstücken findet man im Drüsengewebe **sekretableitende Strukturen:**

— *Milchgänge (Ductus lactiferi):* Diese gewundenen und stark verzweigten Gänge besitzen ein ein- bis zweischichtiges prismatisches Epithel und eine bindegewebige Lamina propria. Aus den Milchgängen entwickeln sich während der Schwangerschaft die Drüsenendstücke. Die Milchgänge münden in die Milchsäckchen ein.

— *Milchsäckchen (Sinus lactiferi):* Diese weitlumigen Räume (Durchmesser mehrere mm) schließen sich an die Milchgänge kurz vor dem Eintritt in die Brustwarze an.

Abbildung 93:
Laktierende Mamma
(Vergr. 140 x)

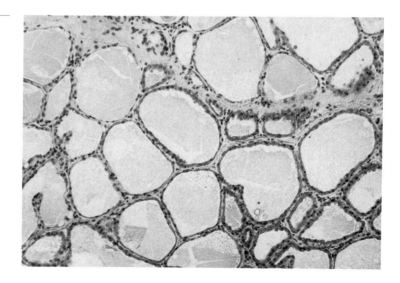

— *Ausführungsgänge:* Sie liegen im Bereich der Brustwarze, gehen aus den Milchsäckchen hervor und haben ein zweischichtiges isoprismatisches Epithel. Ihr Mündungsstück ist erweitert und von mehrschichtigem Plattenepithel ausgekleidet, Muskelfaserbündel sind zwischen den Ausführungsgängen in das Bindegewebe eingeflochten. Sie bewirken die Erektion der Mamillen. Beim Mann ist nur eine rudimentäre Anlage des Drüsenkörpers vorhanden. Sie besteht aus einigen wenig verzweigten Epithelrohren mit soliden Endknospen.

Die Haut der Brustwarze und des Warzenhofes (Areola mammae) ist stark pigmentiert und mit der Unterlage durch Bindegewebspapillen und Epithelzapfen intensiv verbunden. Beim Mann ist die Pigmentierung etwas schwächer. Die Haut des Warzenhofes enthält feine Härchen, Schweißdrüsen und Talgdrüsen sowie besondere Glandulae areolares zur Befeuchtung der Haut. Die Haut der Mamille enthält keine Haare, aber Talgdrüsen und viele sensible Nervenendigungen.

13.2
Histologische Unterschiede in verschiedenen Altersstufen und Funktionszuständen

Neugeborenes. Die Brustwarzen sind noch nicht ausgebildet, eine Pigmentierung ist noch nicht vorhanden. Die Milchgänge sind erst 2- bis 3mal aufgezweigt. Die oberflächlichen Zellen des Milchgangepithels können Fetttröpfchen enthalten (Hexenmilch).

Kind. Die Milchgänge sind wenig verzweigt, Endstücke sind nicht vorhanden. Das bindegewebige Stroma ist sehr dicht.

Mädchen in der Pubertät. Starke Entwicklung des Bindegewebes, welches Form und Größe der Brust bestimmt, aber auch Proliferation der epithelialen Anteile und weitere Verzweigung der Milchgänge. Das Drüsengewebe ist inselartig im faserreichen Stroma verteilt.

Ruhende Drüse der erwachsenen Frau. Verzweigte Milchgänge mit leicht verdickten Enden, welche Proliferationsknospen darstellen, eingebettet in ein zellreiches, feinfaseriges Bindegewebe. Oft sind diese Gänge nur unvollkommen kanalisiert. Zwischen den Parenchymbereichen liegt sehr viel derbfaseriges Bindegewebe. Der Fettkörper ist gut entwickelt. Eigentliche Endstücke sind in der ruhenden Drüse vor der ersten Schwangerschaft nicht vorhanden. Im Gewebe der ruhenden Brustdrüse von Frauen, die geboren haben, findet man dagegen eine unterschiedliche Anzahl von Endstücken, besonders nach mehreren Schwangerschaften. Die Rückbildung ist meist nicht so vollständig, daß wieder der Ausgangszustand vor der ersten Gravidität erreicht würde.

Laktierende Brustdrüse. Unter hormonellem Einfluß beginnt sich die Milchdrüse in der Schwangerschaft zu verändern: Die Milchgänge wachsen und verzweigen sich sehr stark. Alveoläre Endstücke entstehen in großer Zahl. Sie liegen eng aneinander und verdrängen das Bindegewebe immer mehr (Abb. 93).

In den Endstückzellen treten ab 7. und 8. Schwangerschaftsmonat lumennahe gelegene Fetttröpfchen auf. Während der Laktationszeit wechselt das Aussehen dieser Zellen mit dem Funktionszustand. Die Bildung des Sekrets geschieht nicht in allen Endstücken gleichzeitig. Daher sieht man hochprismatische Zellen mit supranukleär eingelagerten Fetten neben flachen Zellen, die eben sezerniert haben.

Die Endstückzellen haben ein reich ausgeprägtes rauhes ER zur Synthese der Milcheiweiße (Kasein, Lactalbumin, Lactoglobulin), welche dann im Golgi-Apparat zu dichten Granula kondensieren und merokrin sezerniert werden. Möglicherweise ist in den Sekretvakuolen auch Milchzucker (Lactose) enthalten. Das Milchfett wandert in großen Tropfen zum apikalen Zellpol und wird apokrin ausgeschleust.

Am Ende der Laktation weiten sich die Endstücke zunächst noch aus: Ein kurzfristiger Sekretstau ist die Ursache. Dann setzt die Rückbildung ein, das Parenchym schwindet, und gleichzeitig nimmt das bindegewebige Stroma wieder zu.

Senium. Nach dem Klimakterium bildet sich das Drüsenparenchym bis auf eine geringe Anzahl von Milchgängen zurück, die in einem faserreichen Stroma liegen.

Zusammenfassung

Die Mamma (Milchdrüse) ist ein paariges Organ; je 15—20 verzweigte Einzeldrüsen (tubuloalveolär) mit eigenem Gangsystem, Läppchengliederung der Drüse.

Endstücke sind im wesentlichen nur in der laktierenden Mamma vorhanden, iso- bis hochprismatisches Epithel, Myoepithelzellen.

Milchgänge (Ductus lactiferi): Gewunden, verzweigt, ein- bis dreischichtiges prismatisches Epithel, aus Proliferationsknospen an ihren Enden entwickeln sich während der Schwangerschaft die Endstücke. Sie gehen über in Milchsäckchen (Sinus lactiferi), weitlumige Räume, aus denen im Bereich der Brustwarze (Mamille) die Ausführungsgänge hervorgehen.

Laktierende Mamma: Zahlreiche, stark verzweigte Milchgänge und eng aneinanderliegende alveoläre Endstücke verdrängen das Bindegewebe immer mehr.

Nicht laktierende Mamma: Verzweigte Milchgänge mit leicht verdickten Enden (Proliferationsknospen) liegen in einem zell- und faserreichen Bindegewebe.

Der Mann besitzt nur eine rudimentäre Drüsenanlage.

14
Männliche Geschlechtsorgane

Übersicht:

14.1
Hoden (Testis)

14.1.1
Tunica albuginea — Epiorchium — Lobuli testis

Das Hodenparenchym wird von einer derben, bindegewebigen Kapsel, der *Tunica albuginea,* umschlossen, die außen von einem dünnen Serosaüberzug (*Epiorchium*) überzogen wird.

Von der Tunica albuginea verlaufen Bindegewebssepten auf einen zentral im Hoden gelegenen Bindegewebsstrang, das *Mediastinum testis,* zu. Dadurch wird das Hodenparenchym in mehrere Hundert pyramidenförmige Bezirke, die *Hodenläppchen (Lobuli testis),* unterteilt (Abb. 94).

Jedes Hodenläppchen enthält 2 — 4 gewundene Samenkanälchen *(Tubuli seminiferi contorti).* Jedes dieser stark gewundenen

Tubuli ist 30 — 70 cm lang und besitzt einen Durchmesser von 200 — 300 µm.

14.1.2
Intertubuläre Areale

Zwischen den Tubuli seminiferi contorti liegen im lockeren Bindegewebe die *Leydig-Zwischenzellen,* Blut- und Lymphgefäße und Nerven. Die Leydig-Zwischenzellen liegen einzeln oder in Gruppen. Sie besitzen große kugelige Kerne, ein stark entwickeltes glattes endoplasmatisches Reticulum sowie Mitochondrien vom Tubulustyp.

Durch Stimulierung mit LH (= Luteinisierendes Hormon) aus der Hypophyse werden die Leydig-Zwischenzellen zur Produktion von *männlichen Geschlechtshormonen (Androgenen)* angeregt, die für die Aufrechterhaltung der Spermatogenese, die Ausbildung der sekundären Geschlechtsmerkmale und für die Funktion der akzessorischen

Abbildung 94:
Gangsystem von Hoden und Nebenhoden (Schemazeichnung)

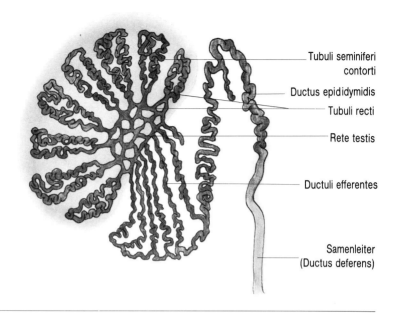

Tubuli seminiferi contorti

Ductus epididymidis

Tubuli recti

Rete testis

Ductuli efferentes

Samenleiter (Ductus deferens)

Abbildung 95:
Keimepithel der Tubuli seminiferi contorti.
1 Sertoli-Zelle; 2 Spermatogonien; 2a mitotische Teilung einer Spermatogonie; 3 Spermatozyten I. Ordnung; 4 Spermatozyten II. Ordnung; 5 rundkernige Spermatiden; 6 elongierte Spermatiden; 7 Spermien

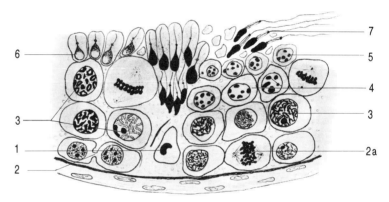

Geschlechtsdrüsen essentiell sind. Nicht selten beobachtet man im Zytoplasma der Leydig-Zwischenzellen Proteinkristalle (Reinke-Kristalle), deren funktionelle Bedeutung unklar ist.

14.1.3
Bau der Tubuli seminiferi contorti

Das Epithel der Tubuli seminiferi contorti (Abb. 95) besteht aus:
— Sertoli-Zellen (Stützzellen)
— Keimzellen
— Membrana propria, die außen das Keimepithel umfaßt.

14.1.3.1 Sertoli-Zellen. Die Sertoli-Zellen sitzen der Basallamina breitbasig auf und ziehen durch das gesamte Keimepithel bis zum Lumen der Tubuli seminiferi contorti. Sie entsenden schlanke Fortsätze zwischen die verschiedenen Generationen der Keimzellen und füllen die Räume zwischen den Keimzellen mehr oder weniger vollständig aus.

Die Sertoli-Zellen besitzen einen hellen, birnenförmigen, in der Regel basal liegenden Kern, der einen auffallenden Nucleolus aufweist.

Die funktionelle Bedeutung der Sertoli-Zellen liegt in ihrer *Stütz- und Ernährungsfunktion* für die Keimzellen. Charakteristische Zellverbindungen zwischen benachbarten Sertoli-Zellen bilden die wichtigste Komponente der sogenannten Blut-Hoden-Schranke. Die *Blut-Hoden-Schranke* stellt eine Diffusionsbarriere dar zwischen dem basalen Anteil des Tubulus, der die Spermatogonien beinhaltet, und dem adluminalen Anteil, in dem ein ganz spezifisches Milieu für die Meiose und die Spermatidendifferenzierung geschaffen wird. Eine weitere Funktion der Sertoli-Zellen ist die Sekretion der intratubulären Flüssigkeit, die reich an Ionen, Inositol und Glutamat sowie an „androgen binding protein" und Inhibin ist. In dieser Flüssigkeit sind die ausdifferenzierten Spermien suspendiert und werden durch Kontraktionen der peritubulären Zellen passiv nebenhodenwärts transportiert.

14.1.3.2 Keimzellen — Spermatogenese.
Zwischen den Sertoli-Zellen liegen innerhalb des Tubulusepithels die geschichteten Generationen der Keimzellen (Abb. 95), und zwar so, daß die indifferenten Stammzellen, die *Spermatogonien,* ganz basal anzutreffen sind, während die reifen Samenzellen in das Lumen der Tubuli entlassen werden.

Die Teilungs- und Differenzierungsprozesse (Spermatogenese), die sich an den Keimzellen abspielen, während sie von basal nach zentral vorgeschoben werden, lassen sich in drei Phasen unterteilen:
— Spermatozytogenese
— Meiose
— Spermiogenese (Spermiohistogenese)
Der Zeitraum, der für die Entwicklung einer Spermatogonie zu einer Samenzelle benötigt wird, beträgt ca. 60 Tage.

Spermatozytogenese. Die Phase umfaßt die Vermehrung der Spermatogonien bis hin zur Entstehung der Spermatozyten I. Ordnung.

A-Spermatogonien stellen eine Population von Stammzellen dar, die der Basallamina unmittelbar aufsitzen. Ihr Kern ist meistens queroval. Nach mitotischer Teilung der A-Spermatogonien bleibt die eine Tochterzelle an der Basallamina als neue Stammzelle zurück. Die andere entwickelt sich zu einer *B-Spermatogonie,* die sich anschließend noch mehrmals mitotisch teilt,

bis ein Clon von B-Spermatogonien gebildet ist. Die Spermatogonien eines Clons stehen durch zytoplasmatische Brücken miteinander in Verbindung. Diese Verbindung der Keimzellen bleibt auch während der weiteren Entwicklung bis hin zu den Spermatiden bestehen. Dies erlaubt eine synchrone Entwicklung der Keimzellen. Durch mitotische Teilung gehen aus der letzten Generation von B-Spermatogonien die Spermatozyten I. Ordnung hervor.

Meiose. Die *Spermatozyten I. Ordnung* unterscheiden sich unmittelbar nach ihrer Entstehung kaum von ihren Vorläufern. Sie machen zunächst eine Wachstumsperiode durch, bei der auch ihr DNS-Gehalt verdoppelt wird. Die Spermatozyten I. Ordnung treten dann in die *1. Reifeteilung* ein. Die Prophase der 1. Reifeteilung dauert längere Zeit — ca. 22 Tage. Während der Prophase wird durch „crossing over" ein Austausch des genetischen Materials zwischen den homologen mütterlichen und väterlichen Chromosomen durchgeführt. Am Ende der Prophase schwindet die Kernmembran, und die anschließenden Phasen der 1. Reifeteilung (Meta-, Ana-, Telophase) verlaufen sehr rasch. Im Unterschied zu einer normalen Zellteilung teilen sich bei der 1. Reifeteilung die Zentromeren der Chromosomen nicht. In der Anaphase wandert daher je eines der beiden homologen Chromosomen eines Chromosomenpaares zu den gegenüberliegenden Zellpolen.

Als Resultat der 1. Reifeteilung entstehen die *Spermatozyten II. Ordnung,* Zellen, die nur mehr einen *haploiden Chromosomensatz* besitzen. Diese Spermatozyten II. Ordnung sind mit ihren jeweils 23 Chromosomen nicht erbgleich. 50% der Spermatozyten II. Ordnung besitzen ein X-Chromosom, 50% ein Y-Chromosom.

Die *Spermatozyten II. Ordnung* treten sehr rasch in die 2. Reifeteilung ein und sind daher im normalen histologischen Präparat relativ schwer zu identifizieren. Die 2. Reifeteilung erfolgt in der Art einer normalen Mitose. Ihr Ergebnis sind die *Spermatiden,* die einen haploiden Chromosomensatz mit entsprechendem DNS-Gehalt aufweisen. Aus einer Spermatozyte I. Ordnung mit einem diploiden Chromosomensatz sind damit 4 haploide Spermatiden entstanden.

Spermiogenese (Spermiohistogenese). Im Verlauf der Spermiogenese wird die zunächst rundkernige Spermatide in das hochspezialisierte Spermium umgewandelt. Die komplizierte Umgestaltung ist notwendig, damit die Samenzellen die Fähigkeit erhalten, durch eigene Beweglichkeit die Eizelle aufzusuchen und in sie einzudringen. Im Verlauf der Spermiogenese streckt sich die anfangs runde Spermatide beträchtlich. Das Chromatin des Kerns kondensiert und bildet den speziestypisch ausgebildeten Spermienkopf. Aus dem Golgi-Apparat bildet sich die Kopfkappe (Akrosom), die die vorderen zwei Drittel des Kerns bedeckt. Aus dem distalen Zentriol wächst der ca. 50 μm lange Schwanzfaden aus, der eine typische „9x2 + 2-Struktur" aufweist. Um seinen Anfangsabschnitt (Mittelstück) ordnen sich die Mitochondrien spiralenförmig an. Die morphologisch ausdifferenzierten Spermien werden dann von den Sertoli-Zellen, die sie während der Spermiogenese eng umschließen, in das Lumen der Tubuli seminiferi contorti abgegeben.

Spermium. Die ca. 60 μm langen Spermien lassen lichtmikroskopisch einen birnenförmigen *Kopf* (5 × 3 × 1 μm), einen kurzen *Halsabschnitt,* ein *Mittelstück* (mit Mitochondrien) sowie ein *Haupt-* und *Endstück* erkennen (Abb. 96a, S. 212). Mittelstück, Haupt- und Endstück werden zusammen als *Spermienschwanz* bezeichnet. Aufgrund der kleinen Dimensionen wird die genaue Morphologie der Samenzellen erst im Elektronenmikroskop erkennbar (Abb. 96b).

Der *Kopf* enthält, wie erwähnt, den stark kondensierten Zellkern mit seinem haploiden Chromosomensatz. Der Spermienkopf erscheint in der Aufsicht oval, vom Profil her birnenförmig. Das *Akrosom,* das seine vorderen zwei Drittel umgibt, enthält eine Reihe von hydrolytischen Enzymen (unter anderem Hyaluronidase und Akrosin), die für das Durchdringen der Eihüllen (Corona radiata und Zona pellucida) und für das Eindringen der Spermien in die Eizelle wichtig sind.

Der *Spermienhals* ist ein bewegliches Gelenkstück zwischen Kopf und Schwanz und enthält das proximale Zentriol. Dieses Zentriol wird nach der Befruchtung für die erste Teilung der Zygote benötigt, weil die Eizelle kein eigenes Zentriol enthält.

Das ca. 7 μm lange *Mittelstück* beinhaltet im Zentrum das Axonema, das wie auch andere Kinozilien eine typische „9 x 2 + 2-Struktur aufweist, d. h., die 2 zentralen Mikrotubuli werden von 9 Paaren von Mikrotubuli peripher umgeben. Dieses Axonema wird außen von 9 Mantelfasern begleitet. Um die Mantelfasern sind die Mitochondrien spiralenförmig angeordnet. Das Mittelstück endet mit dem Schlußring, der verhindert, daß sich die Mitochondrien weiter nach distal verlagern können.

Das *Hauptstück* macht den größten Anteil des Spermienschwanzes aus. Unter der Plasmamembran, die das ganze Spermium umhüllt, liegt hier eine Faserscheide. Sie besteht aus einer dorsalen und einer ventralen Längsleiste, welche seitlich durch eine Vielzahl von rippenförmigen Strukturen verbunden werden.

Im *Endstück* gibt es keine Faserscheide und keine Mantelfasern mehr. Das Axonema wird lediglich von der Zellmembran bedeckt. Am Ende des Schwanzes spaltet sich das Axonema in 20 einzelne Mikrotubuli auf.

14.1.3.3 Membrana propria. Die Membrana propria bildet die Wand der Samenkanälchen. Sie besteht aus der Basalmembran, der das Keimepithel aufsitzt, kollagenen, elastischen und retikulären Fasern sowie aus mehreren Lagen von kontraktilen Zellen, die auch als peritubuläre Zellen bezeichnet werden.

**14.1.4
Intratestikuläre samenleitende Wege**
Die Tubuli seminiferi contorti werden über ein relativ gerade verlaufendes Kanalstück, die Tubuli recti, an das Hohlraumsystem des Rete testis angeschlossen.

**14.2
Nebenhoden (Epididymis)**

**14.2.1
Ductuli efferentes**
Am Nebenhoden lassen sich der Nebenhodenkopf, der Nebenhodenkörper und der Nebenhodenschwanz makroskopisch unterscheiden. Die aus dem Rete testis hervorge-

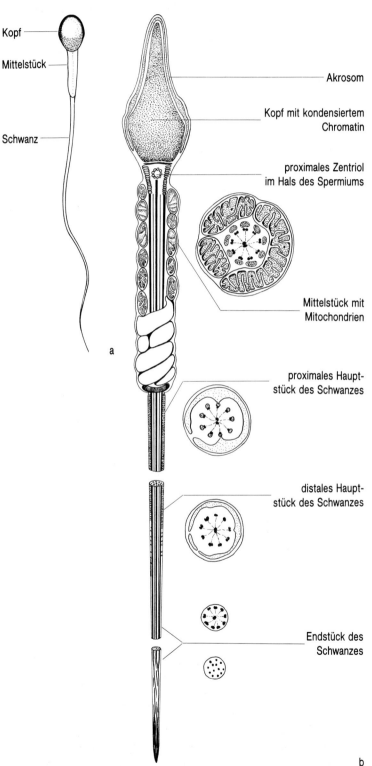

Kopf

Mittelstück

Schwanz

a

Abbildung 96:
Aufbau des Spermiums
(Schemazeichnung).
a) Übersicht;
b) Elektronenmikroskopi-
scher Bau

Akrosom

Kopf mit kondensiertem
Chromatin

proximales Zentriol
im Hals des Spermiums

Mittelstück mit
Mitochondrien

proximales Haupt-
stück des Schwanzes

distales Haupt-
stück des Schwanzes

Endstück des
Schwanzes

b

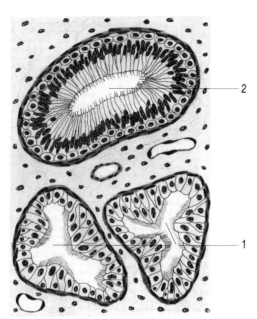

Abbildung 97:
Querschnitt durch zwei Ductuli efferentes (1) und durch den Ductus epididymidis (2)

henden 8—20 *Ductuli efferentes* (Abb. 97) bilden einen großen Anteil des Nebenhodenkopfes. Die Wandung der Ductuli efferentes besteht aus einem unterschiedlich hohen, mehrreihigen Epithel. Dieses Epithel besteht aus den resorptiv tätigen Hauptzellen, Zellen mit apikalen Kinozilien (Flimmerzellen) und kleinen Basalzellen. Die Kinozilien der Flimmerzellen dürften für den Weitertransport der noch nicht vorwärtsbeweglichen Spermienzellen eine Rolle spielen. An die Basallamina des Epithels schließt sich nach außen hin eine dünne Schicht modifizierter glatter Muskelzellen an. Vom Epithel der Ductuli efferentes und vom Anfangsabschnitt des Nebenhodenkanals werden mehr als 90 % der testikulär gebildeten Flüssigkeit rückresorbiert.

14.2.2
Ductus epididymidis
Die Ductuli efferentes münden in den eigentlichen Nebenhodenkanal, den *Ductus epididymidis* (Abb. 97), der beim Menschen ca. 4 m lang ist. Der Ductus epididymidis trägt ein zweireihiges hochprismatisches Epithel, das sich aus den schlanken, lange

Mikrovilli (Stereozilien) tragenden Hauptzellen und den kleinen Basalzellen aufbaut. Die Höhe des Epithels wird nach distal hin deutlich geringer. Die Weite des Kanallumens und die Stärke der glatten Muskelschicht, die den Ductus epididymidis außen umgibt, nimmt dagegen kaudalwärts stark zu.

Der Nebenhoden ist ein multifunktionelles Organ. Durch aktive Sekretions- und Resorptionsprozesse wird in den einzelnen Gangabschnitten ein spezifisches Mikromilieu geschaffen, das für die funktionelle Ausreifung der Samenzellen (epididymale Spermienreifung) wichtig ist. Der Nebenhodenschwanz dient als Spermienspeicher, in dem die Samenzellen bei relativ hoher Temperatur (32°C) lange Zeit überleben können.

14.3
Samenleiter (Ductus deferens)

Der Samenleiter bildet die Fortsetzung des Nebenhodenkanals. Er verläuft im Bindegewebe des Samenstranges (Funiculus spermaticus) gemeinsam mit den Gefäßen, die den Hoden und den Nebenhoden versorgen (Arteria testicularis, Plexus pampiniformis, Lymphgefäße, Plexus testicularis), und mit dem Musculus cremaster.

Die Schleimhaut (Tunica mucosa) des Samenleiters liegt in Falten, so daß der Ductus deferens im Querschnitt ein sternförmiges Lumen aufweist. Das Epithel des Samenleiters ist zweireihig hochprismatisch und setzt sich aus langen, schlanken Zellen mit Stereozilien und kleinen Basalzellen zusammen. Die niedrigen Stereozilien verschwinden am Ende des Ductus deferens. Der bindegewebige Anteil der Schleimhaut, die Lamina propria mucosae, ist reich an elastischen Fasern. An die Schleimhaut schließt sich eine dicke Schicht von spiralig angeordneten glatten Muskelzellen an. Diese Muskulatur wird vom autonomen Nervensystem reichlich versorgt. Die Muskulatur des Samenleiters wirkt bei der Ejakulation nach der Art einer Saug-Druck-Pumpe und ermöglicht das plötzliche Freisetzen der Spermien.

Vor dem Eintritt in die Prostata erweitert sich der Samenleiter zur Ampulle. Nach der Ampulle folgt der enge Ductus ejaculatorius. Er durchsetzt das Drüsengewebe der Prostata und mündet im Bereich des Colliculus seminalis in die Harnröhre.

14.4
Akzessorische Geschlechtsdrüsen

14.4.1
Bläschendrüse (Glandula vesicularis)
Die paarigen Bläschendrüsen liegen an der Hinterwand der Harnblase. Sie sind ca. 15−20 cm groß. Von einem weiten zentralen Gang aus senken sich kleine tubulöse Drüsen in das Bindegewebe. Das Drüsenepithel ist in der Regel zweireihig und je nach Funktionszustand iso- bis hochprismatisch. Die Samenblasen bilden unter anderem Fructose, die dem Seminalplasma beigemengt wird und im Energiestoffwechsel der Spermien eine wichtige Rolle spielt.

14.4.2
Vorsteherdrüse (Prostata)
Die etwa kastaniengroße Prostata umfaßt den Hals der Harnblase. Sie setzt sich aus ca. 40−50 tubuloalveolären Drüsen zusammen (Abb. 98), die in ein Stroma eingebettet sind, das viele glatte Muskelzellen enthält.

Das Drüsenepithel ist zweireihig iso- bis hochprismatisch und setzt sich aus den sezernierenden Hauptzellen und den kleinen Basalzellen zusammen. Das alkalische Sekret der Prostata enthält Enzyme (saure Phosphatase, Proteasen etc.) und weist einen relativ hohen Gehalt an Zink auf. Das Prostatasekret wird bei der Ejakulation dem Sperma beigemengt und soll einerseits die Motilität der Spermien entfachen und

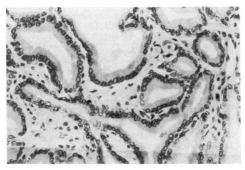

Abbildung 98:
Prostatadrüsen (Hund)

andererseits einen Schutz der Samenzellen vor dem sauren Vaginalmilieu bewirken.

14.4.3
Cowper-Drüse (Glandula bulbourethralis)
Die Cowperschen Drüsen sind etwa erbsengroße Drüsen, die beiderseits des Bulbus penis liegen. Als echte Schleimdrüsen produzieren sie ein fadenziehendes, Sialomucin-haltiges Sekret. Dieses wird bei sexueller Erregung in die Urethra abgegeben und bereitet die Harnsamenröhre auf die Ejakulation vor.

14.5
Penis (männliches Glied)

Der Penis besitzt zwei dorsal gelegene zylindrische *Schwellkörper*, die *Corpora cavernosa penis*, und einen ventral gelegenen, das *Corpus spongiosum*, der die Urethra umfaßt. Diese Schwellkörper werden von der dehnbaren Fascia penis umschlossen und außen von einer dünnen, verschieblichen Haut überzogen. Die Corpora cavernosa penis und das Corpus spongiosum sind in Bau und Funktion unterschiedlich.

Die *Corpora cavernosa* besitzen eine straffe Bindegewebshülle, die ein Schwammwerk aus glatten Muskelzellen, elastischen und kollagenen Fasern umfaßt und in dem sich zahlreiche, von Endothel begrenzte Räume (Kavernen) befinden. Diese werden von den stark geschlängelt verlaufenden Rankenarterien (Äste der Arteria profunda penis) versorgt. Bei nicht erigiertem Penis werden diese Kavernen nur von wenig Blut durchströmt, da die Hauptmenge des zufließenden Blutes den Weg über arteriovenöse Anastomosen nimmt. Bei Versteifung des Gliedes werden diese arteriovenösen Anastomosen so beeinflußt, daß sich nun das Blut der Rankenarterien in die Kavernen ergießt. Gleichzeitig wird der venöse Abfluß durch die bei Vergrößerung des Penis auftretende zunehmende Spannung der Tunica albuginea gedrosselt. Der Verschluß der Arteria profunda penis bewirkt die Erschlaffung des erigierten Penis.

Das *Corpus spongiosum* umschließt die Urethra und geht in den Schwellkörper der Eichel (Glans penis) über. Dieses urethrale Schwellgewebe besteht aus anastomosierenden Venen, deren Volumenänderung bei der Erektion nur gering ist. Dadurch wird das Corpus spongiosum bei der Versteifung des Penis nur wenig komprimiert, und die Harnsamenröhre bleibt für den Durchtritt des Spermas bei der Ejakulation gut durchgängig.

Die *Eichel* trägt an ihrer Oberfläche ein mehrschichtiges, nicht verhorntes Plattenepithel. Die abgeschilferten Epithelzellen bilden zusammen mit dem Sekret der zahlreichen, im Bindegewebe des Koriums gelegenen Talgdrüsen das Smegma. Sensible Tastkörperchen und freie Nervenendigungen finden sich in großer Zahl im Epithel und Bindegewebe der Glans penis und der Vorhaut.

Zusammenfassung

A. Hoden

Bindegewebige *Tunica albuginea* mit Epiorchium.

Bindegewebssepten (Septula testis) teilen das Hodenparenchym in Läppchen (Lobuli testis).

Intertubuläre Areale enthalten die *Leydig-Zwischenzellen* (Testosteronproduktion).

Tubuli seminiferi contorti: Das Keimepithel besteht aus Stützzellen (Sertoli-Zellen) und Keimzellen (Spermatogonien, Spermatozyten, Spermatiden, Spermien). Außen wird das Keimepithel von der kontraktilen Membrana propria umgeben.

Spermatogenese

Spermatozytogenese: Mitotische Vermehrung der Spermatogonien bis zur Entstehung der Spermatozyten I. Ordnung.

Meiose: Reifeteilung. Als Resultat der in zwei Schritten erfolgenden Meiose entstehen die haploiden Spermatiden.

Spermiogenese: Umformung der rundkernigen Spermatiden zu den hochdifferenzierten Spermien.

Spermium: Kopf (haploider Kern), Hals, Mittelstück, Hauptstück, Endstück.

B. Nebenhoden (Epididymis)

Kopf — Körper — Schwanz.

Im Kopf liegen die Ductuli efferentes, die ein gebuchtetes Epithel aufweisen. Der größte Teil des Nebenhodens wird vom eigentlichen Nebenhodenkanal (Ductus epididymidis) eingenommen. Der Ductus epididymidis besitzt ein zweireihiges, hochprismatisches Epithel mit Stereozilien. Funktionen des Nebenhodens: Spermienreifung und Spermienspeicherung.

C. Samenleiter (Ductus deferens)

Der Samenleiter besitzt ein zweireihiges, hochprismatisches Epithel mit niedrigen Stereozilien. An eine dünne Bindegewebsschicht schließt sich eine dicke Lage von spiralig angeordneten glatten Muskelzellen an. Der Endabschnitt des Samenleiters ist zur Ampulla ductus deferentis erweitert.

D. Akzessorische Geschlechtsdrüsen

Bläschendrüse: Paarige Drüsen, an der Hinterwand der Harnblase gelegen; bilden Fructose.

Vorsteherdrüse (Prostata): Setzt sich aus 40—50 tubuloalveolären Einzeldrüsen zusammen; zweireihiges hochprismatisches Epithel; im Stroma liegen viele glatte Muskelzellen; das Sekret der Prostata ist reich an saurer Phosphatase und an Zink.

Cowper-Drüsen (Glandulae bulbourethrales): Schleimdrüsen, an der Bildung des Vorsekrets beteiligt.

E. Penis

Eine feste bindegewebige Tunica albuginea umgibt die Schwellkörper; zwei dorsal gelegene Schwellkörper (Corpora cavernosa penis); ventral um die Urethra: Corpus spongiosum, setzt sich in die Eichel (Glans penis) fort.

15
Zentrales Nervensystem

Übersicht:

15.1
Gehirn (Cerebrum)

Der komplizierte Aufbau des Zentralnervensystems kann nur an Hand einiger Beispiele in den Grundzügen erklärt werden.

15.1.1
Makroskopische Übersicht

Am Gehirn können makroskopisch 5 Abschnitte unterschieden werden (Abb. 99, S. 218):

— *Verlängertes Mark (Medulla oblongata)*
— *Hinterhirn (Metencephalon)* mit Brücke und Kleinhirn
— *Mittelhirn (Mesencephalon)* mit der Vierhügelplatte, der Haube und den beiden Hirnschenkeln
— *Zwischenhirn (Diencephalon)* mit Thalamus, Hypothalamus, Epiphyse und Mammilarkörper
— *Endhirn (Telencephalon),* mit den beiden Großhirnhälften (Hemisphären) mit ihrer Rinde (Cortex), dem Marklager, den Stammganglien und dem Riechhirn (Rhinencephalon)

15.1.2
Hirnhöhlen (Ventrikel)

In den zentralen Abschnitten des Gehirns und zwischen Medulla oblongata und Kleinhirn liegt ein System von Hohlräumen (Ventrikel), die mit Hirnliquor gefüllt sind. Das Ventrikelsystem des Gehirns (Abb. 99) setzt sich aus folgenden Anteilen zusammen:

— 2 Seitenventrikel in den Hemisphären des Endhirns
— III. Ventrikel im Zwischenhirn
— Aquädukt im Mittelhirn
— IV. Ventrikel, der im Hinterhirn und im verlängerten Mark gelegen ist.

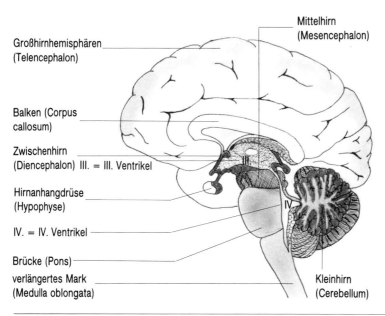

Mittelhirn
(Mesencephalon)

Großhirnhemisphären
(Telencephalon)

Balken (Corpus
callosum)

Zwischenhirn
(Diencephalon) III. = III. Ventrikel

Hirnanhangdrüse
(Hypophyse)

IV. = IV. Ventrikel

Brücke (Pons)

verlängertes Mark
(Medulla oblongata)

Kleinhirn
(Cerebellum)

Abbildung 99:
Längsschnitt durch das
Gehirn

Im dünnen Dach der Ventrikel liegt ein *Adergeflecht (Plexus chorioideus)*, der den *Liquor cerebrospinalis*, der das Ventrikelsystem füllt, sezerniert. Die Wandauskleidung der Ventrikel wird von einer Schicht iso- bis hochprismatischer modifizierter Gliazellen *(Ependymzellen* Abb. 50, S. 116) gebildet.

15.1.3
Mikroskopischer Aufbau der Großhirnrinde

Im Unterschied zum Rückenmark liegt im Gehirn die *graue Substanz außen*, die *weiße Substanz* innen. Die oberflächliche graue Substanz bildet in den Hemisphären die 2—5 mm dicke *Rinde (Cortex)*, an die sich innen die *weiße Substanz (Mark)* anschließt.

Die Großhirnrinde setzt sich aus unterschiedlich geformten Nervenzellen, zahlreichen markhaltigen und wenigen marklosen Nervenfasern sowie Gliagewebe zusammen. Die weiße Substanz enthält keine Nervenzellen, sondern besteht im wesentlichen aus markhaltigen Nervenfasern und Gliazellen.

Die Nervenzellen der Großhirnrinde sind in horizontal orientierten Lagen angeordnet. Für große Teile der Großhirnrinde *(Neocortex)* ist ein sechsschichtiger Aufbau typisch. Diese Bereiche werden als *Isocortex* bezeichnet und dem einfacher gebauten

und phylogenetisch älteren Allocortex gegenübergestellt. Zum *Allocortex* zählen z. B. die Area olfactoria, der Hippocampus und der Gyrus dendatus. In diesen Arealen ist die Rinde nur dreischichtig.

15.1.3.1 Ganglienzellen der Großhirnrinde. Der Grundtyp des Isocortex zeigt von außen nach innen folgenden **Schichtenbau** (Abb. 100):
— *Molekularschicht (Lamina molecularis):* Zwischen zahlreichen Gliazellen, vornehmlich Astrozyten (vgl. Abb. 45), liegen nur wenige, kleine Ganglienzellen, die mit ihren Fortsätzen ein tangential ausgerichtetes Flechtwerk von Fasern bilden.
— *Äußere Körnerschicht (Lamina granularis externa):* Hier liegen dicht gelagert kleine, multipolare Nervenzellen, unter anderem auch kleine Pyramidenzellen.
— *Äußere Pyramidenschicht (Lamina pyramidalis externa):* Sie ist durch das Vorkommen kleiner bis mittelgroßer (40 µm) Pyramidenzellen charakterisiert.
— *Innere Körnerschicht (Lamina granularis interna):* Sie variiert in den einzelnen Arealen des Cortex stark in ihrer Ausdehnung und setzt sich aus zahlreichen

Abbildung 100:
Schichtenbau der Großhirnrinde (nach BRODMANN).
1 Molekularschicht; 2 äußere Körnerschicht; 3 äußere Pyramidenschicht; 4 innere Körnerschicht; 5 innere Pyramidenschicht; 6 Spindelzellschicht

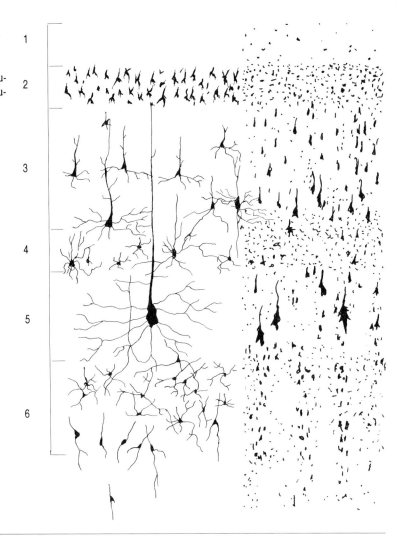

kleinen, ungleichmäßig geformten Nervenzellen (Körnerzellen) zusammen.

— *Innere Pyramidenschicht (Lamina pyramidalis interna):* Typisch für diese Rindenschicht ist das Auftreten von großen Pyramidenzellen. Im Bereich der motorischen Rindenfelder (Gyrus praecentralis) liegen bis zu 120 µm lange und bis zu 80 µm breite Betz-Riesenpyramidenzellen.

— *Spindelzellschicht (Lamina multiformis):* Diese Schicht enthält unterschiedlich gestaltete, häufig spindelförmige Nervenzellen. Die Grenze zur darunterliegenden Marksubstanz ist nur unscharf ausgebildet.

15.1.4
Nervenfasern des Marklagers
Die Nervenfasern der unter der Rinde gelegenen weißen Substanz (Marklager) lassen sich in drei Kategorien unterteilen:
— Projektionsfasern
— Assoziationsfasern
— Kommissurfasern

Projektionsfasern verbinden sowohl afferent als auch efferent die Großhirnrinde mit den tiefer gelegenen grauen Zentren von Gehirn und Rückenmark.

Assoziationsfasern machen den Hauptanteil der weißen Substanz aus. Sie verbinden benachbarte Windungen ebenso wie entferntere Rindenzentren miteinander.

Kommissurfasern verbinden die beiden Hemisphären miteinander.

15.1.5
Basalganglien

Unter Basalganglien versteht man graue Kernmassen (= Ansammlung von Nervenzellen) innerhalb der weißen Marksubstanz. Wichtige graue Kerne des Endhirns sind der Schwanzkern (Nucleus caudatus) und der Schalenkern (Putamen). Diese beiden stellen die oberste Befehlszentrale der extrapyramidalen Motorik dar und sind an der Regelung der Muskelspannung maßgeblich beteiligt.

15.2
Kleinhirn (Cerebellum)

15.2.1
Makroskopischer Überblick

Das Kleinhirn liegt in der hinteren Schädelgrube und ist über die drei Kleinhirnstiele mit dem Hirnstamm verbunden. Seine Oberfläche ist durch zahlreiche schmale und querverlaufende Windungen (Folia) gekennzeichnet, die eine beträchtliche Oberflächenvergrößerung bedingen. Die beiden *Kleinhirnhemisphären* sind durch einen schmalen mittleren Anteil, der als *Wurm (Vermis)* bezeichnet wird, miteinander verbunden.

Der Schnitt durch das Kleinhirn läßt eine Unterteilung in eine äußere, Ganglienzellen enthaltende, ca. 1 mm dicke *graue Rinde (Substantia corticalis)* und in ein vorwiegend aus markhaltigen Nervenfasern bestehendes *Mark* zu. Die zentrale Marksubstanz zweigt sich in Form von *Markblättern (Laminae medullares)* peripherwärts weiter auf. Im zentralen Anteil des Marks liegen Ansammlungen von Nervenzellen, die als Kleinhirnkerne bezeichnet werden.

15.2.2
Mikroskopischer Aufbau der
Kleinhirnrinde

Die Kleinhirnrinde weist 3 Schichten auf. Von außen nach innen folgen (Abb. 101a):
— Molekularschicht
— Schicht der Purkinje-Zellen (Stratum gangliosum)
— Innere Körnerzellschicht (Stratum granulosum).

15.2.2.1 Molekularschicht. Die Nervenzellen der Molekularschicht lassen sich in große Korbzellen und kleine Sternzellen unterteilen. Die Sternzellen bilden Assoziationsverbindungen innerhalb der Schicht. Die Neuriten der Korbzellen enden an den großen Zellkörpern der Purkinje-Zellen.

15.2.2.2 Purkinje-Zell-Schicht. Die großen Purkinje-Zellen sind die besonders charakteristischen Zellen des Kleinhirns (Abb. 46b u. 101b). Ihre Dendriten bilden in der darüber gelegenen Molekularschicht *spalierbaumartige* Verzweigungen. Dabei steht das Dendritenbäumchen senkrecht zum Windungsverlauf. Die Neuriten verlaufen markwärts und enden in den Kleinhirnkernen. Die Purkinje-Zellen sind die einzigen Ganglienzellen, die efferente Impulse von der Kleinhirnrinde leiten.

15.2.2.3 Innere Körnerschicht. Sie ist durch dicht gelagerte, rundkernige Nervenzellen (*Körnerzellen*) gekennzeichnet. Die Dendriten der Körnerzellen bilden zahlreiche Synapsen mit afferenten Neuriten (Moosfasern). Die Neuriten der Körnerzellen ziehen nach oben in die Molekularschicht. Dort spalten sie sich T-förmig auf und bilden Synapsen mit den Dendriten der Purkinje-Zellen und Korbzellen.

15.3
Rückenmark (Medulla spinalis)

15.3.1
Makroskopische Übersicht

Das etwa 45 cm lange, querovale Rückenmark erstreckt sich vom Foramen magnum des Schädels bis auf Höhe des 1. oder 2. Lendenwirbels. An seiner Außenseite wird das Rückenmark von der harten Rückenmarkshaut (*Pachymeninx*) und der weichen Rückenmarkshaut (*Leptomeninx*) überzogen.

An einem Querschnitt durch das Rückenmark erkennt man die um den Zentralkanal gelegene *H-* oder *schmetterlingsförmige graue Substanz*, die *außen* von *weißer Substanz* umrahmt wird. Die Schmetterlingsfigur der grauen Substanz weist auf beiden Seiten je ein *Vorder-, Seiten- und Hinterhorn* auf.

Abbildung 101:
Mikroskopischer Aufbau
des Kleinhirns.
a) Kleinhirnwindungen.
1 Pia mater mit Gefäßen;
2 Molekularschicht;
3 Purkinje-Zellschicht;
4 innere Körnerschicht
(2—4 = graue Substanz);
5 weiße Substanz.
b) Darstellung der Den-
dritenbäume der Purkinje-
Zellen durch Golgi-Im-
prägnation.
1 Purkinje-Zellen; 2 Korb-
zelle; 3 Körnerzellen aus
dem Stratum granulosum

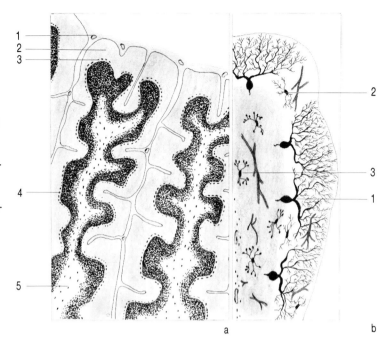

a   b

15.3.2
Mikroskopischer Aufbau der
grauen Substanz

Die graue Substanz besteht aus *Ganglienzellen, Gliazellen* und zahlreichen *Kapillaren.*
Die in der grauen Substanz gelegenen Nervenzellen besitzen unterschiedliche Größe,
Form und Funktion. Nach der Ausbreitung
ihrer Fortsätze kann man Wurzelzellen und
Binnenzellen (Interneurone) unterscheiden.

15.3.2.1 Wurzelzellen. *Große Vorderhornzellen* (— Motoneurone): Diese großen, multipolaren Nervenzellen schicken ihre Axone
über die vordere Wurzel des Rückenmarks
zur quergestreiften Skelettmuskulatur.

Kleine Vorderhornzellen (— Motoneurone): Ihre Axone innervieren Fasern in den
Muskelspindeln.

Wurzelzellen des *Sympathicus* und *Parasympathicus:* Die Neurone des Sympathicus
liegen im Bereich des Seitenhorns der Rük-
kenmarksegmente C8 bis L1. Sie stehen im
Dienst der Eingeweidemotorik. Die Wurzelzellen des Parasympathicus sind in den
Seitenhörnern der Segmente S1 bis S4 lokalisiert. Sie sind gleichfalls an der Regelung
der Eigenmotorik der Eingeweide beteiligt.

Strangzellen: Sie sind in den Hinterhör-
nern der grauen Substanz gelegen und haben sensible Funktion. Ihre Axone ziehen
als lange Bahnen in der weißen Substanz
des Rückenmarks zum Gehirn.

15.3.2.2 Binnenzellen (Interneurone). Diese
Nervenzellen bilden kurze Verbindungen
innerhalb des gleichen Rückenmarkseg-
ments. Zu den Binnenzellen des Rückenmarks zählen auch die sogenannten *Ren-
shaw-Zellen.* Diese sind kleine Neurone im
Vorderhorn, die durch rückläufige Kollateralen der großen Motoneurone erregt werden und dann ihrerseits mit ihren Neuriten
hemmend auf die Motoneurone wirken.

15.3.3
Mikroskopischer Aufbau der
weißen Substanz

Die weiße Substanz des Rückenmarks setzt
sich aus längsverlaufenden, überwiegend
markhaltigen Nervenfasern (vgl. Abb. 51,
S. 117) zusammen. Die lipidhaltigen Markscheiden bedingen die weiße Farbe der
Substantia alba des ungefärbten Rückenmarks. Zwischen den Nervenfasern liegen
Gliazellen, im wesentlichen *Oligodendro-*

gliazellen. Diese sind für die Bildung der Markscheiden verantwortlich. Eine weitere Art von Gliazellen, die Astrozyten, bilden mit ihren Fortsätzen die äußere Begrenzung des Rückenmarks, die sogenannte Membrana limitans gliae superficialis.

Zusammenfassung

A. Gehirn
Großhirnrinde: Isocortex zeigt sechsschichtigen Aufbau; von außen nach innen:
— Molekularschicht
— Äußere Körnerschicht
— Äußere Pyramidenschicht
— Innere Körnerschicht
— Innere Pyramidenschicht
— Spindelzellschicht
Allocortex: Phylogenetisch älterer Rindenbereich, z. B. in der Area olfactoria und im Ammonshorn; dreischichtig.

Unter der Großhirnrinde liegt weiße Substanz *(Marklager),* die zum großen Teil aus myelinisierten Nervenfasern besteht.
   Diese Nervenfasern lassen sich nach ihrer Ausdehnung und Funktion unterteilen in:
— Projektionsfasern
— Assoziationsfasern
— Kommissurfasern.

Basalganglien sind Ansammlungen von Nervenzellen (= Kerne) innerhalb der weißen Marksubstanz der Großhirnhemisphären.

B. Kleinhirn
Histologischer Aufbau der Kleinhirnrinde, von außen nach innen:
Molekularschicht: Korbzellen und Sternzellen.
   Schicht der *Purkinje-Zellen:* Die Dendriten der sehr großen Purkinje-Zellen bilden in der darüber gelegenen Molekularschicht spalierbaumartige Verzweigungen. Die Axone ziehen markwärts und enden in den Kleinhirnkernen.
   Innere Körnerschicht: Charakterisiert durch zahlreiche, dichtgelagerte, rundkernige Nervenzellen (Körnerzellen).
   Zentral im Kleinhirn: Marksubstanz, fächert sich baumartig in Markblätter auf. Innerhalb der Marksubstanz liegen Ansammlungen von Nervenzellen (= Kleinhirnkerne).

C. Rückenmark (Medulla spinalis)
Außen von den *Rückenmarkshäuten* umgeben
— Harte Rückenmarkshaut (Pachymeninx)
— Weiche Rückenmarkshaut (Leptomeninx)

Querschnitt durch das Rückenmark:
   Um den Zentralkanal liegt schmetterlingsförmig graue Substanz, die außen von weißer Substanz umgeben wird.

Die graue Substanz setzt sich zusammen aus:
— Ganglienzellen
— Gliazellen
— Kapillaren und
— zahlreichen vorwiegend marklosen Nervenfasern.
Die weiße Substanz wird von längsverlaufenden, überwiegend markhaltigen Nervenfasern gebildet. Zwischen den Nervenfasern liegen Gliazellen, vor allem die die Myelinscheiden bildenden Oligodendrogliazellen.

16
Sinnesorgane

Übersicht:

16.1
Auge (Oculus)

Das Sehorgan oder Auge (Abb. 102) besteht aus dem eigentlichen optischen Apparat, dem Augapfel sowie verschiedenen Schutz- und Hilfseinrichtungen (Lider, Augenmuskel, Tränendrüsen).

16.1.1
Augapfel (Bulbus oculi)
Der Augapfel liegt von Fett umgeben in der knöchernen Augenhöhle (Orbita). Seine Wand besteht aus der äußeren, mittleren und inneren Augenhaut. Sein Innenraum wird hauptsächlich vom Glaskörper eingenommen. Zwischen Glaskörper und Iris befindet sich die Linse und die hintere Augenkammer. Zwischen Iris und Hornhaut ist die vordere Augenkammer gelegen.

16.1.1.1 Äußere Augenhaut (Tunica fibrosa). Lederhaut (Sklera). Sie bildet die äußere Haut des Augapfels und ist in seinen hinteren Anteilen weiß, derb und undurchsichtig. Dieser Teil wird als *Lederhaut (Sklera)* bezeichnet. Sie besteht im wesentlichen aus dicken Bindegewebsbündeln, die in vielen Schichten übereinanderliegen.

Hornhaut (Cornea). Im vorderen Abschnitt ist die äußere Augenhaut durchsichtig. Dieser Teil heißt *Hornhaut (Cornea).* Sie ist wie ein Uhrglas in die Sklera eingefügt.

An der durchsichtigen Hornhaut können von vorne nach hinten 5 Schichten unterschieden werden:
— *Vorderes Hornhautepithel:* Ein mehrschichtiges unverhorntes Plattenepithel
— *Bowman-Membran:* Sie liegt unter dem Hornhautepithel und besteht aus einem Filzwerk von kollagenen Fibrillen, die in eine Grundsubstanz aus Glykoproteinen eingebettet sind.
— *Substantia propria corneae:* Sie bildet ca. %10 der Cornea und besteht aus Bindegewebslamellen.
— *Descemet-Membran*
— *Hinteres Hornhautepithel:* Eine Schicht aus fast platten Zellen
Blutgefäße fehlen in der Hornhaut vollständig. Ihre Ernährung erfolgt durch Diffusion vom Kammerwasser und von den Gefäßen der Sklera her. In der Cornea liegen aber zahlreiche sensible Nervenfasern, die freie Nervenendigungen in das Hornhautepithel entsenden (wichtig für den Kornealreflex).

16.1.1.2 Mittlere Augenhaut (Gefäßhaut, Tunica media). Sie läßt sich in drei Abschnitte untergliedern, und zwar in die *Aderhaut (Chorioidea),* die *Regenbogenhaut (Iris)* und in den *Strahlenkörper (Corpus ciliare).*

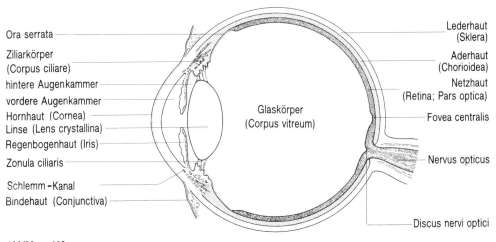

Ora serrata
Ziliarkörper (Corpus ciliare)
hintere Augenkammer
vordere Augenkammer
Hornhaut (Cornea)
Linse (Lens crystallina)
Regenbogenhaut (Iris)
Zonula ciliaris
Schlemm–Kanal
Bindehaut (Conjunctiva)

Glaskörper (Corpus vitreum)

Lederhaut (Sklera)
Aderhaut (Chorioidea)
Netzhaut (Retina; Pars optica)
Fovea centralis
Nervus opticus
Discus nervi optici

Abbildung 102:
Sagittalschnitt durch das Auge (Schemazeichnung)

Aderhaut. Sie macht den größten Teil der mittleren Augenhaut aus und liegt als pigmentzellreiche und gefäßreiche Schicht zwischen der Sklera und dem lichtempfindlichen Anteil der Netzhaut. Sie ist die eigentliche Gefäßschicht des Auges. Mit der darüberliegenden Sklera ist sie durch eine lockere Verschiebeschicht, in der größere Gefäße und Nerven verlaufen, verbunden.

Strahlenkörper (Corpus ciliare). Er stellt die Fortsetzung der Aderhaut nach vorne dar und besteht aus Bindegewebe mit großen Gefäßen. Er enthält weiter den aus glatten Muskelzellen bestehenden Ziliarmuskel, der bei der Akkomodation eine wichtige Rolle spielt. Von der Innenseite des Ziliarkörpers entspringen 70—80 meridional verlaufende Fortsätze (Processus ciliares), die zahlreiche Kapillaren enthalten. Hier erfolgt die Produktion des Kammerwassers. Zwischen die Einsenkungen der Processus ciliares ziehen die Aufhängefasern für die Linse.

Regenbogenhaut (Iris). Sie ist der am weitesten vorne gelegene Anteil der mittleren Augenhaut. Die Iris umschließt das Sehloch (Pupille) und dient als Blende. An der Iris lassen sich von vorne nach hinten folgende Schichten unterscheiden:
— Vorderes Epithel der Iris
— Stroma der Iris (Gefäßschicht)
— Hinteres Irisepithel
Im bindegewebigen Grundgerüst der Iris sind 2 Muskeln enthalten, die je nach vorhandener Lichtintensität die Pupille verengen bzw. erweitern können:
— Der *Musculus sphincter pupillae* besteht aus glatten Muskelzellen, die ringförmig um das Sehloch verlaufen und bei Kontraktion die Pupille verengen.
— Der *Musculus dilatator pupillae* verläuft radiär und erweitert die Pupille.
Alle Menschen mit Ausnahme sogenannter Albinos weisen eine Pigmentierung des hinteren Irisepithels auf. Bei den Albinos, bei denen diese Pigmentschicht fehlt, erscheinen die Augen wegen der durchscheinenden Gefäße rot. Blauäugige Menschen haben ein pigmentiertes Irisepithel. Bei braunäugigen Menschen finden sich zudem zahlreiche Pigmentzellen im Irisstroma.

16.1.1.3 Innere Augenhaut (Netzhaut, Retina). An der Netzhaut ist ein *lichtempfindlicher Teil (Pars optica)* und ein *blinder Teil (Pars caeca)* zu unterscheiden, die von einer gezackten Grenzlinie (Ora serrata) getrennt werden.

Pars optica retinae. Die lichtempfindliche Pars optica der Netzhaut enthält als Lichtrezeptoren primäre Sinneszellen, die sogenannten *Stäbchen- und Zapfenzellen,* und Nervenzellen, über die die Erregung umgeschaltet und zum Gehirn weitergeleitet wird. Histologisch zeigt die Netzhaut einen deutlichen Schichtenbau, der funktionell einer Gliederung in 3 hintereinandergeschaltete Neuronenschichten entspricht (Abb. 103).

Weiter kommen in der Netzhaut *Assoziationszellen* vor, das sind Ganglienzellen, die mit ihren Fortsätzen Querverbindungen zwischen benachbarten Sinnes- bzw. Nervenzellen schaffen, und modifizierte Gliazellen. Als Schutz und Ernährungsschicht hat die Netzhaut an ihrer Außenseite Pigmentepithel angelagert.

Die drei hintereinandergeschalteten Neuronenschichten zeigen folgende Einzelheiten:

Stratum neuroepitheliale (I. Neuron). Beim menschlichen Auge liegen die Lichtrezeptoren, die Stäbchen- und Zapfenzellen, in der Tiefe der Netzhaut und sind mit ihren lichtempfindlichen Fortsätzen (den Stäbchen und Zapfen) der Aderhaut zugewandt. Einfallendes Licht muß daher alle Schichten der Retina durchdringen, bis es an die eigentlich lichtempfindlichen Rezeptorzellen kommt.

Die beiden Sinneszelltypen *(Stäbchen- und Zapfenzellen)* unterscheiden sich vor allem in der Ausbildung ihres peripheren Rezeptorbereiches, der bei den Stäbchenzellen lang und schmal, bei den Zapfenzellen dagegen kurz und plump ausgebildet ist. Der übrige Aufbau ist aber sehr ähnlich. An den peripheren Rezeptorfortsatz schließt sich das Perikaryon mit Zellkern an, von dem aus dann der zentripetal leitende Fortsatz seinen Ursprung nimmt. Diese bilden dann in der *äußeren plexiformen Schicht* mit den bipolaren Ganglienzellen der 2. Neuronenschicht zahlreiche Synapsen.

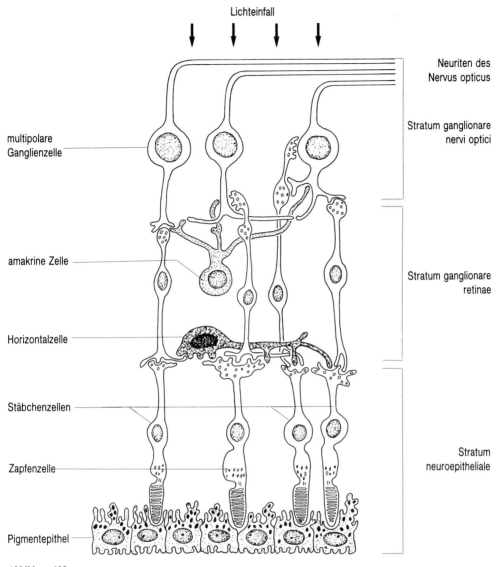

Abbildung 103:
Aufbau der Netzhaut (Schemazeichnung)

Die ca. 100 Millionen Stäbchen sind auf das Hell-Dunkel-Sehen (Dämmerungssehen) spezialisiert, die in wesentlich geringerer Zahl vorhandenen (5—6 Millionen) Zapfen dienen dem Farbsehen. An der Stelle des schärfsten Sehens (gelber Fleck, Macula lutea) finden sich in der Netzhaut nur Zapfen. An der Austrittsstelle des Sehnerven liegen keine Lichtrezeptoren, so daß in diesem Bereich keine Lichtreize aufgenommen werden können (blinder Fleck).

II. Neuron. Die bipolaren Nervenzellen der 2. Neuronschicht sind, wie schon erwähnt, in der *äußeren plexiformen Schicht* mit den Neuriten der Sinneszellen synaptisch verbunden. Ihre Kerne liegen in der *inneren Körnerschicht*. Ihre kurzen Neuriten bilden in der *inneren plexiformen Schicht* Synapsen mit den *multipolaren Ganglienzellen des III. Neurons (Optikusganglienzellen)*.

III. Neuron (Optikusganglienzellschicht).
Die marklosen Axone der Optikusganglienzellen bilden zusammen den Sehnerv *(Nervus opticus)*, der die Retina im Bereich des „blinden Fleckes" durchbricht und zum Gehirn (Corpus geniculatum laterale) zieht.

Assoziationszellen. Die *Horizontalzellen* bilden mit ihren bis zu 100 μm langen Fortsätzen in der äußeren plexiformen Schicht Querverbindungen zwischen den Sinneszellen aus.

In der inneren plexiformen Schicht und in der Körnerschicht bilden die *amakrinen Zellen* hemmende Synapsen an den bipolaren und multipolaren Nervenzellen aus.

Horizontalzellen und amakrine Zellen wirken auf die Nervenzellen, die in der Umgebung von einer erregten Nervenzellgruppe liegen, *hemmend* und bewirken dadurch eine *Kontrastverstärkung.*

16.1.2
Linse (Lens crystallina)
Die bikonkave, durchsichtige Linse hat eine weiche Konsistenz, die durch ihren hohen Wassergehalt bedingt ist. Ihre Dicke beträgt 0,5 cm. Die Linse ist gefäß- und nervenfrei. Sie setzt sich aus der Linsenkapsel, dem Linsenepithel und den Linsenfasern, die den größten Teil der Linse ausmachen, zusammen.

Die Linse trägt durch ihre Lichtbrechung wesentlich zur Abbildung eines Gegenstandes auf der Netzhaut bei. Durch Veränderung der Linsenkrümmung (Akkomodation) wird das Scharfsehen vom Nahpunkt (rund 5 cm) bis unendlich möglich.

16.1.3
Glaskörper (Corpus vitreum)
Er füllt den ganzen Bulbusbereich zwischen Linse und Netzhaut aus. Er besteht aus einer gallertigen, fast zellfreien Masse, die zu 98 % aus Wasser besteht und daneben noch Hyaluronsäure, Mukopolysaccharide und Proteine enthält.

16.1.4
Schutz- und Hilfseinrichtungen des Auges
16.1.4.1 Augenlid (Palpebrum). Die Augenlider schützen die Hornhaut vor mechanischen Reizen bzw. vor dem Austrocknen.

Der Lidschluß ist weiter eine wichtige Voraussetzung für das Schlafen.

Am Augenlid sind folgende **Schichten** zu unterscheiden:
— *Äußere Haut:* Die Haut des Lides ist dünn. Am Lidrand geht sie in die Bindehaut (Conjunctiva) des Lides über. Dort sind 2—3 Reihen von Wimpern (Zilien). In die Haarbälge der Wimpern münden Talgdrüsen und modifizierte Schweißdrüsen (Moll-Drüsen).
— *Schicht des Musculus orbicularis oculi:* Seine Fasern verlaufen konzentrisch zur Lidspalte. Durch seine Kontraktion erfolgt der Lidschluß.
— *Tarsus:* Dies ist eine bindegewebige Platte, die das Stützgerüst der Augenlider bildet. Innerhalb der Bindegewebsfasern liegen Talgdrüsen, die Meibom-Drüsen. Sie fetten mit ihrem Sekret den Lidrand ein.

— *Bindehaut des Lides (Conjunctiva palpebrae):* Bedeckt die Hinterfläche des Augenlides und geht im Bereich des Fornix in die Bindehaut des Augapfels über.

16.1.4.2 Tränendrüse (Glandula lacrimalis). In der Augenhöhle liegt lateral die Tränendrüse. Sie ist eine zusammengesetzte tubuloalveoläre Drüse, die ein seröses Sekret (Tränen) bildet.

16.2
Gehörorgan

Dem in der Felsenbeinpyramide als eigentlichem Sinnesorgan gelegenen *Innenohr* sind das schalleitende *Mittelohr* und das schallaufnehmende *äußere Ohr* (Ohrmuschel) vorgelagert.

16.2.1
Äußeres Ohr (Abb. 104)
Die Ohrmuschel wird von elastischem Knorpelgewebe gebildet, dem äußere Haut faltenlos aufgelagert ist. Auch der äußere Gehörgang (Meatus acusticus externus) wird von äußerer Haut ausgekleidet. Sie trägt feine Haare und enthält Talg- sowie Ohrschmalzdrüsen (Glandulae ceruminosae). Durch das schwingungsfähige Trommelfell (Membrana tympani) wird der äu-

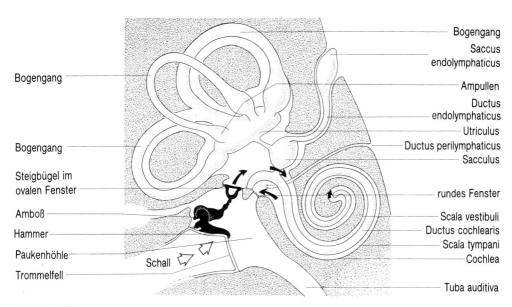

Bogengang
Bogengang
Steigbügel im
ovalen Fenster
Amboß
Hammer
Paukenhöhle
Schall
Trommelfell

Bogengang
Saccus
endolymphaticus
Ampullen
Ductus
endolymphaticus
Utriculus
Ductus perilymphaticus
Sacculus
rundes Fenster
Scala vestibuli
Ductus cochlearis
Scala tympani
Cochlea
Tuba auditiva

Abbildung 104:
Aufbau des Ohres (Schemazeichnung)

ßere Gehörgang gegenüber dem Mittelohr abgeschlossen.

16.2.2
Mittelohr
Zum Mittelohr zählen die *Paukenhöhle (Cavum tympani)* und die mit ihr in Verbindung stehenden Cellulae mastoideae. Sie werden, wie auch die Strukturen innerhalb des Mittelohrs (Gehörknöchelchen, Chorda tympani, Sehnen des Musculus stapedius und des Musculus tensor tympani), von Schleimhaut überzogen. Die *Gehörknöchelchen (Hammer, Amboß und Steigbügel)* bilden im Mittelohr ein Hebelsystem, über das Schwingungen des Trommelfells auf die Perilymphe im Vorhof des Innenohrs übertragen werden (Abb. 104).

16.2.3
Innenohr (Abb. 104)
16.2.3.1 Knochenräume des Innenohrs. Die Knochenräume des Innenohrs, das knöcherne Labyrinth, besteht aus dem Vorhof (Vestibulum), den drei Bogengängen (Canales semicirculares) und der knöchernen Schnecke (Cochlea). Der Vorhof steht über das ovale und das runde Fenster mit der Paukenhöhle in Verbindung.

Im knöchernen Labyrinth liegt das häutige Labyrinth, ein mit Flüssigkeit (Endolymphe) gefülltes Schlauchsystem. Von der knöchernen Wand wird das häutige Labyrinth durch einen mit Perilymphe gefüllten Spaltraum getrennt.

16.2.3.2 Häutiges Labyrinth. Das häutige Labyrinth umfaßt zwei miteinander verbundene Säckchen *(Sacculus und Utriculus)*, die drei *häutigen Bogengänge* (Ductus semicirculares) und den *Schneckengang* (Ductus cochlearis), die in die gleichnamigen Abschnitte des knöchernen Labyrinths eingelagert sind.

Die *knöcherne Schnecke* des menschlichen Ohrs besitzt zweieinhalb Windungen um eine zentrale Achse (Modiolus). Vom Modiolus springt eine dünne Knochenleiste (Lamina spiralis ossea) in den Schneckengang vor. Von ihrem freien Rand ziehen die Reissner-Membran und die Basilarmembran zur gegenüberliegenden Wand. Dadurch wird ein im Querschnitt dreieckiges Hohlraumsystem, der Ductus cochlearis, abgegrenzt. Er ist von Endolymphe gefüllt und enthält das eigentliche Hörsinnesorgan, das *Corti-Organ*. Außerhalb des Ductus cochlearis liegen zwei mit Perilymphe

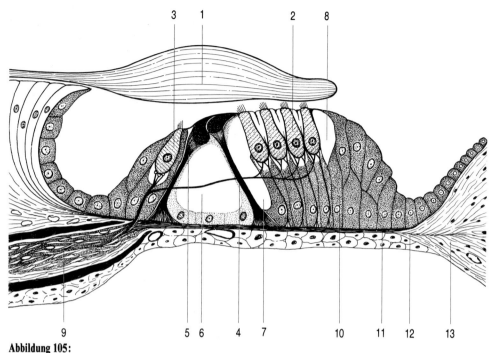

Abbildung 105:
Das Corti-Organ (Schemazeichnung).
1 Membrana tectoria; 2 äußere Haarzellen; 3 innere Haarzelle; 4 äußere Pfeilerzelle; 5 innere Pfeilerzelle; 6 innerer Tunnel; 7 Nuelscher Raum; 8 äußerer Tunnel; 9 Nervus cochlearis (der eigentliche Hörnerv); 10 Hensen-Zellen; 11 Basilarmembran; 12 Claudius-Zellen; 13 Ligamentum spirale

gefüllte Räume, die Scala vestibuli und die Scala tympani.

16.2.3.3 Corti-Organ.

Das Corti-Organ (Abb. 105), das die Sinneszellen für den Gehörsinn trägt, liegt auf der Basilarmembran des Ductus cochlearis. Sein komplizierter Aufbau kann hier nur vereinfacht dargestellt werden: Es besteht aus sekundären Sinneszellen *(Haarzellen)* und verschiedenen Typen unterschiedlich geformter *Stützzellen* (Pfeilerzellen, Phalangenzellen, Hensen-Zellen, Claudius-Zellen).

Die Stützzellen des Corti-Organs umschließen spaltenförmige Hohlräume:
— Der innere Tunnel zwischen den inneren und äußeren Pfeilerzellen
— Der „Nuel-Raum" seitlich der äußeren Pfeilerzellen
— Der äußere Tunnel, seitlich der peripheren Haarzellen
Die Sinneszellen (Haarzellen) sitzen auf seitlichen Fortsätzen der Phalangenzellen.

Bezogen auf den inneren Tunnel gibt es 3—5 Reihen äußerer Haarzellen und eine Reihe innerer Haarzellen. Sie tragen apikal einen dichten Besatz von Sinneshärchen. Die oberen Abschnitte der Haarzellen werden von Fortsätzen der Phalangenzellen umfaßt, wodurch die Membrana reticularis entsteht. Durch sie ziehen die Sinneshärchen. Über die Haarzellen legt sich eine gallertig-filamentöse Platte, die *Membrana tectoria*. Die Spitzen der Sinneshärchen berühren diese Platte; ihre relative Verschiebung soll zur Erregungsbildung in den Haarzellen führen. Diese Erregungen werden dann über den Nervus vestibulocochlearis zum Gehirn weitergeleitet.

16.3
Gleichgewichtsorgan

Das Gleichgewichtsorgan besteht aus Utriculus und Sacculus sowie den drei Bogengängen.

16.3.1
Utriculus und Sacculus
(vgl. Abb. 104, S. 229)

Der Wandbau ist bei allen Teilen des Gleichgewichtsorgans grundsätzlich gleich: Ein einschichtiges, plattes bis isoprismatisches Epithel überzieht eine dünne bindegewebige Lamina propria. Innerhalb dieser Wand findet sich eine ca. 2 mm große Verdickung, die einen anderen Aufbau zeigt, nämlich die *Macula sacculi* bzw. *Macula utriculi*. In diesem Bereich ist ein zweireihiges, hochprismatisches Sinnesepithel ausgebildet, das aus Haarzellen (Sinneszellen) und Stützzellen aufgebaut ist. Die Sinneszellen ragen mit feinen Härchen in eine gallertige Masse *(Statolithenmembran)*. Auf dieser Gallertschicht liegen kleine $CaCO_3$-Kristalle, durch die bei Veränderungen der Lage im Raum die daruntergelegenen Sinneszellen mechanisch gereizt werden.

16.3.2
Bogengänge (Ductus semicirculares)

Die *Bogengänge* (Abb. 104) sind in drei zueinander senkrecht stehenden Ebenen angeordnet. Ihre Wand zeigt denselben Aufbau wie Utriculus und Sacculus und besteht aus einem flachen Epithel mit daruntergelegener, bindegewebiger Lamina propria. Die Anfangsabschnitte der Bogengänge sind ampullenartig erweitert. In jeder *Ampulle* liegt eine von hochprismatischem Sinnesepithel überzogene Leiste, die Crista ampullaris. Ihr Epithel besteht aus Stützzellen und sekundären Sinneszellen, die mit einem langen, apikalen Fortsatz in eine gallertige Masse, die *Cupula ampullaris,* hineinragen. Bei Bewegung in der Ebene des jeweiligen Bogenganges wird die Cupula durch die Endolymphe bewegt. Die daraus resultierenden Scherkräfte führen zur Ablenkung der Sinneshärchen. Die dadurch in den Härchenzellen entstehenden Impulse werden über den Nervus vestibulocochlearis dem Gehirn zugeleitet.

16.4
Geruchsorgan

16.4.1
Lage der Regio olfactoria

Die Nasenhöhle ist größtenteils mit respiratorischem Flimmerepithel ausgekleidet (Re-gio respiratoria). Riechschleimhaut kommt beim Menschen nur an der oberen Muschel und einem kleinen Teil des Nasenseptums vor. Dieses Schleimhautareal wird als *Regio olfactoria* bezeichnet und kann aufgrund der gelbbräunlichen Färbung schon makroskopisch von der rötlichen Regio respiratoria unterschieden werden.

16.4.2
Aufbau des Riechepithels

Das Epithel der Riechschleimhaut (Abb. 106, S. 232) ist deutlich höher als das der Regio respiratoria und setzt sich aus *Riechzellen, Stützzellen* und *Basalzellen* zusammen.

Die *Riechzellen* sind bipolare Nervenzellen. Sie sind spindelförmig, ihr runder Zellkern liegt gewöhnlich in der Mitte des Epithels. Apikal besitzen die Riechzellen einen Fortsatz (Riechkolben), von dem 10—20 Sinneshärchen ausgehen. Basal zieht von jeder Riechzelle ein Neurit durch die Basalmembran. Die Neuriten der Riechzellen verlaufen dann gebündelt als *Fila olfactoria* durch das Siebbein zum Riechhirn.

Die *Stützzellen* sitzen mit einem schmalen, stielartigen Fuß der Basalmembran auf und durchziehen gleichfalls das gesamte Epithel. An der Oberfläche sind benachbarte Stützzellen durch Schlußleisten miteinander verbunden. Die ovalen Kerne der Stützzellen liegen in einer Reihe oberhalb derjenigen der Riechzellen. Die kleinen, dreieckigen *Basalzellen* sitzen breitflächig der Basalmembran auf. Sie dienen wahrscheinlich dem Ersatz der Stützzellen. Unter der Basalmembran des Epithels liegt eine bindegewebige Lamina propria, die tubulöse Drüsen enthält. Durch das Sekret dieser serösen Drüsen werden die an den Sinneshärchen haftenden Geruchsstoffe weggespült, so daß deren Rezeptoren für neue Geruchsreize frei werden.

16.5
Geschmacksorgan

16.5.1
Lage der Geschmacksknospen

Die spezifischen Rezeptoren des Geschmackssinnes sind die *Geschmacksknospen.* Sie finden sich vor allem in Papillen

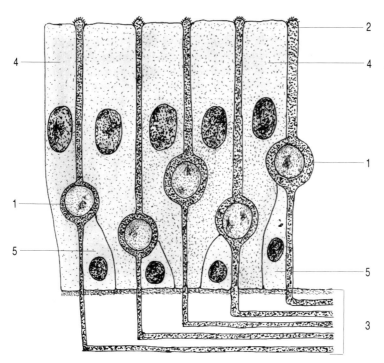

Abbildung 106:
Aufbau des Riechepithels (Schemazeichnung).
1 Riechzelle; 2 Riechkolben; 3 Neuriten der Riechzellen; 4 Stützzellen; 5 Basalzellen

der Zunge *(Papillae circumvallatae; Papillae foliatae; Papillae fungiformes)* (vergl. Abschn. 10.1.3, S. 158). Vereinzelt treten sie aber auch in den oberen Abschnitten der Speiseröhre und sogar am Kehlkopf auf.

16.5.2
Aufbau der Geschmacksknospen
Die Geschmacksknospen (Abb. 107) sind zwiebelförmige Gebilde, die die gesamte Höhe des mehrschichtigen Plattenepithels durchziehen. Von der Epitheloberfläche sind sie durch eine kleine, grübchenartige Öffnung, den Geschmacksporus, zu erreichen. Eine Geschmacksknospe besteht aus ca. 20 länglichen, spindelförmigen Sinneszellen. Diese besitzen runde Kerne und tragen apikal lange Mikrovilli, die bei lichtmikroskopischer Betrachtung durch Zusammenklumpen als „Geschmacksstiftchen" in Erscheinung treten. Nervenfasern, die vorher ihre Markscheiden verloren haben, treten von basal an die Geschmackszellen heran und verzweigen sich zwischen ihnen. Nicht alle Zellen erreichen den Geschmacksporus. Neben den Sinneszellen gibt es einen weiteren Zelltyp, dem die api-

kalen Mikrovilli fehlen und der große, chromatinarme Zellkerne besitzt. Die frühere Deutung dieser Zellen als Stützzellen ist heute umstritten. Basal liegen einige wenig differenzierte Ersatzzellen, von denen ständig ein Ersatz von zugrundegegangenen Sinneszellen erfolgt.

16.6
Organe der Oberflächen- und Tiefensensibilität

16.6.1
Hautsinne (Oberflächensensibilität)
Das System der Hautsinne *(Oberflächensensibilität)* vermittelt die Tastempfindung (Druck-, Berührungs- und Vibrationsreize) sowie Wärme-, Kälte- und Schmerzeindrücke. Schon im vorigen Jahrhundert wurde beobachtet, daß diese Empfindungsqualitäten nicht von jeder beliebigen Stelle der Körperoberfläche, sondern nur von eng umschriebenen Bereichen (Reizpunkte) ausgelöst werden können. So verursacht die Reizung eines „Kältepunktes" ausschließlich eine Kälteempfindung. Da in diesem Bereich mit histologischen Methoden spe-

Abbildung 107:
Schema einer Ge-
schmacksknospe (nach
GEYER) (Schemazeich-
nung).
1 Geschmacksporus;
2 Mikrovilli (Geschmacks-
stiftchen); 3 Sinneszellen;
4 Ersatzzelle; 5 marklose
Nervenfasern

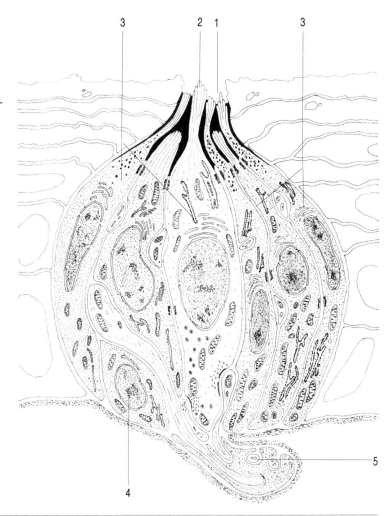

 zielle Rezeptorzellen gefunden wurden, ver-
suchte man jeweils den verschiedenen Er-
lebnisqualitäten (Kälte, Wärme, Druck etc.)
bestimmte Rezeptortypen zuzuordnen, z. B.
der Tastempfindung die Meißner-Tastkör-
perchen, für Wärmeempfindung die Ruffini-Körperchen oder für Kälteempfindung
die Krause-Endkolben. Neuere Untersuchungen ergaben jedoch, daß häufig eine
genaue Zuordnung eines bestimmten *histologisch* charakterisierten *Rezeptortyps* zu einer spezifischen *Sinnesqualität nicht möglich* ist.

16.6.1.1 Freie Nervenendigungen. Endigungen von schwach ummarkten oder marklosen Nervenfasern, die mit keinen spezifischen Endkörperchen in Beziehung stehen,
werden als freie Nervenendigungen bezeichnet. Nach ihrem Vorkommen kann
man unterscheiden:
   Freie Nervenendigungen in Epithelien.
Sie reichen in der Epidermis bis in das Stratum granulosum, in der Cornea des Auges
bis in die oberflächlichen Zellagen. In den
Schleimhäuten ziehen sie im allgemeinen
bis zu den mittleren Epithelschichten. Die
freien Nervenendigungen in den Epithelien
vermitteln wahrscheinlich sowohl Tempera-
tur- als auch Schmerzempfindungen. Bei
Schädigung von Epithelzellen werden Stoffe freigesetzt, die zur Reizung der freien
Nervenendigungen führen.

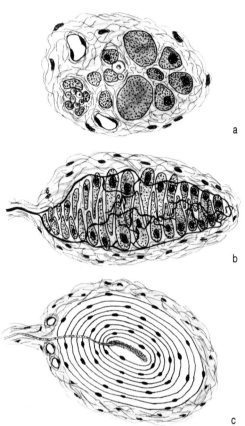

Abbildung 108:
Propriorezeptoren und Endkörperchen
a) Muskelspindel; **b)** Meissner-Tastkörperchen;
c) Vater-Pacini-Lamellenkörperchen

Freie Nervenendigungen an Haaren. Die an die Haarbälge herantretenden, marklos gewordenen Nervenfasern umwickeln das Haar bis zum Ausführungsgang der Talgdrüsen hin. Eine Berührung der Haare reizt diese freien Nervenendigungen, wobei der Reiz durch die Hebelwirkung der Haare wesentlich verstärkt wird.
Freie Nervenendigungen im Bindegewebe der Lederhaut. Sie fungieren wahrscheinlich als Wärme- und Schmerzrezeptoren.

16.6.1.2 Endkörperchen (Eingekapselte Nervenendigungen). Endkörperchen sind Rezeptorenbereiche, die durch Ausbildung einer bindegewebigen Kapsel vom umliegenden Gewebe abgegrenzt werden und korpuskuläre Gebilde darstellen.

Meissner-Tastkörperchen. Die Meissner-Tastkörperchen liegen im Stratum papillare der Lederhaut, vor allem in den unbehaarten Hautbereichen wie Handinnenflächen und Fußsohlen. Weiter kommen sie in großer Zahl an den Lippen, den Brustwarzen und im Genitalbereich vor. Sie sind ca. 40—100 μm lange und bis zu 50 μm breite, ovoide Gebilde, die sich aus aufeinandergeschichteten, keilförmigen Zellen zusammensetzen. Zwischen diese Zellen treten marklose Nervenfasern und bilden ein Geflecht. Außen werden die Tastkörperchen von einer dünnen, bindegewebigen Kapsel umgeben. Diese steht durch Kollagenfasern mit der Basalmembran des Epithels in Verbindung. Durch diese Verspannung wird jede mechanische Verformung der Haut zu einem Reiz für die Tastkörperchen. Sie stellen daher wahrscheinlich *Berührungs-* und *Druckrezeptoren* dar.

Krause-Endkolben. Sie dienen als *Kälte-* und/oder *Mechanorezeptoren* und kommen in den gleichen Hautgebieten wie die Meissner-Tastkörperchen vor. Außerdem finden sie sich in größerer Zahl in der Lamina propria von Schleimhäuten, so in der Mundhöhle und im Genitalbereich. Die Krause-Endkolben sind von rund-ovaler Form und in der Regel größer als die Meissner-Tastkörperchen. Sie werden außen von einer dicken Bindegewebskapsel umgrenzt. Die an die Endkolben heranziehenden Nervenfasern verlieren ihre Markscheide und bilden zwischen den locker angeordneten Zellen der Endkolben knäuelartige Geflechte.

Ruffini-Körperchen. Die Ruffini-Körperchen gelten als *Wärme-* und *Druckrezeptoren*. Sie werden in der Lederhaut, in der Subcutis und auch in der harten Gehirnhaut angetroffen. Sie sind spindelförmige Rezeptororgane, die in ihrem Innern Geflechte und Knäuel markloser Nervenfasern enthalten.

Vater-Pacini-Lamellenkörperchen. Die Vater-Pacini-Lamellenkörperchen stellen *Druck-* und *Vibrationsrezeptoren* dar. Sie sind ovale, etwa 1—4 mm lange und 1—2 mm dicke Gebilde, die schon mit freiem Auge erkannt werden können. Sie liegen in der Subcutis der Haut von Fußsohle und Handfläche, im Bereich der Brustwarzen, des äußeren Genitales und um den Anus. Man findet sie aber auch in verschiedenen anderen Lokalisationen wie z. B. in Sehnen, Bändern und Periost.

Die Vater-Pacini-Lamellenkörperchen bauen sich aus einem *Innenkolben* auf, der von zahlreichen (50—60) konzentrischen Lamellen *(Außenkolben)* umschlossen wird, und zwischen denen sich eine eiweißreiche Flüssigkeit befindet. Der Innenkolben besteht aus dicht gelagerten Schwann-Zellen, die miteinander verankert sind und flüssigkeitsfreie Räume abgrenzen. Zu den Vater-Pacini-Lamellenkörperchen zieht eine markhaltige Nervenfaser. Nach Verlust ihrer Markscheide tritt sie in den Innenkolben ein, in dem sie dann weiter verläuft. Mechanische Reize führen wahrscheinlich zu Permeabilitätsänderungen der Plasmamembran des Axons, so daß ein Aktionspotential an der Nervenfaser hervorgerufen wird.

16.6.2
Tiefensensibilität (Propriorezeptoren)

Neben den nahe der Körperoberfläche gelegenen Sinnenzellen der Oberflächensensibilität gibt es ein in der Tiefe des Muskelgewebes, der Sehnen und der Gelenke liegendes Rezeptorensystem (Tiefensensibilität), dessen Aufgabe darin besteht, Informationen über Druck- und Spannungszuständen in diesen Geweben und Organen an das Zentralnervensystem zu leiten.

16.6.2.1 Muskelspindeln.

Die Muskelspindeln (Abb. 109) sind 2—10 mm lange, 0,2—1 mm dicke, spindelförmige Gebilde, die im Perimysium der Skelettmuskeln gelegen sind. Sie sind durch eine bindegewebige Kapsel deutlich von ihrer Umgebung abgegrenzt. Sie enthalten in einem flüssigkeitsgefüllten Raum 3—10 dünne, „*intrafusale*" *Muskelfasern,* die parallel zur Arbeitsmuskulatur außerhalb der Muskelspindeln verlaufen. Man kann zwei Arten von intrafusalen Fasern unterscheiden: Die einen mit aufeinander gestapelten Kernen werden als „*Kernkettenfasern*" bezeichnet. Bei der zweiten Art sind die Kerne in einer mittleren, sackartigen Erweiterung angesammelt, weshalb diese Muskelfasern „*Kernsäck-*

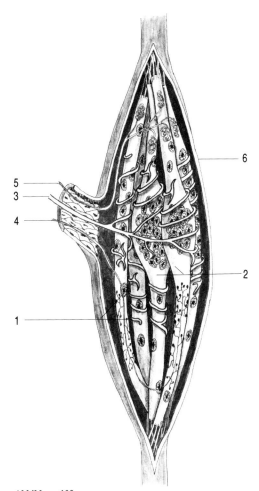

Abbildung 109:
Muskelspindel.
1 Kernkettenfasern; 2 Kernhaufenfasern; 3 afferente Nervenfaser für anulospirale Endigungen an beiden Arten von intrafusalen Muskelfasern; 4 afferente Nervenfaser, sie entwickelt Blütendoldenendigungen mit Kernkettenfasern; 5 efferente Nervenfasern; 6 Kapsel

chenfasern" genannt werden. An beide Arten ziehen sowohl sensible als auch motorische (Axone von α-Motoneuronen) Nervenfasern.

Nach Metallimprägnation läßt sich die Ausbreitung der Nervenfasern in der Muskelspindel genauer verfolgen. Sensible Endigungen umspinnen als sogenannte anulospirale Endigungen einen ca. 30 µm breiten mittleren Bereich um jede intrafusale Muskelfaser. Fast ausschließlich auf die Kernkettenfasern beschränkt ist eine weitere Art von sensiblen Nervenendigungen, nach ihrer Form als „Blütendoldenendigung" bezeichnet. Außer der sensiblen Innervation besitzt jede intrafusale Muskelfaser eine oder mehrere motorische Endplatten.

Die Muskelspindeln sind *Dehnungsrezeptoren*. Bei der Dehnung eines Muskels werden auch die intrafusalen Muskelfasern gestreckt. Die Information über die jeweils aktuelle Länge eines Muskels wird über sensible Fasern nicht nur dem Kleinhirn, sondern auch an die multipolaren motorischen Nervenzellen in der grauen Substanz des Rückenmarks geleitet. Als Antwort kommen von dort Impulse an die quergestreifte Arbeitsmuskulatur, wodurch eine der Belastung entsprechende Kontraktion des betreffenden Muskels erwirkt wird.

16.6.2.2 Sehnenspindeln.
Sie dienen als *Dehnungsrezeptoren* und liegen im Übergangsbereich der Sehne in den Muskel. Ihr Aufbau ist dem der Muskelspindel ähnlich. Sie schützen die Sehnen vor übermäßiger Dehnung, indem sie auf die sie verursachende Muskelkontraktion hemmend wirken.

16.6.3
Organe der Eingeweidesensibilität (Viszerorezeptoren)
Chemo- und mechanosensible Viszerorezeptoren sind an der Steuerung der Funktion der Eingeweide maßgeblich beteiligt.

16.6.3.1 Pressorezeptoren.
Nervengeflechte in der Wand von großen Blutgefäßen (im Bereich des Sinus caroticus, des Aortenbogens, der großen Hohlvenen) sowie der Vorhöfe und der linken Kammer des Herzens reagieren auf Dehnungsreize, die durch Veränderungen des arteriellen bzw. venösen Blutdruckes hervorgerufen werden. Auch in der Lunge kommen Nervengeflechte vor, die auf Dehnungsreize ansprechen. Die Erregung der Pressorezeptoren wird zu kreislaufregulierenden Zentren in der Medulla oblongata weitergeleitet. Von dort erfolgt auf reflektorischem Weg eine Herabsetzung der Herz- bzw. Atemfrequenz.

16.6.3.2 Glomus caroticum.
Das Glomus caroticum ist ein reiskorngroßer, arterieller *Chemorezeptor,* der in der Teilungsstelle der Arteria carotis communis gelegen ist. Histologisch kann man zwei Zelltypen unterscheiden: Große, *katecholaminhaltige Glomuszellen* und Stützzellen. Sie liegen in einem an weiten, sinusartigen Kapillaren und an markhaltigen Nervenfasern reichen Stroma eingebettet. Das Nervengeflecht entstammt vor allem dem Sinusnerv des IX. Gehirnnerven.

Von den Zellen des Glomus caroticum wird die *Blutgasspannung* im arteriellen Blut registriert. Die Chemorezeptoren des Glomus caroticum werden durch einen Anstieg des Partialdruckes von CO_2 oder der Wasserstoffionen-Konzentration im Blut sowie durch ein Absinken der Sauerstoffkonzentration stimuliert.

16.6.3.3 Glomus aorticum.
Am Aortenbogen sind zwei oder auch mehr Aortenkörperchen gelegen. Ihr histologischer Aufbau gleicht dem des Glomus caroticum, d. h. zwei Typen von Zellen (Glomuszellen und Stützzellen) werden von sinusoiden Kapillaren und zahlreichen marklosen Nervenfasern umgeben. Bedingt durch ihre Lage hinter dem Aortenbogen konnten sie noch nicht im gleichen Ausmaß wie die Karotiskörperchen untersucht werden. Sie dürften aber in ähnlicher Weise als *Chemorezeptoren* für die Messung der Blutgasspannung von CO_2 und Sauerstoff dienen.

Zusammenfassung

A. Auge
Der *Augapfel (Bulbus oculi)* liegt in der knöchernen Augenhöhle *(Orbita).*

Seine Wand besteht aus der *äußeren, mittleren* und *inneren Augenhaut.* Sein Innenraum wird zum größten Teil vom *Glaskörper* eingenommen. Zwischen Glaskörper und Iris liegt die *Linse.*

Äußere Augenhaut (Tunica fibrosa)

Sklera. Nimmt die hinteren ⅚ des Augapfels ein; besteht aus straffem Bindegewebe.

Hornhaut (Cornea). Im vorderen Abschnitt liegt, uhrglasartig in die Sklera eingefügt, die durchsichtige Hornhaut (Cornea). In der Cornea fehlen Blutgefäße, es kommen jedoch zahlreiche sensible Nervenfasern vor (Kornealreflex!).

Mittlere Augenhaut (Tunica media, Uvea)

Aderhaut (Chorioidea). Pigmentzellreiche und gefäßreiche Schicht zwischen der Sklera und dem lichtempfindlichen Anteil der Netzhaut.

Strahlenkörper (Corpus ciliare). Enthält den aus glatten Muskelzellen bestehenden *Ziliarmuskel;* von der Innenseite des Ziliarkörpers entspringen 70—80 meridional verlaufende Fortsätze (Processus ciliares). Diese enthalten zahlreiche Kapillaren: Produktion des Kammerwassers.

Regenbogenhaut (Iris). Umschließt das Sehloch *(Pupille);* enthält 2 Muskelsysteme, die die Pupille verengen bzw. erweitern können, den Musculus sphincter pupillae und den Musculus dilatator pupillae.

Innere Augenhaut (Netzhaut: Retina)

Sie besteht aus einem lichtempfindlichen Teil (Pars optica retinae) und einem nicht lichtempfindlichen („blinden") Teil (Pars caeca retinae).

Pars optica retinae. Besteht aus 10 Schichten; enthält als Lichtrezeptoren primäre Sinneszellen, die *Stäbchen- und Zapfenzellen.* Die rund 100 Millionen Stäbchenzellen sind auf das Hell-Dunkel-Sehen spezialisiert, die 5—6 Millionen *Zapfenzellen* auf das Farbsehen.

Linse (Lens crystallina). Bikonkave Form, durchsichtig, und von weicher Konsistenz; sie ist gefäß- und nervenfrei; wichtig für die Lichtbrechung und damit für die Abbildung des beobachteten Objekts auf der Netzhaut.

Glaskörper (Corpus vitreum). Gallertartige, faserarme Masse, füllt den größten Teil des Augapfels.

Augenlid. Wird aus folgenden Schichten aufgebaut: Äußere Haut; Schicht des Musculus orbicularis oculi; Tarsus: Bindegewebige Platte, das Stützgerüst des Lides; Bindehaut (Conjunctiva).

Tränendrüse (Glandula lacrimalis). Zusammengesetzte, tubuloalveoläre Drüse, die ein seröses Sekret (Tränen) bildet.

B. Ohr
Äußeres Ohr. Für Schallaufnahme und Schalleitung.

Mittelohr. Schalleitung; die Gehörknöchelchen im Mittelohr bilden ein Hebelsystem, über das die Schwingungen des Trommelfells verstärkt und auf die Perilymphe des Innenohrs übertragen werden.

Innenohr. Im *knöchernen Labyrinth,* das in der Felsenbeinpyramide gelegen ist, befindet sich ein mit Flüssigkeit gefülltes Schlauchsystem, das *häutige Labyrinth.*
Das häutige Labyrinth umfaßt folgende 3 Anteile:
— Ductus cochlearis = Hörorgan
— Drei Bogengänge
— Utriculus und Sacculus = Gleichgewichtsorgan

Hörorgan. Im Ductus cochlearis ist das *Corti-Organ,* das eigentliche Hörsinnesorgan, gelegen. Es besteht aus sekundären Sinneszellen *(Haarzellen)* mit apikalen Sinneshärchen und verschiedenen Typen von *Stützzellen* (Pfeilerzellen, Phalangenzellen, Hensen-Zellen, Claudius-Zellen). Die Phalangenzellen tragen auf seitlichen Fortsätzen die Sinneszellen. Über den Sinneszellen liegt eine gallertig-filamentöse Platte, die *Membrana tectoria.* Die Spitzen der Sinneshärchen berühren diese Platte. Ihre relative Verschiebung durch Bewegung der Perilymphe soll zur Erregungsbildung in den Haarzellen führen.

C. Gleichgewichtsorgan
Setzt sich aus den drei häutigen Bogengängen sowie aus Utriculus und Sacculus zusammen.
In der Wand von Utriculus und Sacculus: Macula utriculi bzw. Sacculi = zweireihiges hochprismatisches Sinnesepithel, das aus *Haarzellen* (Sinneszellen) und *Stützzellen* aufgebaut ist. Über dem Sinnesepithel liegt die *Statolithenmembran.*

Bogengänge. Anfangsabschnitte sind ampullenartig erweitert. In jeder Ampulle befindet sich eine von hochprismatischem *Sinnesepithel* überzogene Leiste, die *Crista ampullaris.* Ihr Epithel besteht aus *Stützzellen* und sekundären *Sinneszellen,* die in eine gallertige, kuppelförmige Masse *(Cupula ampullaris)* hineinragen.

D. Geruchsorgan
In der **Regio olfactoria** der Nasenhöhle gelegen; das Epithel der Riechschleimhaut besteht aus *Riechzellen* (= bipolare Nervenzellen mit apikalem Fortsatz, von dem 10—20 Riechhärchen ausgehen), *Stützzellen* und *Basalzellen.* Unter dem Epithel, in der bindegewebigen *Lamina poropria,* liegen seröse Drüsen, die die an den Riechhärchen haftenden Duftstoffe wieder wegspülen.

E. Geschmacksorgan
Geschmacksknospen. Zwiebelförmige Gebilde, die im Epithel der Zungenpapillen (Papillae circumvallatae, Papillae foliatae und Papillae fungiformes) lokalisiert sind. Eine Geschmacksknospe besteht aus rund 20 länglichen Sinneszellen, die apikal lange Mikrovilli (Geschmacksstiftchen) tragen.

F. Organe der Oberflächen- und Tiefensensibilität

Hautsinne (Oberflächensensibilität)
Freie Nervenendigungen. Die freien Endigungen von marklosen bzw. schwach ummarkten Nervenfasern fungieren als Schmerz- und Temperaturrezeptoren. Sie kommen vor als:

— freie Nervenendigungen in Epithelien
— freie Nervenendigungen an Haaren
— freie Nervenendigungen im Bindegewebe der Leistenhaut.

Endkörperchen (eingekapselte Nervenendigungen).
— Meissner-Tastkörperchen: Tastempfindung
— Vater-Pacini-Lamellenkörperchen: Tastempfindung
— Krause-Endkolben: Kälteempfindung
— Ruffini-Körperchen: Wärmeempfindung
Nach neueren Untersuchungen wird häufig angenommen, daß eine genaue Zuordnung eines bestimmten Rezeptortyps zu einer spezifischen Sinnesqualität *nicht* möglich ist.

Tiefensensibilität
Muskelspindeln. Spindelförmige Gebilde im Perimysium von Skelettmuskeln. Histologischer Aufbau: 3—10 *intrafusale Muskelfasern* werden durch eine Bindegewebskapsel von der umgebenden Arbeitsmuskulatur abgegrenzt: Kernkettenfasern und Kernsäckchenfasern; an diese beiden Typen von intrafusalen Muskelfasern ziehen sowohl sensible als auch motorische (α-Motoneurone) Nervenfasern. Die Muskelspindeln dienen als *Dehnungsrezeptoren*.

Sehnenspindeln. Dehnungsrezeptoren, liegen im Übergangsbereich der Sehne in den Muskel.

Organe der Eingeweidesensibilität (Viszerorezeptoren)
Pressorezeptoren. Nervengeflechte in der Wand von großen Blutgefäßen; reagieren auf Veränderungen des Blutdruckes.

Glomus caroticum. Reiskorngroße arterielle Chemorezeptoren, die in der Teilungsstelle der Arteria carotis communis liegen. Sie registrieren die Blutgasspannung von CO_2 und O_2.

Glomus aorticum. Zwei oder mehrere Chemorezeptoren für die Blutgasspannung; am Aortenbogen gelegen.

17
Endokrine Drüsen

Übersicht:

17.1
Allgemeines

Die *endokrinen* Drüsen besitzen im Unterschied zu den exokrinen Drüsen *keine Ausführungsgänge*. Die von ihnen produzierten Wirkstoffe *(Hormone)* werden deshalb direkt in das Gefäßsystem abgegeben. Obwohl die Hormone durch den Blutkreislauf über den Körper verteilt werden, zeigen nur ganz bestimmte Zellen, Gewebe oder Organe eine Wirkung, nämlich jene, die Bindungsstellen *(Rezeptoren)* für die entsprechenden Hormone besitzen. Hormone sind zusammen mit dem Nervensystem entscheidend an der *Steuerung* aller Stoffwechselvorgänge im Körper beteiligt.
Nach ihrem chemischen Aufbau kann man unterscheiden:
— Peptid- und Proteohormone (z. B. Insulin)

— Steroidhormone (z. B. Testosteron, Cortisol)
— Hormone, die sich von Aminosäuren ableiten.
Peptid- und Proteohormone werden nach dem allgemeinen Prinzip der Proteinbiosynthese an den Ribosomen des rauhen Endoplasmatischen Reticulums gebildet.
Die Enzyme für die Steroidhormonbildung sind vor allem im glatten Endoplasmatischen Reticulum lokalisiert. Steroidhormone synthetisierende Zellen zeichnen sich demnach durch einen hohen Gehalt an glattem Endoplasmatischen Reticulum sowie durch Mitochondrien vom Tubulustyp (vgl. Abb. 4b) aus.
Folgende endokrine Drüsen (Abb. 110) sollen kurz besprochen werden:
— Hypophyse
— Epiphyse
— Schilddrüse

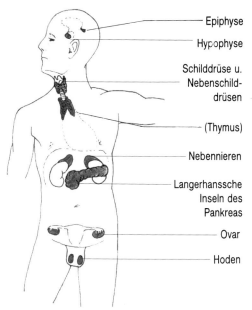

- Epiphyse
- Hypophyse
- Schilddrüse u. Nebenschilddrüsen
- (Thymus)
- Nebennieren
- Langerhanssche Inseln des Pankreas
- Ovar
- Hoden

Abbildung 110:
Endokrine Drüsen des Menschen

— Epithelkörperchen
— Nebennieren
— Pankreas (Endokriner Teil: Langerhans-Inseln).

17.2
Hypophyse

Das übergeordnete Steuerzentrum für die meisten anderen Hormondrüsen bildet das *Hypophysen-Hypothalamus-System.* Der *Hypothalamus,* ein Teil des Zwischenhirns, beeinflußt durch Freisetzungshormone *(Liberine)* und hemmende Hormone *(Statine)* die Funktion der Hypophyse (Hirnanhangsdrüse). Die Hypophyse regelt ihrerseits durch Ausschüttung spezifischer *glandotroper* Hormone die Tätigkeit der peripheren endokrinen Drüsen des Körpers. Die von den peripheren Hormondrüsen freigesetzten Hormone beeinflussen dann ihrerseits im Sinne einer *Rückkopplung (feedback)* die Tätigkeit von Hypophyse und Hypothalamus.

Die Hypophyse liegt im „Türkensattel" des Keilbeins. Sie ist über den Hypophysenstiel mit dem Hypothalamus verbunden. Die Hirnanhangsdrüse besteht aus zwei An-

teilen, die sich sowohl in ihrem Aufbau als auch in ihrer entwicklungsgeschichtlichen Herkunft unterscheiden, nämlich aus der *Adenohypophyse* und der *Neurohypophyse.*

17.2.1
Adenohypophyse

Die Adenohypophyse bildet ca. ¾ der gesamten Hypophyse. An der Adenohypophyse lassen sich ein Vorderlappen, Trichterlappen und Zwischenlappen unterscheiden.

Vorderlappen (Lobus anterior). Das Parenchym des Hypophysenvorderlappens besteht aus unregelmäßig geformten Zellsträngen, die durch weitlumige Kapillaren (Sinusoide) getrennt sind. Die Parenchymzellen weisen ein unterschiedliches Färbeverhalten auf. Entsprechend ihrer Anfärbbarkeit können sie in *chromophobe (farbscheue), azidophile* und *basophile Zellen* unterteilt werden. Die chromophoben Zellen bilden mit ca. 50 % die größte Population, gefolgt von den azidophilen Zellen (40 %).

Durch verfeinerte Färbemethoden lassen sich die basophilen Zellen in β-Zellen und δ-Zellen, die azidophilen in α- und ε-Zellen differenzieren. Durch immunzytochemische Methoden ist eine Zuordnung des jeweiligen Zelltyps zu den Hormonen möglich:

— α-Zellen: Azidophil: Wachstumshormon (Somatotropin)
— β-Zellen: Basophil: Thyreotropin (Thyreoidea stimulating hormone, TSH)
— γ-Zellen: Chromophob: Indifferente Stammzelle, aus der verschiedene Zelltypen hervorgehen können.
— δ-Zellen: Basophil: Gonadotropine (FSH und LH)
— ε-Zellen: Azidophil: Prolactin.

Trichterlappen (Pars infundibularis). Der Trichterlappen legt sich der vorderen Fläche des Hypophysenstiels an. Er besteht aus 2—3 Lagen von überwiegend chromophoben Zellen.

Zwischenlappen (Pars intermedia). Der Zwischenlappen liegt zwischen dem Vorderlappen der Adenohypophyse und der Neurohypophyse. Auffallend sind große, mit Epithel ausgekleidete Zysten, die Kolloid enthalten. Basophile Zellen herrschen vor. Die funktionelle Bedeutung des Zwischenlappens wird beim Menschen noch diskutiert. Bei vielen Tierarten sezernieren die Zellen des Zwischenlappens das Melanophorenhormon (MSH), das die Melaninbildung stimulieren soll.

17.2.2
Neurohypophyse

Die Neurohypophyse umfaßt den *Hypophysenstiel (Infundibulum)* und den *Hypophysenhinterlappen (Lobus posterior)*. Sie besteht aus einem Geflecht von *marklosen Nervenfasern* und aus speziellen Gliazellen, die als *Pituizyten* bezeichnet werden. Die Neurohypophyse enthält keine Perikaryen von Nervenzellen. Die marklosen Nervenfasern stammen von Nervenzellen, die im Hypothalamus liegen.

Wichtige Ansammlungen von Nervenzellen im Hypothalamus (Kerne) sind der *Nucleus supraopticus* und der *Nucleus paraventricularis*. Diese Nervenzellen sind sekretorisch tätig und bilden die Hormone *Adiuretin* (ADH) und *Oxytocin*. Adiuretin spielt eine Rolle bei der Rückresorption von Wasser durch die Niere und damit im Wasserhaushalt des Körpers. Bei Adiuretinmangel entsteht ein Diabetes insipidus (starke Polyurie, jedoch keine Glukosurie). Oxytocin regt die Tätigkeit der glatten Muskulatur des Uterus während der Geburt an. In der Milchdrüse sorgt Oxytocin für die Kontraktion der Myoepithelzellen und damit für die Sekretauspressung aus den Drüsenendstücken.

Die Hormone Oxytocin und Adiuretin werden also von Nervenzellen des Hypothalamus gebildet und entlang ihrer Axone in den Hypophysenhinterlappen transportiert. Für diesen Transport sind sie an ein Trägerprotein, das Neurophysin, gebunden. Im Hypophysenhinterlappen werden beide Hormone gespeichert und bei Bedarf freigesetzt.

17.3
Epiphyse (Zirbeldrüse)

Die Epiphyse ist eine etwa 5—10 mm lange, zapfenförmige Bildung des Zwischenhirns. Die Hauptmasse des Parenchyms besteht aus zwei Zelltypen, die beide als modifizierte Gliazellen zu betrachten sind, den *Pinea-*

lozyten und den *Astrozyten*. Dazwischen liegt ein Netzwerk von vegetativen Nervenfasern, die aus dem Ganglion cervicale superius und dem Zwischenhirn stammen. Nach Untersuchungen an Versuchstieren wird von der Epiphyse Serotonin gebildet. Die Epiphyse soll weiter einen Einfluß auf die Freisetzung von gonadotropen Hormonen durch die Hypophyse haben und hemmend auf die Gonadenentwicklung wirken. Weiter soll durch die Epiphyse die zirkadiane Periodik der Körpervorgänge entscheidend beeinflußt werden.

17.4
Schilddrüse (Glandula thyreoidea)

Sie besteht aus zwei großen, neben der Luft- und Speiseröhre gelegenen Seitenlappen, die durch eine schmale Parenchymbrücke, den Isthmus, miteinander verbunden sind. Das Gewicht der normalen Schilddrüse beträgt ca. 20—30 Gramm. Eine pathologische Vergrößerung der Schilddrüse heißt Kropf *(Struma)*.

Die Schilddrüse wird von einer bindegewebigen Kapsel (Capsula fibrosa) umgeben. Von ihr dringen gefäß- und nervenhaltige Bindegewebstrabekel in das Innere vor und unterteilen die Schilddrüse in unregelmäßige Läppchen *(Lobuli)*. Die Lobuli enthalten zahlreiche Schilddrüsenfollikel, parafollikuläre Zellen, Blut- und Lymphgefäße sowie Nervenfasern. Der Durchmesser der Schilddrüsenfollikel ist variabel und liegt etwa zwischen 50 und 500 μm. Die Follikel werden von einem einschichtigen Epithel ausgekleidet (Abb. 111). Bei einer aktiven, hormonbildenden Schilddrüse sind die Follikel relativ klein, und das Epithel ist hochprismatisch. Auch wenn das in den Follikeln gespeicherte Hormon wieder resorbiert wird, ist das Follikelepithel hochprismatisch. Eine inaktive Schilddrüse zeichnet sich durch große Follikel und ein flaches Epithel aus *(Stapelform)*.

Die Hormone der Schilddrüse *(Thyroxin* und *Trijodthyronin)* werden nach ihrer Bildung im Follikelepithel an ein Protein *(Thyreoglobulin)* gebunden und in den Follikeln als sogenanntes Kolloid gespeichert. Durch proteolytische Enzyme, die vom Follikelepithel in den Follikel sezerniert werden, kann aus dem gestapelten, eingedick-

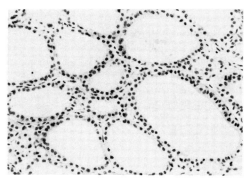

Abbildung 111:
Schilddrüsenfollikel mit isoprismatischem Follikelepithel.

ten Kolloid wieder freies Hormon abgespalten werden. Dieses wird dann vom Follikelepithel resorbiert und an die außen um die Follikel gelegenen Blutkapillaren abgegeben.

Der Funktionszustand der Schilddrüse wird stark von exogenen Faktoren wie Temperatur, Ernährung und psychische Beanspruchung beeinflußt. Die Schilddrüse reagiert darauf mit der Freisetzung von Thyroxin und Trijodthyronin, die den Grundumsatz des Körpers steigern und damit wesentlich auf die Stoffwechsellage des Organismus wirken.

Parafollikuläre Zellen (C-Zellen). Neben und selten auch in der Wand der Follikel liegen die C-Zellen. Um diese Zellen sicher erkennen zu können, sind Spezialmethoden (Silberimprägnation, immuncytochemische Methoden) erforderlich. Diese Zellen bilden *Calcitonin.* Calcitonin senkt den Blutcalciumspiegel und stellt daher einen Gegenspieler zum Parathormon der Epithelkörperchen dar.

17.5
Epithelkörperchen (Glandula parathyreoidea, Nebenschilddrüse)

Die vier Epithelkörperchen sind etwa linsengroße Gebilde, die an den Polen der Schilddrüse lokalisiert sind. Sie werden jeweils von einer dünnen Bindegewebskapsel umgeben, von der aus feine Septen in das Organ ziehen.

Im histologischen Routinepräparat lassen sich zwei Zelltypen unterscheiden, die hellen *Hauptzellen* und die oxyphilen Zellen. Der größte Teil des Drüsenparenchyms besteht aus Hauptzellen. Sie bilden das *Parathormon,* das an der Regulation des Calciumstoffwechsels maßgeblich beteiligt ist. Entfernung der Epithelkörperchen führt zu einer Hypokalzämie. Das Sinken des Blutcalciumspiegels führt über eine erhöhte neuromuskuläre Erregbarkeit zu Krämpfen der Skelettmuskulatur. Experimentelle Gaben von Parathormon führen über Stimulation der Osteoklastentätigkeit zu einem Anstieg des Blutcalciumspiegels.

Die *oxyphilen Zellen* sind größer als die Hauptzellen. Ihr Zytoplasma färbt sich mit Eosin stark an. Die Zahl der oxyphilen Zellen scheint mit zunehmendem Alter anzusteigen. Ihre Funktion ist noch nicht geklärt.

17.6
Nebennieren (Glandula suprarenalis)

Die Nebennieren liegen jeweils am oberen Pol der Nieren. Sie bestehen aus zwei funktionell und entwicklungsgeschichtlich unterschiedlichen Anteilen, der *Nebennierenrinde* und dem *Mark.* Außen ist das Organ von einer starken bindegewebigen Kapsel umgeben, von der aus Gefäße und Nerven enthaltende Septen radiär in die Rindensubstanz ziehen. An der Mark-Rinden-Grenze lösen sich die Septen in feine, in die Marksubstanz ziehende Fasern auf.

17.6.1
Nebennierenrinde (Cortex suprarenalis)
Die Nebennierenrinde macht beim Erwachsenen etwa 90 % der gesamten Nebenniere aus. Im Mittel beträgt ihre Dicke 1—3 mm. Schon bei schwacher Vergrößerung lassen sich an der Rinde drei Zonen unterscheiden. Von außen nach innen sind dies die *Zona glomerulosa,* die *Zona fasciculata* und die *Zona reticularis.*

17.6.1.1 Zona glomerulosa. Sie liegt direkt unter der Kapsel und setzt sich aus knäuelartig gewundenen Zellsträngen zusammen. Die Zellen sind klein, besitzen jedoch einen relativ großen, kugelförmigen Kern. Dadurch erscheint diese Zone besonders kernreich. Das Zytoplasma dieser Zellen enthält keine oder nur wenige Lipidtröpfchen. Zwischen den Zellsträngen liegen zahlreiche Kapillaren. Die Zellen der Zona glomerulosa bilden *Mineralkortikoide* (Aldosteron). Diese Hormone sind für die Regulation des Natrium- und Kaliumionenstoffwechsels und damit auch des Wasserhaushaltes des Körpers wichtig.

17.6.1.2 Zona fasciculata. Sie schließt sich markwärts an die Zona glomerulosa an und ist die breiteste der drei Rindenzonen. Ihre Zellstränge verlaufen parallel und radiär zum Mark. Zwischen ihnen liegen zarte Bindegewebssepten und weite Kapillaren. Aufgrund der zahlreichen Lipidtröpfchen tritt die Zona fasciculata bei Fettfärbungen (z. B. mit Sudanrot) besonders auffällig hervor. Bei normalen Routinepräparaten, die mit fettlösenden Alkoholen und Intermedien vorbehandelt wurden, erscheinen die Zellen der Zona fasciculata durch Herauslösen der Lipidtropfen wabenartig und werden auch als Spongiozyten bezeichnet. In der Zona fasciculata werden vor allem *Glukokortikoide* (z. B. Cortisol) gebildet. Diese Hormone sind an der Steuerung des Kohlenhydratstoffwechsels beteiligt und führen zur Neubildung von Glucose aus Aminosäuren (Glukoneogenese).

17.6.1.3 Zona reticularis. Sie ist die innerste Schicht der Nebennierenrinde und grenzt direkt an das Mark. Sie besteht aus netzartig angeordneten, relativ kleinen Zellen. Die Kapillaren zwischen den Zellen sind oft stark erweitert, so daß sie als Sinusoide bezeichnet werden. Die Zellen der Zona reticularis sind arm an Lipidtröpfchen. Im Alter ist häufig ein zunehmender Gehalt des Pigments Lipofuscin in ihrem Zytoplasma zu beobachten. In der Zona reticularis werden *Geschlechtshormone,* vor allem androgen wirksame Hormone, gebildet. Auch geringe Mengen von Östrogenen kommen vor.

Die relativen Anteile der drei Schichten an der Nebennierenrinde sind nicht konstant. Während die Zona fasciculata in allen Lebensabschnitten annähernd gleich ausgebildet ist, sind die nach außen und innen angrenzenden Schichten erheblichen Umbauvorgängen *(Transformationszonen)* unterworfen. Der Umbau der Nebennierenrinde wird vor allem durch die Sekretion

von ACTH, einem Hormon des Hypophysenvorderlappens, und während der Fetalzeit auch durch Placentahormone (Choriogonadotropin) gesteuert. Auch bei Streßsituationen kommt es über eine vermehrte Ausschüttung von ACTH innerhalb kurzer Zeit zu einer deutlichen Verbreiterung der Nebennierenrinde.

17.6.2
Nebennierenmark
(Medulla suprarenalis)
Das Mark der Nebenniere besteht aus großen, hellen Zellen, die sich gewöhnlich in Gruppen und Strängen zusammenlagern. In den Maschen dieses Zellnetzes liegen zahlreiche Kapillaren und Venen. Die großen Venen besitzen als Besonderheit Längsmuskelwülste in ihrer Intima (Polstervenen). Dadurch kann der Abfluß von hormonhaltigem venösen Blut gedrosselt werden.

Nach Vorbehandlung mit chromhaltigen Fixierungsmitteln kommt es zu intensiver Braunfärbung der meisten Markzellen, die deshalb auch als *„chromaffine Zellen"* bezeichnet werden. Diese Anfärbung beruht auf der Oxidation der in den zytoplasmatischen Granula der Markzellen enthaltenen *Katecholamine Adrenalin* und *Noradrenalin.* Adrenalin wirkt stoffwechselsteigernd und anregend auf Herz und Zentralnervensystem. Als Gegenspieler des Insulins führt seine Ausschüttung zu einem vermehrten Abbau von Glykogen und damit zu einer Erhöhung des Blutzuckerspiegels. Noradrenalin wirkt allgemein gefäßverengend und blutdrucksteigernd. Außer den chromaffinen Zellen kommen im Nebennierenmark noch vegetative *Ganglienzellen* vor, die an ihren großen, runden Kernen identifizierbar sind, sowie kleine undifferenzierte *Sympathikoblasten* von lymphozytenähnlichem Aussehen.

17.7
Endokrines Pankreas
(Langerhans-Inseln)

Die Langerhans-Inseln stellen den endokrinen Anteil der Bauchspeicheldrüse dar. Sie liegen als in der Regel bei den meisten Färbungen hellere Zellhaufen im exokrinen Pankreasgewebe eingebettet. Mit speziellen

Färbetechniken können bei den Inselzellen verschiedene Zelltypen unterschieden werden, die unterschiedliche Hormone bilden.

Beim Menschen sind 60—80% der Inselzellen sogenannte Beta-Zellen. Sie bilden Insulin, das den Blutzuckerspiegel senkt. Bei etwa 10% der Bevölkerung wird zuwenig Insulin gebildet, wodurch diese Menschen an Diabetes mellitus, der Zuckerkrankheit, erkranken.

Die Alpha-Zellen, die in wesentlich geringerer Zahl als die Beta-Zellen vorhanden sind, bilden das Hormon Glucagon. Dieses bewirkt durch eine verstärkte Glykogenolyse und Glukoneogenese ein Ansteigen des Blutzuckerspiegels und wirkt daher als Gegenspieler des Insulins.

Von weiteren Zellen der Langerhans-Inseln, den Delta-Zellen, wird Somatostatin sezerniert. Somatostatin wird auch in anderen Zellen des Körpers angetroffen, so z. B. im Hypothalamus. In der Bauchspeicheldrüse soll Somatostatin die Freisetzung von Insulin und Glucagon aus den benachbarten Zellen hemmen können.

Weitere Zellen des endokrinen Pankreasgewebes bilden das „Pankreatische Polypeptid". Dieses hemmt die Sekretionsleistung des exokrinen Pankreas und die durch Gastrin stimulierte Magensaftsekretion. Auf die glatte Muskulatur der Gallenblasenwand hat es eine erschlaffende Wirkung.

Zusammenfassung

Endokrine Drüsen
Sie besitzen im Unterschied zu den exokrinen Drüsen *kein Ausführungsgangsystem* und geben die von ihnen produzierten Wirkstoffe (Hormone, Inkrete) direkt in das *Blutgefäßsystem* ab.

Hypophyse
Sie ist ein übergeordnetes Steuerungszentrum für viele andere Hormondrüsen.
Histologischer Aufbau:
Adenohypophyse. Sie umfaßt ¾ des Gesamtorgans, besteht aus Vorderlappen, Trichterlappen und Zwischenlappen. Mit speziellen Färbeverfahren lassen sich in der Adenohypophyse folgende Zelltypen differenzieren:
α-Zellen, acidophil: Wachstumshormon
β-Zellen, basophil: Thyreotropin
γ-Zellen: undifferenzierte Stammzellen
δ-Zellen, basophil: Gonadotropine (FSH und LH)
ε-Zellen, acidophil: Prolactin
Neurohypophyse. Besteht aus Hypophysenstiel und Hypophysenhinterlappen; die Hormone *Oxytocin* und *Adiuretin* werden von Zellen des Hypothalamus gebildet und über deren Axone in die Neurohypophyse transportiert. Dort werden sie gespeichert und bei Bedarf freigesetzt.
Histologischer Aufbau: Geflecht von marklosen Nervenfasern, dazwischen Kapillaren und spezielle Gliazellen *(Pituizyten)*.

Epiphyse (Zirbeldrüse)
Histologischer Aufbau: Parenchym besteht aus modifizierten Gliazellen (Pinealozyten und Astrozyten); dazwischen ein Netzwerk aus vegetativen Nerven.
Funktionen:
— Bildung von Serotonin
— Regulation der zirkadianen Periodik
— Hemmung der Gonadenentwicklung

Schilddrüse (Glandula thyreoidea)

Bindegewebige Kapsel, von der gefäß- und nervenhaltige Trabekel in das Innere führen und das Organ in unregelmäßige Läppchen unterteilen.

Schilddrüsenparenchym: Unterschiedlich große, von einem einschichtigen Epithel ausgekleidete *Follikel.* Follikelepithelzellen bilden die Hormone *Thyroxin* und *Trijodthyronin.*

Aktiver Follikel: Hohes Epithel, Hormonbildung oder Hormonresorption aus dem Follikelinhalt.

Inaktiver Follikel: Flaches Epithel, Stapelform.

Parafollikuläre Zellen (C-Zellen): Bilden Calcitonin.

Epithelkörperchen (Glandulae parathyreoideae; Nebenschilddrüsen): Vier bis sieben linsengroße Gebilde, an den Polen der Schilddrüse lokalisiert:

Histologisch: Zwei Zelltypen
— Hauptzellen: Bilden das *Parathormon*
— Oxyphile Zellen

Nebennieren (Glandulae suprarenales)

Liegen an den oberen Nierenpolen: bestehen aus zwei funktionell und entwicklungsgeschichtlich unterschiedlichen Anteilen:
— Nebennierenrinde (Cortex suprarenalis)
— Nebennierenmark (Medulla suprarenalis)

Nebennierenrinde: Es können unterschieden werden:
— Zona glomerulosa
— Zona fasciculata
— Zona reticularis

Funktion der Nebennierenrinde: Bildung von Steroidhormonen (Mineral- und Glukokortikoide; Sexualsteroide)

Nebennierenmark: Besteht aus chromaffinen Zellen, die die Katecholamine Adrenalin und Noradrenalin produzieren. Dazwischen liegt ein dichtes Geflecht von vegetativen Nervenfasern sowie vereinzelte Ganglienzellen.

Endokrines Pankreas

Der endokrine Anteil des Pankreas sind die *Langerhans-Inseln.* Diese enthalten ca. 80% Beta-Zellen, die *Insulin* bilden. Die Alpha-Zellen der Langerhans-Inseln produzieren *Glucagon* und die Delta-Zellen das *Somatostatin.*

18
Haut- und Anhangsorgane

Übersicht:

18.1
Haut

Unter den Organsystemen des Körpers nimmt die Haut einen wichtigen Platz ein. Ihr Gesamtgewicht beträgt ca. 8 kg, ihre Oberfläche etwa 1,4 m². Als äußere Decke des Körpers setzt sie sich aus einem epithelialen Anteil, der Oberhaut (Epidermis), und einem bindegewebigen Anteil, der Lederhaut (Corium) und Unterhaut (Subcutis) umfaßt, zusammen. Die Anhangsgebilde der Haut (Haare, Nägel, Drüsen) leiten sich von der Epidermis ab (Abb. 112, S. 248).

Die Haut bietet den darunter gelegenen Körperanteilen Schutz gegen mechanische, thermische und chemische Einflüsse und verhindert das Eindringen von Mikroorganismen. Sie schützt weiter den Körper vor zu großen Flüssigkeitsverlusten und gibt andererseits bei Belastung durch den Schweiß Flüssigkeit und Salze ab.

18.1.1
Oberhaut (Epidermis)

Dieses *mehrschichtige, verhornte Plattenepithel* besteht aus folgenden Schichten:

— Stratum basale
— Stratum spinosum
— Stratum granulosum
— Stratum lucidum
— Stratum corneum

(Der genaue Aufbau des mehrschichtigen Plattenepithels und der Ablauf der Hornbildung wurden bereits oben dargestellt; siehe Abschn. 3.2.4.1 und 3.2.4.2, S. 46).

Für die Pigmentierung der Haut sind die *Melanozyten* verantwortlich. Die Melanozyten liegen vor allem in den basalen Epidermisanteilen. Sie bilden aus der Aminosäure Tyrosin ein bräunliches Pigment, das *Melanin*. Die Melaningranula werden von den Melanozyten auch an die benachbarten Epithelzellen abgegeben. Daraus resultiert die Pigmentierung der Epidermis, die die Haut vor ultravioletten Strahlen schützt. Weiter finden sich in der Epidermis dendritenartig verzweigte Zellen, die durch Versilberung darstellbar sind. Sie werden als *Langerhans-Zellen* bezeichnet. Ihre Bedeutung ist noch nicht geklärt.

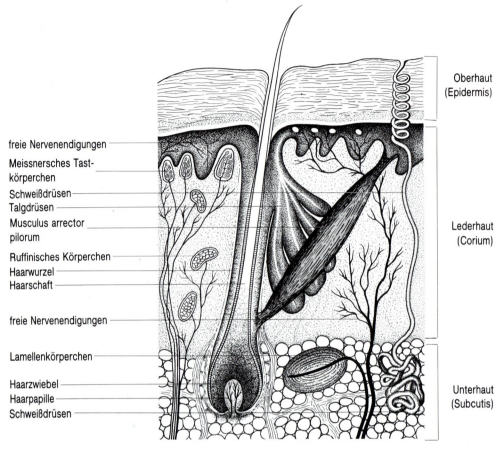

freie Nervenendigungen

Meissnersches Tast-
körperchen

Schweißdrüsen

Talgdrüsen

Musculus arrector
pilorum

Ruffinisches Körperchen

Haarwurzel

Haarschaft

freie Nervenendigungen

Lamellenkörperchen

Haarzwiebel

Haarpapille

Schweißdrüsen

Oberhaut
(Epidermis)

Lederhaut
(Corium)

Unterhaut
(Subcutis)

Abbildung 112:
Aufbau der menschlichen Haut (Schemazeichnung, modifiziert nach GEYER)

18.1.2
Lederhaut (Corium)

Bei der Haut verschiedener Tierarten kann die Lederhaut durch entsprechende Behandlung (Gerbung) zu Leder verarbeitet werden.

Die Lederhaut besteht aus dichten Kollagenfasergeflechten, die von Netzen elastischer Fasern durchsetzt werden. Dadurch ist die hohe Reißfestigkeit der Haut bedingt. In der Lederhaut liegen Blut- und Lymphgefäße, Nerven und Nervenendkörperchen (Abb. 108, S. 234) sowie Zellen des immunologischen Abwehrsystems.

Histologisch können an der Lederhaut aufgrund des unterschiedlichen Faser- und Zellgehaltes zwei Schichten, nämlich die *Papillarschicht (Stratum papillare)* und die *Geflechtschicht (Stratum reticulare)* unterschieden werden.

18.1.2.1 Papillarschicht (Stratum papillare).
Sie grenzt unmittelbar an die Epidermis, mit der sie durch papillenartige Vorstülpungen verzahnt ist. Form und Zahl dieser Bindegewebspapillen variieren entsprechend der jeweiligen örtlichen mechanischen Beanspruchung der Haut. Die Papillen enthalten Kapillarschlingen für die Versorgung der gefäßlosen Epidermis.

18.1.2.2 Geflechtschicht (Stratum reticulare). Sie liegt unter der Papillarschicht und geht in die Subcutis über. In dieser Schicht herrschen eng verflochtene Bündel kollagener Fasern vor.

18.1.3
Unterhaut (Subcutis)

Die Unterhaut baut sich aus *lockerem Bindegewebe* mit mehr oder weniger reichlich eingelagertem Fettgewebe auf. Sie ermöglicht die Verschieblichkeit der Haut und stellt die Verbindung zwischen Haut und oberflächlicher Körperfaszie her. In der Subcutis liegen neben größeren Blut- und Nervenbahnen die verschiedenen Hautdrüsen (Schweißdrüsen, Talgdrüsen, Duftdrüsen) sowie Nervenendkörperchen.

Die Unterhaut ist ein wichtiger Fettspeicher *(Depotfett)*. Daneben wird das Fettgewebe der Subcutis in bestimmten Körperabschnitten (z. B. Fußsohle, Handflächen) durch straffes Bindegewebe steppkissenartig unterteilt und übt als *Baufett* dadurch auch wichtige mechanische Funktionen als Druckpolster aus.

18.2
Anhangsgebilde der Haut

Dazu zählen Haare, Nägel und Drüsen.

18.2.1
Haare

Haare sind in die Haut eingelagerte, verhornte Bildungen der Epidermis. Sie sind mit Ausnahme der Handflächen und der Fußsohlen in allen Hautgebieten ausgebildet. Man kann *Wollhaare* (Lanugo), die beim Neugeborenen den ganzen Körper bedecken, und *Terminalhaare*, die später am Kopf, in der Achselgegend und in der Schamgegend zu finden sind, unterscheiden. Die Ausbildung der Terminalbehaarung unterliegt *hormonalen Einflüssen* und zeigt eine *geschlechtsspezifische Verteilung* (weiblicher und männlicher Typ der Schambehaarung, Glatzenbildung beim Mann).

Das Haar selbst besteht aus dem *Haarschaft*, der *Haarwurzel* und seinem verdickten Ende, der *Haarzwiebel*. Diese umfaßt eine bindegewebige Papille (Haarpapille). Die Haarfarbe wird durch die unterschiedliche Einlagerung des Pigments Melanin, das von den Melanozyten im Bereich der Haarzwiebel gebildet wird, bestimmt. Graue bzw. weiße Haare enthalten wenig bis kein Pigment mehr, dafür aber eine unterschiedliche Menge feiner Luftblasen.

Die Haare sind in Hauteinstülpungen, die man als *Haarbälge* bezeichnet, verankert. Sie setzen sich aus der eingesenkten Epidermis (Wurzelscheide) und einem vom angrenzenden Corium gebildeten, bindegewebigen Haarbalg zusammen.

Jedem Haar sind ein Bündel glatter Muskelzellen *(Musculus arrector pilorum)* und eine Talgdrüse, die in den Haarbalg mündet, zugeordnet. Der Haarmuskel kann das Haar aufstellen (Haare sträuben) und die Talgdrüse komprimieren.

18.2.2
Nägel (Ungues)

Die Nägel sind eine spezielle Bildung der Epidermis und stellen eine Schutzeinrichtung für die Endglieder der Finger und Zehen dar. Gleichzeitig bilden sie ein Widerlager für den Druck, der auf die Tastballen ausgeübt wird, so daß bei Verlust eines Nagels die Tastempfindung eingeschränkt erscheint. Ein Nagel liegt als ca. 0,5 mm dikke *Hornplatte* auf dem Nagelbett. Proximal steckt er tief in der Nageltasche, von deren Grund *(Matrix des Nagels)* auch das Wachstum des Nagels erfolgt. Die vordere Grenze der Matrix ist am Nagel als weißliches, halbmondförmiges Feld *(Lunula)* erkennbar. Von der Matrix aus wird der Nagel langsam (0,1—0,2 mm/Tag) über das Nagelbett geschoben. Die seitlichen Ränder eines Nagels sind im *Nagelfalz* fixiert. Nur der vordere Rand ist frei. Die Nagelplatte besteht aus polygonalen, verhornten Epidermiszellen, deren Kerne gewöhnlich nicht mehr zu erkennen sind. Sie werden durch eine Kittsubstanz fest zusammengehalten.

18.2.3
Hautdrüsen

Zu den Hautdrüsen zählen:
— Talgdrüsen
— Schweißdrüsen
— Duftdrüsen
— Milchdrüse (siehe Kapitel 13, S. 205).

18.2.3.1 Talgdrüsen (Glandulae sebaceae).

Talgdrüsen kommen fast immer gemeinsam mit Haaren vor. An Handteller und Fußsohle fehlen sie völlig. An anderen Hautregionen, meist im Übergangsbereich von äußerer Haut in Schleimhaut, finden sich auch freie Talgdrüsen, d. h. Talgdrüsen, die in keiner Beziehung zu Haaren stehen (Lippen, Augenlider, Brustwarzen, kleinen Schamlippen, Anus) (vgl. Abb. 19, S. 51). Talgdrüsen sind Drüsen mit *holokrinem* Sekretionsmechanismus. Bei der Bildung des Talgs verfetten die Drüsenzellen und gehen zugrunde. Talg ist ein komplexes Gemisch von verschiedenen Fettsubstanzen und dient dem Einfetten der Hautoberfläche und der Haare.

18.2.3.2 Schweißdrüsen (Glandulae sudoriferae).

Bei den ekkrinen Schweißdrüsen handelt es sich um einfache, tubulöse Schläuche (vgl. Abb. 18, S. 50), deren Endabschnitte stark aufgeknäuelt in der Lederhaut und Unterhaut liegen. Die sekretorischen Endstücke werden von kontraktilen *myoepithelialen Zellen (Korbzellen)* umgeben. Von den Endstücken führt ein Ausführungsgang durch die Lederhaut zur Epidermis. Dieser setzt sich dann innerhalb der Epidermis in einem spiralig gewundenen Gang fort, der aber keine eigene Epithelauskleidung mehr besitzt. Schweiß enthält maximal 1 % an gelöster Substanz und stellt damit das am stärksten verdünnte Sekret aller Drüsen dar. Diese Verdünnung wird dadurch erreicht, daß in den oberflächennahen Anteilen des Ausführungsgangs aktiv Natriumionen rückresorbiert werden. Die Schweißdrüsen haben weiter eine wichtige Funktion bei der Thermoregulation des Körpers. Durch den sauren pH-Wert des Schweißes wird weiter das Keimwachstum auf der Haut gehemmt.

18.2.3.3 Duftdrüsen (Glandulae sudoriferae apocrinae).

Die *apokrin* sezernierenden Duftdrüsen (vgl. Abb. 20, S. 52) kommen nur an relativ wenigen Hautstellen vor (z. B. Achselhöhle, Brustwarzen, großen Schamlippen). Sie bilden ein fettiges, Duftstoffe enthaltendes Sekret. Ihre Sekretion beginnt mit der Pubertät. Mit Ende der Keimdrüsentätigkeit wird dann ihre Aktivität wieder stark eingeschränkt.

Zusammenfassung

A. Haut

Die Haut besteht aus einem epithelialen Anteil, der *Epidermis* und einem bindegewebigen Anteil, der *Lederhaut (Corium)* und *Unterhaut (Subcutis)* umfaßt.

Oberhaut (Epidermis). Mehrschichtiges, verhorntes Plattenepithel.

Lederhaut (Corium). Besteht aus zwei unterschiedlichen Schichten:
— *Stratum papillare.* Subepithelial gelegen, durch papillenartige Vorstülpungen mit der Epidermis verzahnt: zellreich; enthält zahlreiche Kapillaren.
— *Stratum reticulare.* Schließt nach unten an das Stratum papillare an; gekennzeichnet durch ein dichtes Geflecht aus kollagenen und elastischen Fasern; relativ zellarm.

Unterhaut (Subcutis). Besteht aus lockerem Bindegewebe mit mehr oder weniger reichlich eingelagertem Fettgewebe. In der Subcutis liegen die größeren Blut- und Nervenbahnen, die Endstücke von verschiedenen Hautdrüsen (Schweißdrüsen, Talgdrüsen, Duftdrüsen) sowie Nervenendkörperchen.

B. Anhangsgebilde der Haut

Haare. Ein Haar besteht aus dem Haarschaft, der Haarwurzel und seinem verdickt ausgebildeten Ende, der Haarzwiebel. Die Haare sind in Einstülpungen der Haut, den Haarbälgen, verankert. Durch glatte Muskelzellen (Musculi arrectores pilorum) können die Haare aufgestellt werden.

Nägel. Sie liegen als ca. 0,5 mm dicke Hornplatten dem Nagelbeet auf. Von der Nagelmatrix aus erfolgt ständig ein Wachstum des Nagels.

Talgdrüsen (Glandulae sebaceae). Kommen bis auf wenige Ausnahmen in Verbindung mit Haaren vor. Diese Drüsen mit *holokriner Sekretion* bilden den *Talg*, ein komplexes Gemisch von verschiedenen Fettsubstanzen, das dem Einfetten der Haut und der Haare dient.

Schweißdrüsen (Glandulae sudoriferae). Einfache, tubulöse Drüsen mit *ekkriner Sekretion*. Die Drüsenendstücke werden von kontraktilen *myoepithelialen Zellen (Korbzellen)* umgeben. Über den Schweiß werden verschiedene Stoffe aus dem Körper eliminiert. Die Schweißsekretion spielt eine wichtige Rolle bei der Thermoregulation.

Duftdrüsen. Kommen nur an bestimmten Körperbereichen (z. B. Achselhöhle, Brustwarzen, großen Schamlippen) vor. Sie zeigen *apokrine* Sekretion.

19
Bewegungsapparat

Übersicht:

19.1
Passiver Bewegungsapparat

Der Bewegungsapparat besteht aus dem passiven Bewegungsapparat, der Knochen Gelenke und Bänder umfaßt, und dem aktiven Bewegungsapparat, der sich aus den Skelettmuskeln und ihren Hilfseinrichtungen (Sehnenscheiden, Schleimbeutel etc.) zusammensetzt.

19.1.1
Knochen des Skeletts
(vgl. Abb. 32—34, S. 76)
Neben ihrer Schutzfunktion (z. B. für Gehirn, innere Organe) bilden die Knochen im Skelett das Stützgerüst für die Weichteile des Körpers und bieten der Skelettmuskulatur die Ansatzstellen für ihre Wirkung.

Entsprechend den unterschiedlichen Anforderungen finden sich verschiedene Knochenformen: *Lange Knochen* (z. B. Röhrenknochen der Extremitäten), *flache Knochen* (z. B. Schulterblatt), *kurze Knochen* (z. B. Wirbel) und *lufthaltige Knochen* (verschiedene Schädelknochen).

Allen Knochen ist gemeinsam, daß sie sowohl kompaktes *(Substantia compacta)* als auch spongiöses Knochengewebe *(Substantia spongiosa)* enthalten, außen von einer Knochenhaut *(Periost)* umgeben sind und innen von Endost ausgekleidet werden.

Sägt man einen Knochen auf, so tritt die unterschiedliche Verteilung von spongiösem und kompaktem Knochengewebe deutlich in Erscheinung.

An der Knochenoberfläche findet sich eine verdichtete Schicht von Knochengewebe, nach innen zu liegt das Knochengewebe dagegen in Form eines schwammartigen Gefüges vor. Die Substantia compacta ist besonders kräftig im Mittelstück der langen Röhrenknochen *(Diaphyse)* ausgebildet. An den Gelenkenden *(Epiphysen)* dieser Knochen sowie bei den kurzen und flachen Knochen ist sie wesentlich dünner. Die Substantia spongiosa stellt ein aus feinen Knochenbälkchen aufgebautes Gerüstwerk dar. Seine Lücken sind mit *Knochenmark* gefüllt. Im Mittelstück der langen Röhrenknochen fehlen diese Knochenbälkchen vollständig. Dort liegt ein einheitlicher Hohlraum, die Markhöhle, vor, die gleichfalls mit Knochenmark (vgl. Abb. 59, S. 137) (beim Erwachsenen mit gelbem Fettmark) gefüllt ist.

19.1.2
Knochenhaut (Periost)
Die Knochenhaut ist eine derbe Bindegewebshaut, die den Knochen, abgesehen von seinen mit Hyalinknorpel versehenen Gelenkenden, allseitig umhüllt. Im Periost verlaufen Blutgefäße, die für die Ernährung

des Knochens wesentlich sind, sowie zahlreiche sensible Nerven. Histologisch können am Periost zwei Schichten unterschieden werden: Eine äußere, faserreiche Schicht *(Stratum fibrosum)* und eine zellreiche, innere Schicht *(Stratum germinativum)*. Vom Stratum fibrosum strahlen kollagene Fasern (Sharpey-Fasern) in das Knochengewebe ein und verbinden das Periost mit dem Knochen. Das Stratum germinativum befindet sich beim ausgewachsenen Knochen in einem Ruhezustand. Bei Knochenbrüchen allerdings werden seine Zellen zu einer lebhaften Tätigkeit angeregt und sind an der Neubildung des Knochens maßgeblich beteiligt.

19.1.3
Gelenke
Benachbarte Knochen sind entweder fest *(Synarthrosen)* oder beweglich *(Diarthrosen)* miteinander verbunden.

Diarthrosen (echte Gelenke). Darunter versteht man eine bewegliche Verbindung von zwei oder mehreren Knochen. Die miteinander artikulierenden Knochen werden durch einen *Gelenkspalt* getrennt. Die Enden der Knochen sind von einem *Gelenkknorpel* überzogen. Bis auf wenige Ausnahmen handelt es sich dabei um hyalinen Knorpel (vgl. Abb. 30, S. 73), durch dessen glatte Oberfläche die Reibung im Gelenk weitgehend herabgesetzt wird. Eine schmale Schicht aus mineralisiertem Knochengewebe, in das die bogenförmig im Gelenkknorpel verlaufenden kollagenen Fasern verankert sind, stellt die Verbindung des Gelenkknorpels mit dem darunter gelegenen Knochengewebe her.

19.1.4
Gelenkkapsel
Die Gelenkkapsel verbindet die am Gelenk beteiligten Knochen und schließt die Gelenkhöhle weitgehend luftdicht ab. Die Gelenkkapsel besteht aus einer äußeren Schicht aus straffem Bindegewebe *(Stratum fibrosum)* und einer inneren Schicht *(Stratum synoviale)*, aus lockerem, gefäßreichem Bindegewebe. Vom Stratum synoviale wird die Gelenkschmiere, die *Synovia,* gebildet. Sie vermindert die Reibung im Gelenk und sorgt für die Ernährung des gefäßfreien Gelenkknorpels.

19.1.5
Bänder
Die Bänder (Ligamenta) der Gelenke bestehen aus straffem Bindegewebe. Bei einigen Gelenken ist faserknorpeliges Gewebe in Form von *Zwischenscheiben* (Discus articularis im Kiefergelenk) oder als *Menisken* (Kniegelenk) vorhanden. Sie dienen dem Ausgleich inkongruenter Gelenkflächen und sorgen damit für eine gleichmäßigere Druckverteilung im Gelenk.

19.2
Aktiver Bewegungsapparat

Die Skelettmuskulatur des menschlichen Körpers umfaßt ca. 400 Einzelmuskeln von unterschiedlicher Form und Größe. In den Muskeln des aktiven Bewegungsapparates sind *quergestreiftes* Muskelgewebe und Bindegewebe morphologisch und funktionell miteinander verbunden. Dem Bindegewebe kommen dabei wichtige Funktionen bei der Ernährung des Muskels, seinem Einbau in die Umgebung und für die Übertragung der durch die Muskelkontraktion gewonnenen Kraft auf die Knochen zu.

19.2.1
Aufbau eines Skelettmuskels
Außen umhüllt eine derbe, straffe Bindegewebsschicht *(Faszie)* den Muskel. Faszien dienen der Skelettmuskulatur vielfach als Ursprungs- oder Ansatzfelder. Faszien um einzelne Muskeln sichern die Form und Lage dieser Muskeln. Als *Gruppenfaszien* umschließen sie Muskeln mit gleicher Funktion (vgl. Abb. 41 u. 42, S. 97).

Durch Bindegewebe werden die Muskelfasern zu Einheiten steigender Größenordnung zusammengefaßt:

Als *Endomysium* wird ein zartes Fasergewebe bezeichnet, das einzelne Muskelfasern umhüllt und locker miteinander verbindet. Kapillaren für die Versorgung dieser Muskelfasern bilden im Endomysium ein dichtes Netzwerk.

Durch das *Perimysium internum* wird jeweils ein Primärbündel umfaßt und die Verschieblichkeit zwischen den einzelnen Primärbündeln gewährleistet.

Das *Perimysium externum* faßt Gruppen von Primärbündeln zu größeren Sekundärbündeln zusammen.

Das *Epimysium* bildet eine lockere Hüllschicht um den ganzen Muskel, grenzt ihn von seiner Umgebung bzw. anderen Muskeln verschieblich ab oder bildet die Verbindungsschicht zur Muskelfaszie.

19.2.2
Sehnen

Von den Muskelfasern wird die Kraft über die weitgehend undehnbaren Sehnen auf die Knochen übertragen. Die Muskel-Sehnen-Verbindung (myotendinaler Übergang) erfolgt in der Weise, daß die kollagenen Fasern der Sehne über tiefe Einstülpungen an der Basalmembran der Muskelfasern befestigt werden (vgl. Abb. 29, S. 71).

Der Sehnenansatz am Knochen (Sehneninsertion) ist gleichfalls besonders strukturiert. Dabei ist zwischen Sehnengewebe und Knochengewebe in der Regel eine Knorpelzone eingeschaltet. Diese sorgt für einen allmählichen Übergang der unterschiedlichen elastischen Eigenschaften von Sehne und Knochen und dient damit als Puffersystem.

An Stellen, an denen Sehnen einer hohen mechanischen Belastung ausgesetzt sind, finden sich verschiedene *Schutzeinrichtungen*, wie Sesambeine, Schleimbeutel und Sehnenscheiden. Die Sehnenscheiden gewährleisten die Gleitfähigkeit der Sehnen an besonders exponierten Stellen, z. B. wo diese lange Strecken über Knochen verlaufen.

Zusammenfassung

Der Bewegungsapparat besteht aus dem *passiven Bewegungsapparat*, der Knochen, Gelenke und Bänder umfaßt, und dem *aktiven Bewegungsapparat*, der sich aus den Skelettmuskeln und ihren Hilfseinrichtungen zusammensetzt.

A. Knochen

Alle Knochen bestehen aus einer äußeren, kompakten Schicht *(Substantia compacta)* und einer schwammartigen, rotes Knochenmark enthaltenden *Substantia spongiosa*.

B. Knochenhaut

In der Knochenhaut verlaufen größere Blutgefäße, von denen aus die Ernährung des Knochens erfolgt, sowie zahlreiche sensible Nervenfasern.
Histologisch aus zwei unterschiedlichen Schichten aufgebaut:
— Äußere faserreiche Schicht *(Stratum fibrosum)*
— Innere zellreiche Schicht, die zur Bildung von Knochensubstanz befähigt ist *(Stratum cellulare)*.

C. Gelenke

Echte Gelenke (Diarthrosen). Bewegliche Verbindung von zwei oder mehreren Knochen, die durch einen Gelenkspalt getrennt sind. Die Enden der in gelenkiger Verbindung stehenden Knochen sind von *hyalinem Knorpel* überzogen. Eine *Gelenkkapsel* schließt die *Gelenkhöhle* luftdicht ab. Die Gelenkkapsel besteht aus einer äußeren Schicht aus straffem Bindegewebe (Stratum fibrosum) und einer inneren Schicht (Stratum synoviale), die die Gelenkschmiere *(Synovia)* bildet.

D. Skelettmuskulatur

Durch Bindegewebe werden die Muskelfasern zu Einheiten unterschiedlicher Größenordnung zusammengefaßt:

- *Endomysium:* Umgibt jede einzelne Muskelfaser
- *Perimysium internum:* Umfaßt ein Primärbündel
- *Perimysium externum:* Faßt mehrere Primärbündel zu einem Sekundärbündel zusammen.
- *Epimysium:* Bindegewebige Hüllstruktur um den ganzen Muskel; grenzt ihn von seiner Umgebung ab und bildet eine Verbindungsschicht zur *Muskelfaszie.*

E. Sehnen

Übertragen die Muskelkraft auf den Knochen; bestehen aus bündelartig zusammengefaßten, kaum dehnbaren kollagenen Fasern.

Weiterführende Literatur

BUCHER, O.: Cytologie, Histologie und mikroskopische Anatomie des Menschen. 10. Auflage. Hans Hueber Verlag, Bern 1980.

BURCK, H.-C.: Histologische Technik. Leitfaden für die Herstellung mikroskopischer Präparate für Unterricht und Praxis. 5. Auflage. Georg Thieme Verlag, Stuttgart 1982.

CHAYEN, J., L. BITENSKY, R. G. BUTCHER: Histochemie. Grundlagen und Methoden. Verlag Chemie, Weinheim 1985.

GEYER, G.: Histologie und mikroskopische Anatomie. 15. Auflage. VEB Georg Thieme Verlag, Leipzig 1980.

JUNQUEIRA, L. C., J. CARNEIRO: Histologie. Lehrbuch der Cytologie, Histologie und mikroskopischen Anatomie des Menschen, übersetzt, überarbeitet und ergänzt von T. H. SCHIEBLER und U. PEIPER, Springer-Verlag, Berlin 1984.

KNOCHE, H.: Lehrbuch der Histologie. Cytologie, Histologie, Mikroskopische Anatomie. Springer-Verlag, Berlin 1979.

KRSTIĆ, R. V.: Ultrastruktur der Säugetierzelle. Springer-Verlag, Berlin 1976.

KRISTIĆ, R. V.: Die Gewebe des Menschen und der Säugetiere. Springer-Verlag, Berlin 1978.

KÜHNEL, W.: Taschenatlas der Zytologie und mikroskopischen Anatomie für Studium und Praxis. Begründet von E. v. HERRATH. 5. Auflage. Georg Thieme Verlag, Stuttgart 1981.

LOJDA, Z., R. GOSSRAU, T. H. SCHIEBLER: Enzymhistochemische Methoden. Springer-Verlag, Berlin 1976.

NAGL, W.: Elektronmikroskopische Laborpraxis. Springer-Verlag, Berlin 1981.

ROMEIS, B.: Mikroskopische Technik. 16. Auflage. R. Oldenbourg Verlag, München 1968.

SMITH, A., J. BRUTON: Farbatlas histologischer Färbemethoden. F. K. Schattauer Verlag, Stuttgart 1979.

SOBOTTA, J., F. HAMMERSEN: Atlas der Histologie des Menschen. Zytologie, Histologie und Mikroskopische Anatomie. Urban und Schwarzenberg Verlag, München 1975.

WHEATER, P. R., H. G. BURKITT, V. G. DANIELS: Funktionelle Histologie. Lehrbuch und Atlas. Urban und Schwarzenberg Verlag, München 1979.

Anhang

Auszug aus dem „Lehrinhaltskatalog für die Ausbildung
Technischer Assistenten in der Medizin", Teil 5: Histologie